食物、营养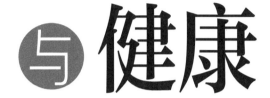与健康

Food
Nutrition
and
Health

胡 敏　周小军　▶ 主编

化学工业出版社

·北 京·

内 容 简 介

本书从食物、营养与健康的角度出发，介绍了食物与健康的关系、营养素在人体中的作用、不同食物的营养价值、特殊人群营养、运动营养与健康、合理营养与膳食指南、营养与疾病、食品安全等内容。本书融科学性、知识性、趣味性于一体，理论联系实际，通俗易懂，应用性强；可作为高等学校相关专业公共选修课的教材，也可作为食品科学与工程、食品质量与安全、营养学等相关专业广大师生的参考书。

图书在版编目（CIP）数据

食物、营养与健康/胡敏，周小军主编 . —北京：化学
工业出版社，2021.8（2022.8重印）
ISBN 978-7-122-39192-6

Ⅰ.①食…　Ⅱ.①胡…②周…　Ⅲ.①食物营养-关系-
健康-高等学校-教材　Ⅳ.①R151.4

中国版本图书馆 CIP 数据核字（2021）第 096862 号

责任编辑：邱飞婵　　　　　　　　　　文字编辑：陈艳娇　陈小滔
责任校对：王素芹　　　　　　　　　　装帧设计：史利平

出版发行：化学工业出版社（北京市东城区青年湖南街 13 号　邮政编码 100011）
印　　装：北京天宇星印刷厂
787mm×1092mm　1/16　印张 15½　字数 377 千字　2022 年 8 月北京第 1 版第 3 次印刷

购书咨询：010-64518888　　　　　　售后服务：010-64518899
网　　址：http://www.cip.com.cn
凡购买本书，如有缺损质量问题，本社销售中心负责调换。

定　　价：49.80 元

编写人员名单

主　编　胡　敏　周小军

副主编　李梦军　曾志刚　刘家虹　颜　玮

编　者　胡　敏　周小军　李梦军　曾志刚　刘家虹　颜　玮

　　　　彭小平　官　亮　陈　芳　冯　花　张中伟　王广玲

　　　　王海清　方正旭　王　杉　刘道峰　李小平　刘海江

　　　　李　悦　冯建高

◆ 前 言 ◆

食物是维持生命和保证健康的物质基础。本书从食物、营养与健康的角度出发，把营养学的基本理论与健康观念和保健知识有机地结合起来，阐述了食物与健康的关系、营养素在人体中的作用、食物的营养价值、特殊人群营养、运动营养与健康、合理营养与膳食指南，讨论如何通过平衡膳食来达到健康的目的。本书还介绍了营养与亚健康、营养与肥胖、营养与相关疾病的关系、食品安全及营养强化等内容。作为教材，本书对很多重要概念做出了通俗易懂的科学阐述，并提供了大量翔实的数据，便于学生掌握重点，有助于学生拓宽知识视野。本书融科学性、知识性、趣味性于一体，理论联系实际，通俗易懂，应用性强；内容不仅着重于基础知识的讲述，还补充了目前营养学研究的最新成果，有助于加深学生对知识点的理解。

本书内容由浅入深，力求使营养学知识通俗化，不仅可作为高等学校相关专业公共选修课的教材，也可作为营养与健康方面的科普读物，同时也可作为食品科学与工程、食品质量与安全、营养学等相关专业广大师生的工具书，食品管理及食品安全相关科研人员的参考书。

本书依照教育部教育发展规划纲要等相关文件要求，结合国家卫生健康委员会相关职业考试要求，根据《食物、营养与健康》教学大纲的基本要求和课程特点编写而成。限于编者水平，书中疏漏及不当之处在所难免，敬请各位专家、同仁和广大读者提出宝贵意见，以便进一步修订和完善。

衷心感谢为本书编写和出版提供支持与帮助的有关单位、机构和个人。

南昌大学公共卫生学院

胡敏　周小军

2021 年 4 月

本书获得南昌大学教材出版资助

◀ 目 录 ▶

第一章　绪论

第二章　宏量营养素与健康

第三章　微量营养素与健康

第四章　水、膳食活性成分与健康

第五章　食物的营养价值

第六章　特殊人群营养

第七章　运动营养与健康

第八章　合理营养与膳食指南

第九章　营养与疾病

第十章　食品安全

附录

参考文献

第一章 绪 论

第一节 食物与营养概述

　　人类要生长发育、维持生命和健康，必须不断地摄取一定量的食物。食物中的成分在机体内消化吸收并通过一系列新陈代谢，供给人体必需的各类营养素。不同的食物所含营养素的数量与质量不同，因此，膳食中食物组成是否合理（即提供营养素的数量与质量是否适宜）、其比例是否合适，对于维持机体的生理功能、促进生长发育、保持健康、预防疾病和保证生命健康繁衍至关重要。

一、食物的定义

　　食物是人类赖以生存的物质基础。食物是指能够满足机体正常生理和生化需求，并能延续生命的物质。食物的来源可以是植物、动物或者其他生物如真菌，亦或发酵产品如酒精。通常，人们将食物原料称为食物，而将经过加工后制成的成品称为食品，但也可将其统称为食物或食品。《中国居民膳食指南（2016）》中将食物分为五大类。第一类为谷薯类，包括谷类（包含全谷物）；薯类如马铃薯、甘薯、木薯等；杂豆类如红小豆、绿豆、芸豆等。杂豆类通常保持整粒状态食用，与全谷物概念相似，且常作为主食食用，因此把杂豆类与谷薯类归为一类。谷薯类主要提供碳水化合物、蛋白质、膳食纤维、矿物质及 B 族维生素。第二类为蔬菜和水果类，主要提供膳食纤维、矿物质、维生素及有益健康的植物化学物质。第三类为动物性食物，包括畜、禽、鱼、奶和蛋等，主要提供蛋白质、脂肪、矿物质、维生素 A、维生素 D 和 B 族维生素。第四类为大豆类和坚果类，大豆类如黄豆、青豆和黑豆等；坚果类如花生、核桃、杏仁及葵花子等。该类食物主要提供蛋白质、脂肪、膳食纤维、矿物质、B 族维生素和维生素 E。第五类为纯能量食物，包括动植物油、淀粉、食用糖和酒类，主要提供能量。

不同种类的食物，其营养价值不同，而且食物的产地、品种、烹调方式等因素也会影响食物的营养价值。因此为了满足人体对所有营养素的需要，膳食搭配应做到食物多样、荤素搭配、膳食平衡。

二、营养及营养素的定义

营养的定义是"机体通过摄取食物，经过体内消化、吸收和代谢，利用食物中对身体有益的物质参与构建机体组织器官、满足生理功能和体力活动需要的过程。"

营养素是指人类在生命活动过程中需要不断地从外界环境中摄取食物，从中获得生命活动所需的营养物质。营养素是人体正常生长发育、健康成长的物质基础。膳食中营养素的摄入水平，会影响机体的生长发育以及机体的结构成分。

人体所需的营养素根据其化学性质及生理作用，分为碳水化合物、脂类、蛋白质、矿物质、维生素五大类。碳水化合物、脂类、蛋白质在人体内代谢时可以产生能量，称为产能营养素或宏量营养素；矿物质、维生素称为微量营养素。

1. 宏量营养素

人体对宏量营养素需要量较大。碳水化合物是机体的重要能量来源，成年人所需能量的50%～65%应由食物中的碳水化合物提供。脂肪作为能源物质在体内氧化时释放的能量较多，并可在机体大量储存。一般情况下，人体主要利用碳水化合物和脂类氧化供能，在机体所需能源物质供能不足时，可将蛋白质氧化分解获得能量。

2. 微量营养素

相对宏量营养素来说，人体对微量营养素需要量较少。根据在体内的含量不同，矿物质又可分为常量元素和微量元素。维生素又可分为脂溶性维生素和水溶性维生素。

三、膳食营养素参考摄入量

膳食营养素参考摄入量（DRIs）是指为了保证人体合理摄入各种营养素，避免缺乏和过量，在推荐膳食营养素供给量（RDA）的基础上发展起来的每日平均膳食营养素摄入量的一组参考值。制定 RDA 的目的是预防营养缺乏病，2000 年制定的 DRIs 把 RDA 的单一概念发展为包括平均需要量（EAR）、推荐摄入量（RNI）、适宜摄入量（AI）、可耐受最高摄入量（UL）在内的一组概念，其目的是预防营养缺乏病和防止营养素摄入过量对健康造成危害。2013 版中国营养学会修订的 DRIs 增加了与慢性非传染性疾病有关的三个参考摄入量：宏量营养素可接受范围（AMDR）、预防非传染性慢性病的建议摄入量（PI-NCD，简称建议摄入量，PI）和特定建议值（SPL）。

（1）平均需要量 EAR 是指某一特定性别、年龄及生理状况群体中的所有个体对某种营养素需要量的平均值，即某一特定人群按照 EAR 水平摄入，可以满足这一群体中 50%个体需要量的水平。

（2）推荐摄入量 RNI 是指可以满足某一特定性别、年龄及生理状况群体中绝大多数个体（97%～98%）需要量的某种营养素的摄入水平。长期按 RNI 水平摄入，可以满足绝大多数个体对某种营养素的需要，维持组织中有适当的营养素储备和保证机体健康。RNI相当于传统意义上的 RDA。RNI 的主要用途是作为个体每日摄入该营养素的目标值。

（3）适宜摄入量 AI 是通过观察或实验获得的健康人群对某种营养素的摄入量。当某种营养素的个体需要量研究资料不足而不能计算出 EAR，从而无法推算 RNI 时，可通过设定 AI 来代替 RNI。例如纯母乳喂养的足月产健康婴儿，从出生到 6 个月，他们的营养素全部来自母乳，故母乳中的营养素含量就是婴儿所需各种营养素的 AI。AI 和 RNI 的主要用途一样，可作为个体每日摄入某种营养素的目标值。

（4）可耐受最高摄入量　UL 是某种营养素或食物成分的每日摄入量的安全上限，是一个健康人群中几乎所有个体都不会产生毒副作用的最高摄入量。UL 的主要用途是避免个体对某种营养素摄入过高而造成危害。

（5）宏量营养素可接受范围　AMDR 是指脂肪、蛋白质和碳水化合物理想的摄入量范围，该范围可以满足这些必需营养素的需要，并且有利于降低非传染性慢性病的发生危险，常用占能量摄入量的百分比表示。其显著的特点之一是具有上限和下限。

（6）预防非传染性慢性病的建议摄入量　膳食营养素摄入量过高或过低导致的非传染性慢性疾病一般涉及肥胖、糖尿病、高血压、血脂异常、脑卒中、心肌梗死以及某些癌症。PI-NCD 是以非传染性慢性病的预防为目标，而提出的必需营养素的每日摄入量。

（7）特定建议值　SPL 是指某些疾病易感人群膳食中某些生物活性成分的摄入量达到或接近这个建议水平时，有利于维护人体健康。专用于营养素以外的其他食物成分而建议的有利于人体健康的每日摄入量。

第二节　健康概述

一、健康的定义

健康是指一个人在身体、精神和社会等方面都处于良好的状态。身体健康主要包括两个方面的内容：一是主要脏器无疾病，身体形态发育良好，体形均匀，人体各系统具有良好的生理功能，有较强的身体活动能力和劳动能力，这是对健康最基本的要求；二是对疾病的抵抗能力较强，能够适应环境变化、各种生理刺激以及致病因素对身体的作用。身体健康主要表现为精力充沛，充满活力；体温、脉搏和呼吸正常；体态匀称；食欲旺盛；拥有健康的牙龈和口腔黏膜；皮肤光滑柔韧而富有弹性，肤色健康；头发光滑带光泽；眼睛明亮；大小便正常；不易得病，对流行病有足够的耐受力等。

传统的健康观是"无病即健康"，现代的健康观是"整体健康"，世界卫生组织（WHO）提出"健康不仅是躯体没有疾病，还要具备心理健康、社会适应良好和有道德"。因此，现代人的健康内容包括：躯体健康、心理健康、社会健康、智力健康、道德健康、环境健康等。

二、亚健康的定义

世界卫生组织（WHO）认为：亚健康状态是健康与疾病之间的临界状态。处于亚健康状态者，不能达到健康的标准，表现为一定时间内活力降低、功能和适应能力减退的症状，人体有各种各样的不适感觉，但不符合现代医学有关疾病的临床或亚临床诊断标准，各种仪器及检验结果为阴性。这是新的医学理论、新的概念，也是社会发展、科学与人类生活水平提高的产物，它与现代社会人们不健康的生活方式及所承受的社会压力不断增大有直接关系。由于亚健康状态是介于健康状态和疾病状态之间的一种游离状态，所以对于亚健康状态的诊断很难界定。比如疲劳、失眠，健康的人经过适当的休息与调理就可以得到纠正与克服，但若长期处于疲劳、失眠状态就可视为亚健康。

亚健康的表现多种多样，躯体方面可表现为疲乏无力、肌肉及关节酸痛、头昏头痛、心悸胸闷、睡眠紊乱、食欲不振、脘腹不适、便溏便秘、性功能减退、怕冷怕热、易于感冒、眼部干涩等；心理方面可表现为情绪低落、心烦意乱、焦躁不安、急躁易怒、恐惧胆怯、记忆力下降、注意力不能集中、精力不足、反应迟钝等；社会交往方面可表现为不能较好地承担相应的社会角色，工作、学习困难，不能正常地处理好人际关系、家庭关系，难以进行正常的社会交往等。以上三种类型中的任何一种表现持续发作 3 个月以上，并且经系统检查排除可能导致上述表现的疾病者，可分别被判断为处于躯体亚健康、心理亚健康、社会交往亚健康状态。

第三节　食物与人体健康生理活动

一般来说，食物的作用有两个：一是为机体提供能量和营养素，满足人体需要，即食物的营养作用；二是满足人们的感官要求，即满足人们不同的嗜好，如对食物色、香、味等的需要。此外，某些食物还可以具有第三种作用，即调节身体的生理作用。具有特定调节和改善人体生理活动功能的食品通常称为功能性食品，亦称为保健食品。

食物除为我们的身体提供各种生命活动所需的能量外，还与所有生命活动能否正常进行有关。如果食物摄入不合理，就会引起生命活动出现异常，甚至导致疾病和死亡的发生。

一、食物与新陈代谢

新陈代谢是人体与周围环境之间不断进行物质和能量交换的过程，新陈代谢包括物质代谢和能量代谢两个方面，与人的生长、发育、生殖等一系列的生理活动紧密相连。新陈代谢的物质代谢主要包括合成代谢和分解代谢两个方面。合成代谢过程是人体从外界环境中摄取营养物质，通过消化、吸收及一系列的化学变化，转化为自身物质的过程；反之，分解代谢是人体把自身的物质进行分解，转化为代谢废物排出体外的过程。一般合成代谢是耗能的过程，能量通常由腺苷三磷酸（ATP）直接提供；分解代谢是放能的过程，蕴藏在糖、脂肪、蛋白质等分子内的化学能量，在其分解代谢过程中被释放出来，供机体利用。物质新陈代谢过程中所伴随的能量贮存、释放、转移和利用的过程则称为能量代谢。

处于不同生命阶段的人体，其新陈代谢各有不同。处在生长发育阶段的婴幼儿、儿童、青少年，机体需要更多的营养物质，新陈代谢旺盛，合成代谢占主导地位；孕妇、乳母处于特殊生理时期，需要额外的营养物质以满足胎儿及婴儿的需要，所以也是合成代谢占主导地位；中老年人身体机能日趋衰退，新陈代谢逐渐减慢，分解代谢开始占主导地位。因此，在不同生命阶段，应根据机体新陈代谢的实际情况加以调控。婴幼儿、青少年时期应多摄入优质蛋白质和充足的能量，而进入中老年时期后则应注意控制食物总量，避免因新陈代谢放缓和能量需要减少而形成的肥胖。

二、食物与机体内环境

人体的一切生命活动都是在一定环境条件中进行的。人体所处的环境分为外环境和内环境。人体生存所处的自然界叫做外环境，体内的绝大多数细胞并不与外环境直接接触。机体细胞主要浸浴和生存在细胞外液之中，人体内的细胞外液构成了体内细胞生活的液体环境，这个液体环境叫做人体的内环境。细胞外液主要由血浆、组织液和淋巴组成。血浆是血细胞的内环境，也是沟通各部分组织液及与外环境进行物质交换的场所。组织液是其他大部分细胞的内环境。细胞代谢所需氧气的摄取和二氧化碳的排出，营养物质的摄取和代谢产物的排出，都必须通过细胞外液进行。

由于新陈代谢的进行，体液中的各种化学成分和理化特性经常在一定范围内变化并处于动态平衡状态中。因此，内环境的相对稳定是细胞进行正常生命活动的必要条件。人体内环境稳定的调节涉及机体的多个器官、系统，总体表现为内环境的理化性质只在很小的范围发生变动，如体温维持在 36～37℃，血浆 pH 值维持在 7.35～7.45，血糖浓度维持在 3.9～6.1mmol/L 等，如果这种稳定性被破坏，机体将出现各种病症。所以临床上经常进行血液的化验，并以其作为辅助诊断。

根据摄入食物的不同，人体的血浆 pH 值在 7.35～7.45 之间波动。食品根据代谢产物的酸碱性，可以分为成碱性食品和成酸性食品。由于人体是一个弱碱性环境，为了更好地维持机体的 pH 值，平时人们应注意成碱性食品和成酸性食品的合理搭配，特别要注意保证成碱性食品的摄入。

1. 成碱性食品

成碱性食品是含有钾、钠、钙、镁等无机盐较多的食品，在体内最终代谢产物常呈碱性，有助于防止人体的体液偏酸化。如蔬菜类、水果类、乳类、多数豆类及其制品、茶、咖啡、葡萄酒等食品。

2. 成酸性食品

成酸性食品是含有硫、磷、氯等无机盐较多的食品，在体内最终代谢产物常呈酸性，如肉类、鱼类、蛋类、谷类及部分豆类和坚果类（如花生、豌豆、扁豆等）。油炸类、甜食类也是成酸性食品，特别强调的是，各种高糖分的饮料属极度酸性食品。糖尿病、癌症、脑血栓等与常吃成酸性食品有直接关系。

三、食物与大脑兴奋性

食物中的一些成分可以改变血液中某些神经递质的浓度。神经递质是一些在神经细胞间传递各种信息的化学物质，机体的体力和情绪都会受这些神经递质的影响。

1. 常见的能够帮助克服低落情绪、提升体力的食物

（1）谷类　这类食物包括全麦面包、红薯、糙米、胚芽米等，其中含丰富的糖和 B 族维生素，有助于神经系统的稳定，并增加能量的代谢。

（2）蔬菜、水果　蔬菜、水果中所含有的丰富维生素和植物化学物质能使大脑保持良好的兴奋性及工作状态。如辣椒中含有的"辣椒素"可以刺激人体神经末梢，使心跳加快、精力充沛。另外，吃特别辣的食物可以促进大脑产生"内啡肽"，这种物质能使人感到快乐和幸福。

（3）海鱼　其中包括鲑鱼、金枪鱼、沙丁鱼等，这些鱼中含有一些对改善情绪有益的脂肪酸，特别是 ω-3 脂肪酸，能阻断神经传导路径，增加 5-羟色胺的分泌量，使人的心理焦虑减轻。

2. 常见的能引起情绪低落、心情郁闷等的食物

（1）油炸食品　油炸食品因富含饱和脂肪酸，摄食后在胃肠道需要较长的时间才能消化，血液向消化系统集中，致使供应大脑的血液相对不足，导致大脑反应变慢，注意力无法集中。

（2）动物内脏及其制品 动物内脏及其制品因富含胆固醇，会导致血液内的胆固醇增高，令血液流动速度减慢，机体无法得到足够的氧气支持，人容易感到疲劳、困倦、提不起精神。

（3）高糖食物 糖在人体内分解产生能量时，会产生丙酮酸和乳酸等代谢产物，这些代谢产物需要由含维生素 B_1 的酶分解为二氧化碳和水，然后排出体外。一旦维生素 B_1 不足，丙酮酸、乳酸等代谢产物就会蓄积在人体内。如果在脑组织中蓄积过多，则会使人出现莫名其妙的恼怒、冲动任性等坏情绪。

3. 其他与情绪有关的食物

（1）咖啡和茶叶 咖啡和茶叶中含有的咖啡因可以暂时促进多巴胺等神经递质的分泌，提高人的警觉性和注意力。但过多的咖啡因摄入，人会因为兴奋过度而无法维持正常思维，或在咖啡因血液浓度降低后，加重低落情绪。

（2）酒精 每天一杯红酒或啤酒会让人心情放松，并且有助于降低心脏病的发病风险，但千万不要贪杯，过量的酒精摄入会刺激神经，导致失眠、注意力难以集中等问题。

【讨论与思考】

1. 如何理解营养和健康的关系？
2. 消化系统由哪些器官组成？各有什么生理功能？
3. 人为什么要吃食物？

【章节小测验】

1. 健康不仅仅是没有疾病或虚弱，而且是（   ）的完好状态
A. 身体、心理和社会适应　　　　　B. 身体强壮
C. 心态平衡　　　D. 环境平衡　　　E. 生态平衡

2. 按照不同营养素的需要量，将营养素分为（   ）
A. 必需营养素和非必需营养素　　　B. 宏量营养素和微量营养素
C. 必需营养素和微量营养素　　　　D. 非必需营养素和宏量营养素
E. 必需营养素和宏量营养素

3. 胃的下口称（   ），即胃的出口，与十二指肠相接
A. 贲门　　　B. 幽门　　　C. 胃窦　　　D. 胃底　　　E. 胃体

4. （   ）是新陈代谢最旺盛的器官，是人体内的"化工厂"
A. 胃　　　B. 小肠　　　C. 大肠　　　D. 肝脏　　　E. 胰腺

5. 人体中代谢酒精的器官是（   ）
A. 肝脏　　　B. 肾脏　　　C. 肺　　　D. 肌肉　　　E. 消化道

6. 营养物质主要的吸收部位是（   ）
A. 十二指肠　　　B. 胃　　　C. 小肠　　　D. 大肠　　　E. 直肠

7. 下列属于人体正常的血液 pH 值的是（   ）
A. 3.4　　　B. 11　　　C. 7.35　　　D. 8.0　　　E. 9.8

第二章 宏量营养素与健康

【学习目的】

掌握氨基酸的分类、必需氨基酸的种类、食物蛋白质营养学评价、食物蛋白质的主要来源。

掌握脂类的分类及功能、脂类的主要食物来源。

掌握碳水化合物的分类及功能、碳水化合物的主要食物来源。

掌握人体的能量消耗与能量平衡。

第一节 蛋白质

一、概述

蛋白质是生命和机体的重要物质基础，生命现象总是与蛋白质同时存在。机体所有组织都有蛋白质参与其组成。蛋白质具有多种多样的结构，从而有各种各样的生物学功能，如酶、激素、血红蛋白、肌纤凝蛋白、抗体等都是由蛋白质构成。蛋白质是构成细胞的主要物质。成人体内约含有 16.3% 的蛋白质。蛋白质含有的特殊元素是氮，食物蛋白质的含氮量平均是 16.2%，通常采用测定氮的方法计算蛋白质的量。人体内的蛋白质始终处于不断分解和不断合成的动态平衡中，以达到组织蛋白质更新和修复的目的，一般成人体内每天约有 3% 的蛋白质被更新。蛋白质由氨基酸按一定的排列顺序连接而成。绝大多数的蛋白质由 20 种氨基酸组成。

二、氨基酸的分类

将氨基酸连接起来的键称为肽键（—CO—NH—）。通常将 10 个以下氨基酸组成的肽叫寡肽，11 个以上氨基酸组成的肽称为多肽。由 2 个或 3 个氨基酸组成的肽分别为二肽、三肽，如谷胱甘肽是由谷氨酸、半胱氨酸、甘氨酸构成的三肽。

1. 必需氨基酸

人体不能合成或合成速度不能满足机体需要，必须由食物供给的氨基酸，称为必需氨基酸。构成人体蛋白质的氨基酸中，必需氨基酸有 9 种，包括异亮氨酸、亮氨酸、赖氨酸、蛋氨酸、苯丙氨酸、苏氨酸、色氨酸、缬氨酸、组氨酸。组氨酸是婴儿的必需氨基酸。

2. 条件必需氨基酸

条件必需氨基酸又称半必需氨基酸，是指在正常情况下能够在体内合成并满足机体需要，但在某些特殊情况下，由于合成能力有限或需要量增加，不能满足机体需要，必须从食物中获取的氨基酸。如半胱氨酸和酪氨酸在体内可分别由蛋氨酸和苯丙氨酸转变而成，当食物能提供足够的蛋氨酸和苯丙氨酸时，可不需摄入半胱氨酸和酪氨酸，但是当膳食中蛋氨酸和苯丙氨酸供给不足，或由于某些原因机体不能转化（如苯丙酸尿症患者）时，半胱氨酸和酪氨酸就必须从食物中获取。因此，在计算氨基酸的需要量的时候，常将蛋氨酸和半胱氨酸、苯丙氨酸和酪氨酸合并计算。

3. 非必需氨基酸

非必需氨基酸即人体可以自身合成，不一定需要从食物中直接供给的氨基酸。

三、氨基酸模式和限制氨基酸

1. 氨基酸模式

不同食物蛋白质的必需氨基酸在种类和含量上均存在着差异，这种差异在营养学上用氨基酸模式来反映。蛋白质中各种必需氨基酸的构成比例称为氨基酸模式（表 2-1）。食物蛋白质氨基酸模式与人体蛋白质氨基酸模式越接近，必需氨基酸在体内的利用率就越高，这种食物的蛋白质营养价值就越高。动物蛋白质以及大豆蛋白质的氨基酸模式与人体蛋白质氨基酸模式较接近，它们的必需氨基酸在人体内的利用率较高，被称为优质蛋白质。其中鸡蛋蛋白质的氨基酸模式与人体蛋白质氨基酸模式最接近，称为参考蛋白质。

表 2-1　几种食物蛋白质和人体蛋白质氨基酸模式

氨基酸	全鸡蛋	牛奶	大豆	大米	人体
异亮氨酸	3.2	3.4	4.3	4.0	4.0
亮氨酸	5.1	6.8	5.7	6.3	7.0
赖氨酸	4.1	5.6	4.9	2.3	5.5
蛋氨酸＋半胱氨酸	3.4	2.4	1.2	2.8	2.3
苯丙氨酸＋酪氨酸	5.5	7.3	3.2	7.2	3.8
苏氨酸	2.8	3.1	2.8	2.5	2.9
缬氨酸	3.9	4.6	3.2	3.8	4.8
色氨酸	1.0	1.0	1.0	1.0	1.0

2. 限制氨基酸

食物蛋白质中一种或几种必需氨基酸含量相对较低，会导致其他必需氨基酸在体内不能被充分利用，使蛋白质营养价值降低。这一种或几种含量相对较低的必需氨基酸被称为限制氨基酸，其中含量最低的氨基酸被称为第一限制氨基酸。植物性食物的蛋白质中，赖氨酸、蛋氨酸含量相对较低，所以植物性食物的蛋白质营养价值也相对较低。为了提高植物性蛋白质的营养价值，往往将两种或两种以上的食物混合食用，从而达到以多补少、提高膳食蛋白质营养价值的目的。这种不同食物间相互补充其必需氨基酸不足的作用叫蛋白质互补作用。如肉类和大豆蛋白可弥补米、面蛋白质中赖氨酸的不足。

四、消化、吸收、代谢

食物蛋白质未经消化不能吸收，被水解成氨基酸才能被吸收。胃内消化蛋白质的酶是胃蛋白酶，小肠是蛋白质消化的主要部位。食物蛋白质在小肠内消化主要依赖于胰腺分泌的各种蛋白酶，包括胰蛋白酶、糜蛋白酶等。食物蛋白质被水解为可被吸收的氨基酸，吸收的氨基酸在体内主要是用来合成人体蛋白质，未被吸收的氨基酸经过分解代谢合成尿素后，经肾脏随尿排出。

氮平衡是指氮的摄入量和排出量的关系，可用下式表示。

$$B = I - (U + F + S)$$

式中，B 代表氮平衡；I 代表摄入氮；U 代表尿氮；F 代表粪氮；S 代表皮肤等的氮损失。

蛋白质不能在机体内蓄积储存，过多的蛋白质只能以尿素排出。当摄取的氮多于排出的氮时，认为是正氮平衡，生长期的新生儿、婴儿、幼儿、儿童、青少年、孕妇等人群应该维持正氮平衡；当摄取氮少于排出氮时，则认为是负氮平衡，老年人、消耗性疾病患者往往属于负氮平衡，此时应注意减轻或改变负氮平衡，以保持健康，促进疾病康复和延缓衰老。正常成人应该是维持氮平衡。

五、生理功能

（1）蛋白质是人体组织的构成成分　人体的任何组织和器官（包括坚硬的骨骼、牙齿、指甲和液态的血液等）都是以蛋白质作为重要物质组成的。因此，人体的生长需要蛋白质，新陈代谢需要蛋白质，损伤后的修复等也都需要蛋白质。

（2）蛋白质是构成人体的重要物质　如酶、激素、血红蛋白、肌纤凝蛋白、抗体等都由蛋白质构成，对水盐代谢、酸碱平衡、胶体渗透压等都起到重要的作用。此外，视觉的形成、血液的凝固、人体的运动等都与蛋白质有关。

（3）供给热能　每 1g 食物蛋白质能提供 16.74kJ 的能量，人体每天所需能量的 10%～15% 由蛋白质提供。

六、食物蛋白质营养学评价

1. 蛋白质含量

蛋白质含量是一个基础指标。常见食物的蛋白质含量：谷类 40g/500g，豆类 150g/500g，蔬菜（5～10）g/500g，肉类 80g/500g，蛋类 60g/500g，鱼类（50～60）g/500g。食物中蛋白质含量测定一般用凯氏定氮法，先测定食物中的氮含量，再乘以由氮换算成蛋白质的换算系数，即可以得到食物蛋白质的含量。一般来说，食物中含氮量占蛋白质的 16%，其倒数为 6.25，所以由氮计算蛋白质的换算系数为 6.25。

2. 蛋白质的消化率

蛋白质的消化率是指食物蛋白质可被消化酶分解的程度。蛋白质的消化率越高，被机体吸收利用的可能性越大，其营养价值也越大。

$$蛋白质消化率（\%）= \frac{食物氮 - （粪氮 - 粪代谢氮）}{食物氮} \times 100\%$$

上式计算结果又称为蛋白质的真消化率。

粪代谢氮（又称粪内源氮）是指肠道黏膜脱落的上皮细胞和死亡的肠道微生物所含的

氮，一般以（0.9～1.2）g/d计。在实际工作中，往往不考虑粪代谢氮。不计算粪代谢氮的蛋白质消化率，则称为"表观消化率"。

常见食物的蛋白质消化率：奶类97%～98%，肉类92%～94%，蛋类98%，米饭82%，面包79%，马铃薯74%，玉米窝窝头66%。

3. 蛋白质利用率

常用的蛋白质利用率包括生物价和蛋白质净利用率。

（1）生物价（BV） 生物价是指食物蛋白质在体内被吸收后，在体内储留的氮量与吸收的氮量之间的比值，即表示蛋白质被吸收后，在体内被利用的程度。生物价是表示蛋白质在机体真正被利用情况的最常用指标。

$$生物价(\%)=\frac{储留氮}{吸收氮}\times100\%$$

$$吸收氮=食物中含氮总量-（粪氮-粪代谢氮）$$

$$储留氮=氮的吸收量-（尿氮-尿内源氮）$$

尿内源氮来源于尿道黏膜脱落的上皮细胞和尿内微生物所含的氮。蛋白质的生物价受多种因素影响，实验条件不同，实验结果可以有很大的出入。如饲料中蛋白质的含量不同可以很大程度地影响实验结果。动物生长发育情况也有很大影响。常见食物的蛋白质生物价：鸡蛋94%，牛奶90%，鱼83%，牛肉76%，猪肉76%，大米77%，玉米60%，花生59%，高粱56%。

（2）蛋白质净利用率（NPU） 蛋白质净利用率可反映摄入蛋白质在体内被利用的情况，是指在一定条件下，体内储留蛋白质在摄入蛋白质中所占的比例。

$$蛋白质净利用率(\%)=生物价\times消化率=\frac{储留氮}{食物氮}\times100\%$$

结合蛋白质含量、蛋白质消化率、蛋白质利用率三者可以较全面地评价蛋白质的营养。即食物蛋白质的营养价值可以用食物蛋白质含量×蛋白质净利用率表示。例如，评价500g鸡蛋蛋白质的营养价值可以计算为60g/500g（蛋类蛋白质含量）×98%（鸡蛋蛋白质消化率）×94%（鸡蛋蛋白质生物价）=55.3g/500g；而评价500g大米蛋白质的营养价值可以计算为40g/500g（大米蛋白质含量）×82%（米饭蛋白质消化率）×77%（大米蛋白质生物价）=25.3g/500g，显然鸡蛋的蛋白质营养价值较好。

4. 蛋白质的功效比值

蛋白质的功效比值是用处于生长发育中幼小动物增长的体重（g）与摄入蛋白质的量（g）的比值来表示蛋白质在体内被利用的程度。一般将初断奶的大鼠用含有9%蛋白质的饲料喂养28天，然后计算相当于动物每摄入1g蛋白质所增加的体重。增加较多者，蛋白质营养价值较高。

$$蛋白质功效比值=\frac{动物体重增加量(g)}{摄入食物蛋白质量(g)}$$

5. 氨基酸评分

被测食物中某种必需氨基酸的实际含量与参考蛋白质中该种氨基酸的含量之比，是该种氨基酸的评分。被测食物中各种必需氨基酸与参考蛋白质模式的一系列比值就是该种蛋白质的氨基酸评分。氨基酸评分反映蛋白质构成和利用率的关系，能够发现限制氨基酸。

$$氨基酸评分=\frac{被测蛋白质每克氮（或蛋白质）中氨基酸量(mg)}{理想模式或参考蛋白质中每克氮（或蛋白质）中氨基酸量(mg)}$$

氨基酸评分方法简单，缺点是没有考虑食物蛋白质的消化率。

$$经消化率修正的氨基酸评分＝氨基酸评分×真消化率$$

七、供给量、来源

蛋白质广泛存在于动植物性食物中。动物性蛋白质质量好、利用率高，但同时富含饱和脂肪酸和胆固醇，而植物性蛋白利用率较低。因此，注意蛋白质互补，适当进行搭配是非常重要的。我国由于以植物性食物为主，所以成人蛋白质推荐量为 $1.16g/(kg \cdot d)$。中国营养学会推荐成人蛋白质的 RNI 为：男性 65g/d，女性 55g/d。

含蛋白质较多、蛋白质质量较好的食物为肉类、鱼类、奶类、蛋类、干豆类。肉类蛋白质含量为 $10.0\% \sim 30.0\%$，奶类为 $1.5\% \sim 3.8\%$，蛋类为 $11.0\% \sim 14.0\%$，干豆类为 $20.0\% \sim 49.8\%$。大豆可提供丰富的优质蛋白质，其对人体健康的益处也越来越被认可；牛奶也是优质蛋白质的重要食物来源，我国人均牛奶的年消费量很低，所以应大力提倡我国各类人群增加牛奶和大豆及其制品的消费量。

第二节　脂类

一、概述

脂类是一大类具有重要生物学作用的有机化合物，它们均能溶于有机溶剂而不溶于水。脂类是甘油三酯（脂肪）、磷脂和固醇类的总称。食物脂类中 95% 是甘油三酯，5% 是其他脂类。在人体内储存的脂类中 99% 是甘油三酯。受营养状况影响大的脂肪，称为"动脂"，正常人含量约占体重的 $10\% \sim 20\%$，主要存在于腹腔、皮下等部位。类脂包括磷脂和固醇类，占总脂量的 5%，是细胞膜、机体组织器官，尤其是神经组织的重要组成成分，其不受营养状况和体力活动的影响，称为"定脂"。

二、分类和特点

1. 脂肪

脂肪也称甘油三酯或中性脂肪，由一分子甘油和三分子脂肪酸形成。人体内的脂肪主要分布在腹腔、皮下以及肌肉纤维之间。

（1）脂肪酸　按照碳链长度可以分为长链脂肪酸（14～24 碳）、中链脂肪酸（8～12 碳）和短链脂肪酸（6 碳以下）。食物中的脂肪酸多数以 18 碳为主。脂肪酸的碳链越长，饱和程度越高，其熔点也越高。按照其含有的不饱和键的数量分为饱和脂肪酸、单不饱和脂肪酸、多不饱和脂肪酸。动物脂肪中多含饱和脂肪酸，常温下为固态，故称为脂；植物脂肪多含不饱和脂肪酸，熔点低，常温下为液态，故称为油。按空间结构分类，脂肪酸可分为顺式脂肪酸和反式脂肪酸。在自然状态下，大多数的不饱和脂肪酸为顺式脂肪酸，只有少数的是反式脂肪酸（主要存在于牛奶和奶油中）。将不饱和脂肪酸的不饱和双键与氢结合变成饱和键，随着饱和程度的增加，液态油可变为固态脂，这一过程称为氢化。氢化作用一方面可以提高脂肪的抗氧化作用（饱和脂肪酸对氧化的耐受性高于不饱和脂肪酸），另一方面可以改变脂肪中脂肪酸的空间结构，如植物油氢化过程中，其中有一些未被饱和的不饱和脂肪酸的空间结构发生变化，由顺式转化为反式，成为反式脂肪酸。而反式的不饱和脂肪酸不具有必需脂肪酸的生物活性。反式脂肪酸的含量一般随植物油的氢化程度增高而增加，如人造奶油可能含 $7\%\sim18\%$ 的反式脂肪酸。

（2）必需脂肪酸（EFA）　某些多不饱和脂肪酸是人体生长发育与正常生理活动所必需的，人体不能自身合成，必须依靠食物供给，故称为必需脂肪酸。一般认为，亚油酸（$C_{18:2}$）、亚麻酸（$C_{18:3}$）是必需脂肪酸。

2. 磷脂

除甘油三酯外，磷脂是在体内最多的脂类。磷脂按其组成结构可以分为两类：一类是磷酸甘油酯，即甘油三酯中一个或两个脂肪酸被磷酸或含磷酸的其他基团所取代的一类脂类物质，常见有卵磷脂、脑磷脂、肌醇磷脂等，其中最重要的是卵磷脂，它是由一个磷酸胆碱基团取代甘油三酯中一个脂肪酸而形成的；另一类是神经鞘磷脂，其分子结构中含有脂肪酰基、磷酸胆碱和神经鞘氨醇，但不含甘油。神经鞘磷脂是膜结构的重要磷脂，它与卵磷脂并存于细胞膜外侧。人红细胞膜的磷脂中 $20\%\sim30\%$ 为神经鞘磷脂。

3. 固醇类

固醇类物质是一种重要的甾醇化合物，广泛存在于动物和植物食物中。最重要的固醇类物质是胆固醇。

胆固醇是细胞膜的重要成分，也是人体内许多重要活性物质的合成材料，如胆汁、睾酮、肾上腺素等，因此肾上腺皮质中胆固醇含量很高。胆固醇还可在体内转变成 7-脱氢胆固醇，后者在皮肤中经紫外线照射可转变成维生素 D_3。

人体自身可以合成内源性胆固醇，主要在肝脏和小肠内合成。人体胆固醇合成代谢受能量及胆固醇摄入的多少、膳食脂肪摄入的种类、甲状腺素水平、雌激素类水平、胰岛素水平等影响和调节。体内胆固醇增多时可负反馈抑制肝及其他组织中胆固醇合成限速酶的活性，使胆固醇的合成降低。碳水化合物和脂肪等分解产生的乙酰辅酶 A（acetyl-CoA）是体内各组织合成胆固醇的主要原料。研究表明，人体内的胆固醇水平升高主要是因为内源性胆固醇合成增加。

三、消化、吸收、代谢

1. 脂肪

脂肪必须分解为甘油和脂肪酸才能被人体吸收。脂肪先被胆汁乳化成为乳糜微粒，后经胰脂酶水解成为甘油、脂肪酸，再吸收进入肠黏膜细胞，在细胞内重新合成甘油三酯，与蛋白质结合，形成脂蛋白（脂蛋白-乳糜微粒、低密度脂蛋白）进行转运。甘油单酯和长链脂肪酸在小肠黏膜细胞中重新合成甘油三酯，加上磷脂、胆固醇和蛋白质形成乳糜微粒，从淋巴管到全身，最后到肝脏。

极低密度脂蛋白（VLDL，前 β-脂蛋白）由食物中的脂肪和内源性脂肪、蛋白质等构成，反映血浆中甘油三酯的浓度。极低密度脂蛋白随血流不断供给机体需要，随着其中甘油三酯的减少，同时聚集了血中的胆固醇，形成胆固醇多而甘油三酯少的低密度脂蛋白（LDL）。低密度脂蛋白可以满足机体对各种脂类的需要，反映胆固醇的血浆浓度。但低密度脂蛋白过多可以引起动脉粥样硬化等疾病。体内还可合成高密度脂蛋白（HDL，α-脂蛋白），其主要功能是将体内的胆固醇、磷脂运回到肝脏进行代谢，因此起到有益的保护作用。

2. 胆固醇

胆固醇可以直接被吸收；胆固醇酯需要先被水解为胆固醇和脂肪酸再分别吸收。

3. 磷脂

磷脂的消化和吸收与甘油三酯相似。

四、生理功能

1. 甘油三酯的生理功能

（1）体内甘油三酯的生理功能

① 体内能量的贮存形式。当摄入的能量过多不能被利用时就可以转化为脂肪的形式贮存起来。当机体需要时，脂肪细胞的酯酶立即分解甘油三酯，释放出甘油、脂肪酸，以供机体的需要。因为甘油三酯氧含量较碳水化合物低，在代谢过程中需要更多的氧参与，同时可以产生更多的能量。脂肪细胞贮存和供应能量的特点为：

a. 可以不断地贮存脂肪，没有上限。因此只要能量摄入过多，不断地累积脂肪，就会导致越来越胖。

b. 机体不能利用脂肪分解的二碳化合物合成葡萄糖，因此，神经系统、血细胞不能由脂肪供能，饥饿时只能动用蛋白质来供能。

② 维持体温。皮下脂肪具有保温作用，炎热时对散热有不良影响。

③ 保护作用。脂肪组织有支撑和衬垫的作用，以保护体内的重要脏器。

④ 可以更有效地利用碳水化合物，节约蛋白质。充足的脂肪能促进碳水化合物的能量代谢，保护蛋白质不作为能量被消耗，脂肪的这种功能称为节约蛋白质作用。

⑤ 机体的重要组成成分。如生物膜是双层脂质膜。

⑥ 促进脂溶性维生素的消化、吸收和转运。

⑦ 内分泌作用。脂肪组织所分泌的因子有瘦素、肿瘤坏死因子、雌激素、胰岛素样生长因子等。

（2）食物中甘油三酯的生理功能

① 增加饱腹感，食物中脂肪含量越多，胃排空的时间越长。

② 改善食物的感官性状。

③ 提供脂溶性维生素。

（3）必需脂肪酸的生理功能

① 磷脂的重要组成部分，参与生物膜的合成。

② 亚油酸（花生四烯酸）是合成前列腺素的前体。

③ 与胆固醇的代谢有关。胆固醇与脂肪酸酯化成酯参加运输。在低密度脂蛋白（LDL）和高密度脂蛋白（HDL）中，胆固醇和亚油酸形成亚油酸胆固醇酯，然后被转运和代谢。

④ 必需脂肪酸对 X 射线引起的皮肤损伤有保护作用。

⑤ 动物精子的形成与必需脂肪酸有关，长期缺乏必需脂肪酸可导致不孕、不授乳以及生长、发育受阻。

2. 胆固醇的生理功能

胆固醇是形成维生素 D、类固醇激素（性激素如睾酮，肾上腺素如皮质醇）、胆汁盐、细胞膜等不可缺少的物质。

3. 磷脂的生理功能

磷脂是细胞膜的构成物质，还参与机体的脂肪运输。磷脂缺乏会造成细胞膜受损，出现毛细血管的脆性增加和通透性增加，使皮肤对水的通透性增加，造成水盐代谢紊乱，产生皮疹。

五、供给量、来源

人类膳食中的脂肪来源于动物脂肪组织、肉类以及植物的种子。动物性脂肪含有较多饱和脂肪酸和单不饱和脂肪酸，而多不饱和脂肪酸含量较少；植物脂肪（或油）主要含有不饱和脂肪酸；水产品含有相对较多的多不饱和脂肪酸，特别是海产品。脂肪摄入过多可导致肥胖、心血管疾病、高血压病等，应加以适当控制，我国建议成人脂肪摄入量应在总热能的20%～30%。磷脂含量较多的食物有蛋黄、肝脏、大豆、花生等，生长时期的婴幼儿需要量较大。胆固醇含量较高的食物是动物内脏、蛋黄、鱼子等，应该适当控制其摄入量。部分食物中脂类的含量（每100g）见表2-2。

表 2-2　部分食物中脂类的含量（每100g）

食物名称	脂肪含量/g	饱和脂肪酸/g	单不饱和脂肪酸/g	多不饱和脂肪酸/g	胆固醇/mg
猪油	99	42.3	45.1	8.4	85
牛油	99	51.1	41.7	6.2	89
豆油	100	14.8	20.9	62.8	0
菜籽油	100	4.5	74.0	21.5	0
猪肉（瘦）	20.8	7.3	10.2	2.9	77
猪肉（肥）	90.8	37.9	45.1	7.9	107
猪肝	4.5	2.1	1.1	0.7	368
猪肾	4.8	2.1	1.3	1.4	405
羊脑	11.4	4.6	4.7	0.9	2099
鸡蛋黄	30.0	7.7	13.0	4.4	1705
鲫鱼	1.1	0.3	0.6	0.2	93

数据来源：中国食物成分表（第6版）。

第三节　碳水化合物

一、概述

碳水化合物又称糖类或醣，是一大类由碳、氢、氧组成的有机化合物，是构成动物和植物的主要成分，也是人类能量的主要来源，对人类营养有着重要作用。每日膳食中最重要的碳水化合物是淀粉，其他碳水化合物还有糊精、糖原、纤维素和果胶等。

二、分类和特点

根据化学结构和生理作用，营养学上一般将碳水化合物分为糖（1～2个单糖）、寡糖（3～9个单糖）和多糖（≥10个单糖）。食物中的碳水化合物又可以分成两类，即能够被人类机体消化、吸收的碳水化合物和不能或很难被人类机体消化、吸收、利用的碳水化合物（纤维素等）。

1. 糖

糖类包括单糖、双糖和糖醇。

（1）单糖　单糖是最为简单的糖，每个分子含有 3～7 个碳原子，包括丙糖、丁糖、戊糖、己糖、庚糖。己糖包括葡萄糖（右旋糖）、果糖（左旋糖）和半乳糖、甘露糖。食物中最常见的单糖是葡萄糖和果糖。葡萄糖最早在葡萄中发现，天然形式的较少，是构成食物中众多糖类的基本单位。淀粉全部是由葡萄糖构成，人体只能代谢利用 D 型葡萄糖，而不能利用 L 型葡萄糖。果糖主要存在于水果和蜂蜜中，还能与葡萄糖结合生成蔗糖。在糖类中果糖的甜度最高，其甜度是蔗糖的 1.2～1.5 倍。半乳糖是哺乳动物的乳汁中乳糖的组成成分，常以 D 型半乳糖苷的形式存在于大脑和神经组织中。

（2）双糖　双糖是由两分子的单糖缩合而成。蔗糖是由一分子的葡萄糖和一分子的果糖组成，主要来源于甘蔗和甜菜。水解的溶液称为转化糖，用于食品加工。乳糖是哺乳动物乳汁中的主要糖类，由一分子葡萄糖和一分子半乳糖组成，对幼年动物和婴儿有一定作用。麦芽糖由两个分子的葡萄糖以 α-1,4 糖苷键连接构成，常来自大麦淀粉。海藻糖由两个葡萄糖以 α-1,1 糖苷键连接构成，常来自真菌和细菌，人体只能吸收一小部分。

（3）糖醇　糖醇是单糖还原后的产物，广泛存在于生物界，特别是植物中。因为糖醇的代谢不需要胰岛素，故常用于糖尿病患者的膳食。常用的糖醇主要有甘露糖醇、麦芽糖醇、乳糖醇、木糖醇等。甘露糖醇是甘露糖和半乳糖氢化而获得的醇类，常用作食品改进剂。

2. 寡糖

寡糖是由 3～10 个单糖构成的一类小分子多糖。寡糖中的化学键不能被人体的消化酶分解，通常不易消化，当大量摄入时可能造成胀气、肠道不适等。虽然在小肠内不能被消化吸收，但可刺激结肠有益菌繁殖，抑制有害菌生长，因此又被称为"益生元"。

（1）蜜三糖（棉籽糖）　由葡萄糖、果糖、半乳糖构成。见于蜜糖。

（2）水苏四糖　存在于豆类的四糖，摄入豆类后，因为不易消化，在结肠被细菌发酵，产气。

（3）低聚果糖　由一个葡萄糖和多个果糖结合而成，存在于水果、蔬菜中，尤以洋葱、芦笋中含量较高。

（4）异麦芽低聚糖　在天然食物中含量极少，主要存在于某些发酵食品，如酒、酱油中。

3. 多糖

多糖由 10 个或 10 个以上葡萄糖分子组成。

（1）糖原　是动物体内的多糖贮存形式，也称动物淀粉，由 3000～60000 个葡萄糖分子以 α-1,4 键连接构成，并有侧链。糖原能溶解于水，在体内酶的作用下能迅速分解出葡萄糖，快速供给能量。存在于肝脏的称为肝糖原，存在于肌肉中的称为肌糖原。糖原可维持正常的血糖浓度，在动物的肝脏和贝壳类软体动物中含量较多。

（2）淀粉　由葡萄糖分子作为单位组成，有直链淀粉和支链淀粉。淀粉是最常见的多糖，贮存在植物种子、根茎中，由成千上万个葡萄糖分子以 α-1,4 键连接而成。人类的消化酶能够分解 α-1,4 键的淀粉，因此淀粉是碳水化合物的来源。新鲜的植物种子和根茎中所含的淀粉不溶于水，加热后能促进溶解，并成为相对稳定的液体，冷却后，成糊状。加热和水的存在使淀粉颗粒膨胀，使包裹它们的细胞膜开裂，这样消化液才容易对其起作用，故淀粉类食物要加热至沸点才容易消化。糊精是淀粉经分解成为葡萄糖单位数目较少的分子。

（3）膳食纤维　膳食纤维主要包括纤维素、木质素、果胶、树胶等。

① 纤维素。它的结构与淀粉相似，但是是以 β-1,4 糖苷键连接成的直链聚合物，不能被人类淀粉酶分解，因为人体淀粉酶只对 α-1,4 糖苷键有分解作用。

② 半纤维素。半纤维素是多糖和纤维素紧密结合的产物，可用碱性溶液将其分离，存在于植物组织中，最大的类别是戊聚糖类、木聚糖类、阿拉伯糖类；另一类为己糖的聚糖化合物——半乳聚糖；另外还有酸性半纤维素，它含有半乳糖醛酸或葡萄糖醛酸，这种物质在小肠不能被消化。

③ 木质素。木质素是植物木质化过程中形成的非碳水化合物，由苯丙烷单体聚合而成。主要存在于蔬菜的木质化部分和种子中，如草莓籽、老化的胡萝卜、花茎甘蓝等。

④ 果胶。它不是纤维状而是无定型物质，存在于水果（如柑橘、苹果）和蔬菜中，含有许多甲基化羧基的果胶酸。

⑤ 树胶和海藻酸盐类。它们主要存在于海藻、植物渗出物和种子中，具有凝胶性、稳定性和乳化性能，因此常被用于食品加工，使食品增稠、黏性增加。

三、消化、吸收、代谢

膳食中的碳水化合物主要是淀粉，α-淀粉酶是消化碳水化合物的主要酶。唾液中含有 α-淀粉酶，食物在口腔中即开始被消化。碳水化合物的消化主要在小肠进行，来自胰液的 α-淀粉酶以及小肠黏膜上皮细胞刷状缘上丰富的 α-糊精酶、麦芽糖酶等，把膳食中的碳水化合物水解为葡萄糖、乳糖、果糖。葡萄糖在体内首先分解为丙酮酸，在无氧情况下，丙酮酸还原为乳酸，这个过程称为葡萄糖的无氧氧化。在有氧的情况下，丙酮酸进入线粒体，氧化脱羧后进入三羧酸循环，最终被彻底氧化成二氧化碳及水，这个过程称为葡萄糖的有氧氧化。当碳水化合物的摄入量大于需要量时，碳水化合物可转化为脂肪酸、胆固醇，还可以转化为各种非必需氨基酸。

四、生理功能

1. 能量来源

碳水化合物是人体最重要的能量来源，每克碳水化合物在人体内可以产生 16.74kJ 热能。特别是葡萄糖能够很快氧化，供给能量以满足机体的需要。人体 60％ 以上的热能都由碳水化合物提供。糖原能贮存和提供能量，是肌肉和肝脏贮存碳水化合物的形式，当机体需要时能及时地转化为葡萄糖供机体使用，红细胞和大脑、神经组织只能利用葡萄糖供能。

2. 机体的组成成分

碳水化合物是构成人体组织的重要物质，如黏蛋白、糖蛋白、糖脂、核糖等都是人体所必需的。一些重要的生理功能物质如抗体、酶和激素都需要碳水化合物的参与。

3. 调节血糖

碳水化合物的含量、类型和摄入总量是影响血糖的主要因素。不同类型的碳水化合物，即使摄入的总量相同，也会产生不同的血糖反应。

4. 节约蛋白质作用和抗生酮作用

当机体的碳水化合物供给量不足时，只能通过转化蛋白质来满足热能的需要。蛋白质和碳水化合物一起被摄入时，机体内贮留的氮比单独摄入蛋白质时的量要多，即碳水化合物具有节约蛋白质作用。当机体的碳水化合物供给量不足时，脂肪酸不能彻底氧化，产生酮体，过多的酮体则可引起酮血症、酸中毒，因此碳水化合物有抗生酮作用。人体每天至少需要50～100g碳水化合物。

5. 提供膳食纤维

膳食纤维不仅本身具有重要的功能，而且在肠道益生菌的作用下发酵所产生的短链脂肪酸和肠道菌群有着广泛的生理作用。膳食纤维具有增加饱腹感、促进排便、降低血糖和血胆固醇、改变肠道菌群等作用。

五、供给量、来源

碳水化合物是最易摄入的能量。膳食中碳水化合物的主要存在形式是淀粉。膳食中淀粉的来源主要是粮谷类和薯类食物。粮谷类一般含碳水化合物60%～80%，薯类含量为15%～29%，豆类为40%～60%。碳水化合物适宜摄入量（AI）为总能量的50%～65%。限制精制糖的摄入量，精制糖应占总能量的10%以下。膳食纤维的适宜摄入量为(25～30)g/d。

第四节　能量

一、概述

人体维持恒定的体温需要消耗能量，人体的各种活动，包括心跳、呼吸、走路、工作等，都需要能量。目前，我国法定的能量计量单位是焦耳（J），营养学常用的是千焦耳（kJ）；以前常用卡（cal）和千卡（kcal），它们之间的换算关系是 $1cal = 4.184J$，$1J = 0.239cal$。每克蛋白质、脂肪、碳水化合物在体内氧化时产生的能量称为能量系数。蛋白质的能量系数为16.74kJ；脂肪的能量系数为37.56kJ；碳水化合物的能量系数为16.81kJ。

食物中的生热营养素不可能全部被消化吸收，消化率也各不相同；消化吸收后，在体内也不一定完全彻底被氧化分解产生热能，特别是蛋白质。每克蛋白质、脂肪、碳水化合物在体外能量计中充分氧化燃烧分别产生能量23.64kJ、39.54kJ、17.15kJ，它们在体内的消化率分别是92%、95%、98%。蛋白质的最终代谢产物还有尿素、尿酸、肌酐，这些含氮物质在体外还可以产生5.44kJ的能量。1g碳水化合物可产生16.81kJ的能量；1g脂肪可产生37.56kJ的能量；1g蛋白质可产生16.74kJ的能量；1g乙醇可产生29.3kJ的能量。酒精虽然吸收快，但是在体内氧化产生的热能只能以热的形式向外释放，不能用于机体做功，是"空热"。

二、人体的能量消耗

热平衡是产热和散热的平衡，膳食摄取的营养要与人体的各种散热以及劳动、活动需要的能量平衡。摄入量大于消耗就可能导致肥胖；摄入量小于消耗则可能导致消瘦。

1. 基础代谢

基础代谢又称基础能量消耗（BEE），是指维持生命的最低热能消耗，即人体在安静和恒温条件下（一般18～25℃），禁食12h，静卧，放松，而又清醒时的能量消耗。为了确定基础代谢的能量消耗，必须首先测定基础代谢率（BMR）。基础代谢率就是指人体处于基础代谢状态下，每小时每平方米体表面积的能量消耗。

影响基础代谢的因素如下。

（1）体格　体表面积大者，散发热能多；肌肉发达者基础代谢水平高。男性高于女性5％～10％。

（2）不同生理、病理状况　儿童和孕妇的基础代谢相对较高（10％～28％）。儿童年龄越小基础代谢越高。生病发热时基础代谢增加，热能消耗增加。

（3）生活和作业环境　寒冷、过多摄食、精神紧张都可以使基础代谢水平增高。

（4）兴奋神经的食物、药物　可刺激中枢神经，使兴奋性增加、基础代谢增加。

（5）内分泌　甲状腺素、肾上腺素能使基础代谢率增加。

2. 身体活动

一般情况下，各种身体活动，即任何由骨骼肌收缩引起能量消耗的运动，其所消耗的热能占人体总热能消耗的15％～30％或更多。人体能量消耗变化最大的部分是人体的身体活动的能量消耗，是保持能量平衡的最重要部分。身体活动按强度可分为三级，即轻体力活动、中等体力活动和重体力活动。

3. 食物热效应

在摄食过程中，机体对食物中的营养素进行消化、吸收、代谢和转化时需要消耗的能量称为食物热效应（TEF），即食物特殊动力作用。在此过程中同时伴随着体温升高和散热增加。不同成分食物的热效应不等。脂肪的食物热效应约消耗本身产生热能的4％～5％，碳水化合物为5％～6％，而蛋白质则为30％，混合食物为10％。

（1）食物热效应的机制

① 食物消化、肠蠕动、消化腺分泌等要消耗能量。

② 食物多余的能量转化为ATP时要消耗能量。

③ 产能营养素在体内合成代谢需要消耗能量。

（2）食物热效应差异的主要原因

① 产能营养素ATP最高转化率不同，如脂肪和碳水化合物ATP的最高转化率为38％～40％，蛋白质为32％～34％。

② 产能营养素在体内的代谢形式不同引起能量消耗也不同，如食物脂肪经消化、吸收后转变为体脂肪时，消耗的能量最少；由食物碳水化合物消化、吸收的葡萄糖转变为机体糖原或脂肪时，所消耗的能量较多；而食物蛋白质中的氨基酸合成机体蛋白质或代谢转化为脂肪时，其消耗能量最多。

（3）影响食物热效应的因素

① 食物的成分（蛋白质、脂肪、碳水化合物的比例）。

② 进食量（成正比）。

③ 进食频率（成正比）。

④ 进食速度（成正比）。

4. 特殊生理阶段的能量消耗

婴儿、幼儿、儿童、青少年等时期需要积累能量供生长发育需要；孕妇也需要额外的能量以满足胎儿生长发育和孕妇子宫、乳房与胎盘的发育及母体脂肪储存等；乳母产生乳汁及乳汁自身含有的能量等也需要额外能量消耗。

三、人体一日能量需要量的确定

能量需要量（EER）是个体或人群能长期保持良好的健康状态、维持良好的体型及理想活动水平所需要的膳食能量摄入量。因此，人群的能量推荐摄入量与其他营养素不同，可以直接等同于该人群的能量平均需要量。确定 EER 时，需要充分考虑性别、年龄、体重、身高、体力活动和生长发育等因素。对于孕妇和乳母而言，EER 还应该包括胎儿组织沉积、泌乳过程的能量需要量。确定能量需要量的方法主要有基础能量消耗计算法和膳食调查计算法。

1. 基础能量消耗计算法

以估算基础能量消耗（BEE）为重要基础，再用与身体活动水平（PAL）的乘积来估算成年人 TEE，推算出成人的 EER。

目前，最为公认的推算 BEE 的公式是 Schofield 公式，见表 2-3。按照此公式计算中国人的基础代谢偏高，且我国尚缺乏人群基础代谢的研究数据，因此，中国营养学会建议将 18～59 岁人群按此公式计算的结果减去 5%，作为该人群的基础代谢能量消耗参考值。

表 2-3　按体重计算基础能量消耗的公式

年龄/岁	男		女	
	kcal/d	MJ/d	kcal/d	MJ/d
18～30	15.057W+692.2	0.0629W+2.89	14.818W+486.6	0.0619W+2.03
30～60	11.472W+873.1	0.0479W+3.65	8.126W+845.6	0.0340W+3.53
>60	11.711W+587.7	0.0490W+2.457	9.082W+658.5	0.0379W+2.753

注：W=体重（kg）。

人体活动水平或劳动强度的大小直接影响着机体能量需要量。中国营养学会专家委员会在制订 DRIs（2013 年）时，将中国人群成人身体活动强度分为三级，即轻体力活动水平（PAL 1.5）、中等体力活动水平（PAL 1.75）和重体力活动水平（PAL 2.0），见表 2-4。但如果有明显的体育运动或重体力休闲活动者，PAL 增加 0.3。

表 2-4　中国成年人身体活动水平分级

活动水平	PAL	生活方式	从事的职业或人群
轻度	1.5	静态生活方式/坐位工作,很少或没有重体力的休闲活动;静态生活方式/坐位工作,有时需要走动或站立,但很少有重体力的休闲活动	办公室职员或精密仪器机械师、实验室助理、司机、学生、装配线工人
中等	1.75	主要是站着或走着工作	家庭主妇、销售人员、侍应生、机械师、交易员
重度	2.0（+0.3）	重体力职业工作或重体力休闲活动方式;体育运动量较大或重体力休闲活动,次数多且持续时间较长	建筑工人、农民、林业工人、矿工、运动员

资料来源：中国营养学会. 中国居民膳食营养素参考摄入量（2013 版）。

注：有明显体育运动量或重体力休闲活动者（每周 4～5 次，每次 30～60min），PAL 增加 0.3。

由于基础代谢率随着年龄增长而降低，中国营养学会对 50 岁以上的人群各 PAL 组的基础能量消耗进行了调整，较 18～49 岁人群组 BEE 下调 5%（按照千克体重计），中国 18～79 岁成年人能量需要量见表 2-5。

表 2-5　中国 18～79 岁成年人能量需要量

性别	年龄 /岁	体重 /kg	基础能量消耗 (BEE)		轻体力活动水平 (PAL 1.5) /(kcal/d)	中体力活动水平 (PAL 1.75) /(kcal/d)	重体力活动水平 (PAL 2.0) /(kcal/d)
			/(kcal/d)	(kcal/kg)			
男性	18～	66	1500	22.7	2250	2600	3000
	50～	65	1400	21.5	2100	2450	2800
	65～	63	1350	21.4	2050	2350	—
女性	18～	56	1200	21.4	1800	2100	2400
	50～	58	1170	20.1	1750	2050	2350
	65～	55.5	1120	20.1	1700	1950	—

资料来源：中国营养学会．中国居民膳食营养素参考摄入量（2013 版）。

注："—"表示未制定参考值。

2. 膳食调查计算法

健康人在食物供应充足、体重不发生明显变化时，能量摄入量基本可反映出其能量的需要量。详细记录一段时间内（一般 5～7 天）食物摄入的种类和数量，借助《食物成分表》可以计算出被调查人群平均每日的能量摄入量，间接估算出人群每日的能量需要量。

四、膳食能量需要量

健康的成人应该保持人体的能量平衡。基础代谢和食物热效应不会有太大的变化，体力劳动强度是最大的影响因素。能量的摄入与健康关系密切。能量供给量不足可导致消瘦、易疲劳、体力下降、工作效率下降、抵抗力下降、早衰、蛋白质-热能营养不良等，如蛋白质-热能营养不良就是典型的能量与营养素缺乏症。反之，能量供给量过多可导致肥胖、高血压病、心脏病、糖尿病等病症。能量是三大产热营养素供给的，中国营养学会建议中国成年人膳食中碳水化合物提供的能量应占总能量的 50％～65％，脂肪占 20％～30％，蛋白质占 10％～15％。年龄越小，脂肪供能占总能量的比重越应适当增加，但成年人脂肪供能不宜超过总能量的 30％。

【讨论与思考】

1. 何谓基础代谢？影响基础代谢的因素有哪些？

2. 蛋白质的营养学评价应该包括哪些方面？常用哪些指标？各个指标的意义？

【章节小测验】

1. 5kcal＝（　　）kJ

A. 20　　　　　　B. 21　　　　　　C. 22　　　　　　D. 24　　　　　　E. 30

2. 成人的脂肪摄入量应该占总能量摄入量的（　　）

A. 10％～15％　　B. 20％～30％　　C. 60％～70％

D. 70％～80％　　E. 50％～65％

3. 对于一个个体来讲，人体能量消耗能够自我调控的是（　　）

A. 基础代谢　　　B. 食物热效应　　C. 身体活动　　　D. 新陈代谢　　　E. 生长发育

4. 评价食物蛋白质营养价值，应考虑（　　）

A. 蛋白质含量   B. 蛋白质消化率

C. 必需氨基酸模式   D. 蛋白质利用率

E. 以上都包括

5. 下面哪种氨基酸为条件必需氨基酸 （　　　）

A. 亮氨酸　　　　B. 赖氨酸　　　　C. 蛋氨酸　　　　D. 半胱氨酸　　　　E. 缬氨酸

6. 不属于蛋白质的生理功能的是 （　　　）

A. 构成人体组织   B. 构成多种酶、激素等具有重要生理作用的物质

C. 改善食物的感官性状，促进食欲

D. 供给能量   E. 维持体内酸碱平衡

7. 必需脂肪酸是指 （　　　）

A. 油酸   B. n-3 系列多不饱和脂肪酸

C. n-6 系列多不饱和脂肪酸   D. 饱和脂肪酸

E. n-6 系列的亚油酸和 n-3 系列的 α-亚麻酸

8. 下面哪一项不是脂肪的主要生理功能 （　　　）

A. 作为能量的主要来源   B. 供给必需脂肪酸

C. 构成组织细胞   D. 提供脂溶性维生素

E. 帮助脂溶性维生素的吸收

9. 亚油酸是 （　　　）

A. 18 碳 2 烯酸   B. 22 碳 4 烯酸   C. 24 碳 6 烯酸

D. 18 碳 4 烯酸   E. 18 碳 3 烯酸

10. 下面哪项是碳水化合物独特的生理功能 （　　　）

A. 供给能量   B. 构成机体组织成分

C. 是维持神经系统正常活动不可缺少的物质

D. 抗生酮作用   E. 构成生理活性物质

11. 乳糖属于 （　　　）

A. 单糖   B. 双糖   C. 糖醇   D. 多糖   E. 寡糖

12. 在一般情况下，人体进行各种生理活动所消耗的能量主要来源于 （　　　）

A. 蛋白质   B. 矿物质   C. 碳水化合物   D. 维生素   E. 脂类

第三章　微量营养素与健康

第一节　矿物质

一、概述

　　人体组织中几乎含有自然界存在的各种元素，这些元素除了组成有机化合物的碳、氢、氧、氮外，其余的元素均称为矿物质，矿物质占人体重量的5％左右。按矿物质在体内的含量可以分为常量（宏量）元素和微量元素。凡体内含量大于体重0.01％的矿物质称为常量元素或宏量元素，包括钙、磷、钠、钾、氯、镁、硫；凡体内含量小于体重0.01％的矿物质称为微量元素，微量元素中以铁的含量为最高，还有锌、碘、铜、钴、氟、钼、锰、硒、铬等。矿物质在机体内不能生成、不能转化，但是可以从各种途径排出体外，如粪、尿、汗、毛发、指甲、皮肤、肠黏膜的脱落细胞，因此每天需要补充一定量的矿物质。矿物质的含量在体内随着年龄的变化而变化，且在体内的分布极不均匀。各种食物中都含有数量不同的矿物质，从食物中摄取矿物质是人体获得矿物质的主要途径。由于膳食习惯、生活方式的不同以及人体的生长特点，中国人较容易出现钙、铁、锌的缺乏。

　　矿物质的主要生理功能：①构成人体组织的重要成分，如骨骼、牙齿中的钙、磷、镁。②（与蛋白质等一起）维持细胞内外的通透性、控制水分、维持渗透压以及酸碱平衡、维持神经肌肉的兴奋性（K^+、Na^+、Ca^{2+}）。③构成酶的辅基、激素、维生素（钴）、蛋白质和核酸的成分，参与酶系的激活。

二、钙

　　钙是人体含量最多的矿物质，占体重1.5％～2.0％，成人体内约有1200g钙，其中绝大多数（99%）集中在骨骼和牙齿。人体内的钙主要以羟基磷灰石结晶 $Ca_{10}(PO_4)_6(OH)_2$ 的形式出现，少量为无定形钙 $Ca_3(PO_4)_2$，无定形钙是羟基磷灰石的前体。其余 0.5% 的钙与枸橼酸螯合或与蛋白质结合；另外 0.5% 为离子状态存在于软组织、细胞外液和血液中，称为混溶钙池，它与骨骼钙维持动态平衡，对机体许多生理功能都起到直接作用。当钙摄入过少、消耗过多时，人体以损失骨骼钙含量的形式来维持混溶钙池和血钙的平衡。

1. 生理功能

（1）人体内最丰富的矿物质，以羟基磷灰石结晶形式存在于骨骼和牙齿。幼儿骨骼每 1～2 年更新一次，成人每年更新 2%～4%，40～50 岁以后每年骨骼的钙含量减少 0.7%。

（2）肌肉纤维、心肌和骨骼肌的收缩都需要钙离子的参与。神经冲动传导到神经接头，释放神经递质时需要钙离子的激发。细胞膜上的钙结合部位能影响细胞膜的通透性和稳定性。

（3）调节体内某些酶的活性以及促进激素的分泌。

（4）参与血液的凝固。凝血酶原在钙离子的催化下转变为凝血酶，后者将纤维蛋白原转化为纤维蛋白，使血液凝固。

（5）酸碱平衡等也都需要钙的参与。

2. 吸收与代谢

（1）小肠的上段是吸收钙的主要部位。婴幼儿时期钙的吸收率为 50%，儿童期为 40%，成人为 20%，老年人为 15%，不被人体吸收的钙在粪便中排出。影响钙吸收的因素有：

① 机体缺钙时，如长期低钙摄入、生长期、骨折愈合期，钙的吸收率增加。

② 维生素 D 能帮助钙的吸收。

③ 蛋白质分解出来的氨基酸（特别是赖氨酸、精氨酸）与钙形成可溶性钙盐有利于钙的吸收。

④ 脂肪消化不良时，未被吸收的脂肪酸与钙形成钙皂，影响钙的吸收。

⑤ 乳糖可以与钙螯合，形成低分子量可溶性络合物而有利于钙的吸收。

⑥ 酸性物质可增加钙的溶解度，促进钙吸收；止酸剂可减少钙吸收。

⑦ 草酸和植酸可以与钙形成不溶性钙盐，减少钙吸收，如蕹菜（空心菜）、菠菜、竹笋等含草酸较高。

（2）体内的钙代谢受体内的钙量以及内分泌系统的调控。

（3）体内钙大部分通过肠黏膜上皮细胞的脱落、消化液的分泌而排入肠道，有部分可被重吸收。正常膳食时有 20% 的钙从尿中排出，一般每天排出 100～200mg；补液、酸中毒、高蛋白质饮食、高镁膳食、甲状腺素、肾上腺皮质激素、甲状旁腺素、维生素 D 以及长期卧床等都对钙的排泄有影响。乳母通过乳汁每日排出 150～300mg 钙。在妊娠期间有 30g 的钙由母亲传输给胎儿。

3. 缺乏与过量

我国居民钙摄入量普遍偏低，因此钙缺乏症是常见的营养性病症。钙缺乏主要表现为骨骼的病变，儿童表现为佝偻病，成年人则表现为骨质疏松症。钙虽为毒性最小的一类元素，但过量摄入钙也可能产生不良影响。高钙尿是肾结石的一个重要危险因素。此外，当钙与碱同时大量服用时可出现十分罕见的高钙血症，表现为肌张力松弛、便秘、多尿、恶心、昏迷，甚至死亡，临床上称"乳碱综合征"。症状表现可能有很大差异，其严重程度取决于钙和碱摄入量的多少和持续时间。

4. 供给量和食物来源

钙的摄入量与蛋白质的摄入量有关，每摄入 100g 蛋白质需要补充 1g 钙。高温作业需要较多的钙；阳光不足地区，钙吸收不良，需要较多的钙摄入。随着生长时期的不同，钙的摄入量也不相同，成人钙的需要量为 800mg/d。钙的可耐受最高摄入量（UL）是 2000mg/d。

奶和奶制品含钙量高且吸收率高，是钙的良好来源，其他食物如虾皮、海带、豆类、芝麻等钙含量也较高，见表 3-1。

表 3-1　常见食物的钙含量　　　　　　　　　　　　　　　　　单位：mg/100g

食物名称	钙含量	食物名称	钙含量
酸奶	118	牛奶	104
虾皮	991	花生仁(炒)	284
海带(干)	348	黄豆	191
白芝麻	620	黑豆	224
腐竹	77	黑芝麻	780

数据来源：中国食物成分表（第 6 版）。

三、磷

磷是机体重要的元素，正常人体内含磷量为 600～700g。人体内的磷 85%～90% 以羟基磷灰石形式存在于骨骼和牙齿中，其余 10%～15% 与蛋白质、脂肪、糖类及其他有机物结合，分布在细胞膜、骨骼肌、皮肤、神经组织及体液中。

1. 生理功能

（1）构成骨骼和牙齿的重要成分　在骨的形成过程中每 2g 钙需要 1g 磷，形成无机磷酸盐。

（2）参与能量代谢　高能磷酸化合物如腺苷三磷酸及磷酸肌酸等作为能量载体，在细胞内参与能量的转换、代谢，以及作为能源物质在生命活动中起重要作用。

（3）组成生命的重要物质　磷是组成环腺苷酸、环鸟苷酸、肌醇三磷酸、核酸、磷蛋白、多种酶等的成分。

（4）调节酸碱平衡。

2. 吸收与代谢

磷的吸收部位主要在小肠，代谢过程与钙相似，主要排泄途径是经肾脏。

3. 缺乏与过量

一般情况下，机体不会由于膳食原因出现磷缺乏或磷过量。在一定特殊情况下，如早产儿仅喂以母乳，因母乳含磷量较低，可出现佝偻病样骨骼异常。

4. 食物来源

磷在食物中分布广泛，无论动物性食物还是植物性食物，都含有丰富的磷。

四、镁

正常成年人体内含镁 20～28g，其中 60%～65% 存在于骨骼，27% 分布于肌肉、心、肝、胰等组织。镁主要分布在细胞内，细胞外液的镁不超过 1%。

1. 生理功能

（1）激活多种酶的活性　镁作为多种酶的激活剂，参与体内 300 多种酶促反应。

（2）对钾、钙离子通道的作用　镁可封闭不同钾离子通道的外向性电流，阻止钾的外流。另外，镁作为钙阻断剂，具有抑制钙离子通道的作用，当镁浓度降低时，钙进入细胞增多。

（3）促进骨骼生长和神经肌肉的兴奋性。

（4）影响胃肠道功能。

（5）对激素的调节作用。

2. 吸收与代谢

人体摄入的镁30%～50%在小肠吸收。正常人肠及肾的吸收与排泄机制，可调节镁在机体内的稳态平衡。

3. 缺乏与过量

饥饿、蛋白质-能量营养不良及长期肠外营养等因素可引起镁的摄入不足，胃肠道感染、肾病及慢性酒精中毒等也可造成机体镁的不足。镁缺乏可引起神经肌肉兴奋性亢进。一般情况下不易发生镁中毒。

4. 食物来源

绿叶蔬菜、大麦、黑米、荞麦、苋菜、口蘑、木耳、香菇等食物含镁量较丰富。

五、钾

正常成人体内钾含量约50mmol/kg，主要存在于细胞内，约占总量的98%，其他存在于细胞外。

1. 生理功能

（1）参与碳水化合物、蛋白质的代谢　葡萄糖和氨基酸经过细胞膜进入细胞合成糖原和蛋白质时，必须有适量的钾离子参与。

（2）维持细胞内正常渗透压　由于钾主要存在于细胞内，因此钾在细胞内渗透压的维持中起主要作用。

（3）维持神经肌肉的应激性和正常功能　细胞内的钾离子和细胞外的钠离子联合作用，可激活Na^+-K^+-ATP酶，产生能量，维持细胞内外钾钠离子浓差梯度，发生膜电位，使膜产生电信号，膜去极化时在轴突发生动作电位，激活肌肉纤维使之收缩并引起突触释放神经递质。

（4）维持心肌的正常功能　心肌细胞内外的钾浓度与心肌的自律性、传导性和兴奋性密切相关。

（5）维持细胞内外正常的酸碱平衡　当细胞失钾时，细胞外液中钠离子与氢离子可进入细胞内，引起细胞内酸中毒和细胞外碱中毒，反之，细胞外钾离子内移，可引起细胞内碱中毒与细胞外酸中毒。

2. 吸收与代谢

机体摄入的钾大部分由小肠吸收，吸收率约为90%。肾是维持钾平衡的主要调节器官，约90%的钾经肾脏排出。

3. 缺乏与过量

当体内缺钾时，会造成全身无力、疲乏、心跳减弱、头昏眼花，严重缺钾还会导致呼吸肌麻痹致死亡。此外，低钾会使胃肠蠕动减慢，导致肠麻痹，加重厌食，出现恶心、呕吐、腹胀等症状。钾离子紊乱是临床上最常见的电解质紊乱之一，且常与其他电解质紊乱同时存在。血钾高于 5.5mmol/L 称为高钾血症，高于 7.0mmol/L 则为严重高钾血症。高钾血症有急性与慢性两类，急性发生者为急症，应及时抢救，否则可能导致心搏骤停。高钾血症的临床表现主要为心血管系统和神经肌肉系统症状，其严重性取决于血钾升高的程度和速度以及有无其他血浆电解质和水代谢紊乱合并存在。

4. 食物来源

大部分食物都含有钾，但蔬菜和水果是钾良好的来源。

六、钠

钠是人体肌肉组织和神经组织的重要成分之一。钠主要以盐的形式广泛分布于陆地和海洋中。

1. 生理功能

（1）调节体内水分与渗透压　钠主要存在于细胞外液，是细胞外液中的主要阳离子，约占阳离子总量的 90%，与对应的阴离子构成渗透压。钠对细胞外液渗透压的调节以及维持体内水量的恒定是极其重要的。此外，钠在细胞内液中同样构成渗透压，维持细胞内水分的稳定。钠、钾含量的平衡，是维持细胞内外水分恒定的根本条件。

（2）维持酸碱平衡　钠在肾小管重吸收时与 H^+ 交换，清除体内酸性代谢产物（如 CO_2），以保持体液的酸碱平衡。钠离子总量影响着缓冲系统中碳酸氢盐的比例，因而对体液的酸碱平衡也有重要作用。

（3）钠泵的作用　钾离子的主动运转，由 Na^+-K^+-ATP 酶驱动，使钠离子主动从细胞内排出，以维持细胞内外液渗透压平衡。钠与 ATP 的生成和利用、肌肉运动、心血管功能、能量代谢都有关系，钠不足对其均会产生影响。此外，糖的代谢、氧的利用也需有钠的参与。

（4）增强神经肌肉兴奋性　钠、钾、钙、镁等离子的浓度平衡，对于维护神经肌肉的应激性都是必需的，足量的钠可增强神经肌肉的兴奋性。

2. 吸收与代谢

进入人体的钠主要在小肠上段被吸收，部分通过血液输送到胃液、肠液、胆汁以及汗液中。在正常情况下，钠主要从肾脏排出，每日从粪便中排出的钠不足 10mg。钠还可以从汗中排出，不同环境温湿度下，不同个体汗中钠的浓度变化较大。

3. 缺乏与过量

人体内的钠在一般情况下不易缺乏。但在某些情况下，如禁食、少食、膳食钠限制过严而摄入量非常低时，或在高温、重体力劳动、过量出汗、胃肠疾病、反复呕吐、腹泻（泻剂应用）使钠过量排出丢失时，可发生钠缺乏。钠缺乏早期症状不明显，有的可表现为倦怠、淡漠、无神，甚至起立时昏倒。失钠达 0.55g/kg 以上时，可出现恶心、呕吐、血压下降、痛性肌肉痉挛，尿中无氯化物检出。当失钠达（0.75～1.2）g/kg 时，可出现恶心、呕吐、视物模糊、心跳加速、脉搏细弱、血压下降、肌肉痉挛、疼痛反射消失，甚至淡漠、木僵、昏迷、外周循环衰竭、休克，终因急性肾功能衰竭而死亡。钠摄入量过多、尿中 Na^+/K^+ 比值增高，是引发高血压的重要因素。研究表明，尿 Na^+/K^+ 比值与血压呈正相关，而尿钾与血压呈负相关。在高血压病家族人群中较普遍存在对盐敏感的现象，而对盐不敏感的或较耐盐者，在无高血压病家族史者中较普遍。正常情况下，钠摄入过多并不产生蓄积，但某些情况下，如误将食盐当作食糖加入婴儿奶粉中喂哺，则可引起中毒甚至死亡。急性钠中毒，可出现水肿、血压上升、血浆胆固醇升高、脂肪清除率降低、胃黏膜上皮细胞受损等。

4. 食物来源

钠普遍存在于各种食物中，一般动物性食物钠含量高于植物性食物，但人体钠的主要来源为食盐，加工、制备食物过程中加入的钠或含钠的复合物（如谷氨酸钠、碳酸氢钠等），以及酱油、盐渍、腌肉、烟熏食品、酱咸菜类、发酵豆制品、咸味休闲食品等。

七、铁

铁是人体必需微量元素中含量最多的一种，总含量在 $4\sim5g$。体内铁的水平随年龄、性别、营养状况和健康状况的不同而异，人体铁缺乏是世界性的主要营养问题之一。铁可分为功能铁和贮存铁两类。功能铁主要存在于血红蛋白中，占 $60\%\sim75\%$，另有 3% 在肌红蛋白，1% 为含铁酶类。贮存铁以铁蛋白和含铁血黄素的形式贮存在肝、脾、骨髓中，约占 25%。

1. 生理功能

铁是血红蛋白、肌红蛋白、细胞色素和某些呼吸酶的辅酶的成分，参与二氧化碳和氧的转运、交换和组织呼吸过程，对组织呼吸和能量代谢有着非常重要的意义。铁与红细胞的成熟有关，铁在骨髓造血组织中与卟啉结合形成高铁血红素，再与珠蛋白结合形成血红蛋白。铁能催化胡萝卜素转化为维生素 A，参与嘌呤与胶原的合成、抗体的产生以及脂类从血液中的转移，促进药物在肝脏的解毒等。铁与抗感染以及淋巴细胞的转化率有关。

2. 吸收与代谢

膳食中的铁在整个消化道内都可被吸收，主要部位在小肠。铁可主动转运到身体各部分并贮存在黏膜细胞内。铁被吸收的量与铁存在的状态有关，血红素铁（色素铁）和二价铁容易被吸收。动物性食物中铁的含量比植物性食物要高，吸收率也要高，可达 $20\%\sim30\%$。肉类食物含有大量的血红素铁，血红素铁的生物利用高，有效吸收率为 $15\%\sim35\%$。非血红素铁主要存在于植物性食物、奶和奶制品中，需要消化、解离出三价的铁，再还原为二价铁后才能被人体吸收，其吸收率的大小与共同进食的食物中影响铁吸收的因素有关。植物性食物中含有的植酸、草酸和膳食纤维都可以抑制铁的吸收，所以非血红素铁的平均吸收率仅为 $2\%\sim3\%$。混合性膳食中铁的吸收率为 $10\%\sim20\%$。还原性物质、维生素 B_2、单糖、有机酸、胃酸等能够促进铁的吸收。机体可对吸收的铁进行储存和再利用。体内剩余的铁以铁蛋白和含铁血黄素的形式储存。胎儿体内储存的铁可供其 6 个月的消耗。

3. 缺乏与过量

长期膳食中铁供给不足，可引起体内缺铁或导致缺铁性贫血，多见于婴幼儿、孕妇及乳母。缺铁的主要原因为机体需要量增加而膳食铁摄入不足，其他如月经过多、痔疮、消化道溃疡、肠道寄生虫等疾病引起的出血，也是铁缺乏的重要原因。缺铁性贫血的临床表现为食欲缺乏、烦躁、乏力、面色苍白、心悸、头晕、眼花、免疫功能降低、指甲脆薄、反甲等。铁的过量蓄积可发生血色病。

4. 供给量和食物来源

健康成年女性在月经期间每日约损失铁 $2mg$，所以成年女性每日铁的参考摄入量应稍高于成年男性。中国营养学会建议成人膳食铁的 RNI 为成年男性 $12mg/d$，成年女性 $20mg/d$，孕妇、乳母 $28mg/d$，UL 为 $42mg/d$。

常见食物中铁的含量见表 3-2。

表 3-2　常见食物中铁的含量　　　　　　　　　　　　　　单位：mg/100g

食物名称	铁含量	食物名称	铁含量
黑木耳	97.4	猪肝	22.6
猪血	8.7	红蘑	235.1
鸭血	30.5	牛肉(里脊)	4.4
虾米	11.0	花生仁	6.9
白芝麻	14.1	黑芝麻	22.7

数据来源：中国食物成分表（第 6 版）。

八、锌

人体含锌 1.5～2.5g，主要存在于肌肉、骨骼和皮肤。按单位重量计算，以视网膜、脉络膜、前列腺含锌量为最高，其次为肌肉、皮肤、肝脏、肾脏、心脏、脑。血液中的锌含量，红细胞占 75％～88％，血浆占 12％～22％，白细胞占 3％。锌主要以金属酶、碳酸酐酶和碱性磷酸酶等的组分形式存在和发挥生理功能。

1. 生理功能

（1）是很多金属酶的组成成分和激活剂　六大酶系中 200 多种酶的活性与锌有关。

（2）促进生长发育与组织再生　锌是调节 DNA 复制、转录和翻译的 DNA 聚合酶所必需的组成成分，与蛋白质和核酸的合成，以及细胞的生长、分裂和分化等过程都有关系。锌对胎儿的生长发育以及对促进性器官和性功能的正常发育都是必需的。锌可能是细胞凋亡的一种调节剂。

（3）促进食欲　锌参与唾液蛋白的合成，对味觉与食欲有激发作用。

（4）参与维生素 A 的代谢和生理作用　对促进视黄醇的合成和构型转化、参与肝中维生素 A 的动员和稳定血浆维生素 A 的浓度，以及维持暗适应都起到重要作用。对维持皮肤健康也是必需的。

（5）参与免疫功能　直接影响胸腺细胞的增殖，促进胸腺正常发育，以维持细胞免疫功能的完整。

（6）维持生物膜的结构和功能　锌能维持细胞膜的稳定，影响其屏蔽功能、转运功能以及膜受体功能。

（7）对激素的作用　锌不仅对激素的产生、储存和分泌有作用，而且可以影响激素受体的效能和靶器官的反应。

2. 吸收与代谢

锌主要在小肠吸收，肠道依赖金属运载蛋白吸收锌。肠道内锌浓度可直接影响锌吸收。体内缺锌时，其吸收率增加。影响膳食中锌吸收的因素很多，植酸、半纤维素、铜、钙、镉可以抑制锌的吸收，蛋白质、维生素 D 则可促进锌的吸收。当体内锌处于平衡状态时，膳食中约 90％的锌由粪便排出，其次还有尿、汗、毛发。毛发可用于测定锌的含量，但应注意取样的部位以及毛发的长度等影响，发锌含量不再作为判断个体锌营养状况的可靠指标；血浆锌含量相对稳定，但可受多种生理病理状态影响，只有当严重锌缺乏时血浆锌浓度才具有诊断意义，对于边缘性或轻、中度锌缺乏，不建议作为人体的诊断指标。

3. 缺乏与过量

锌缺乏病表现为生长迟缓、免疫力降低、伤口愈合慢、皮炎、性功能低下、食欲缺乏、味觉异常、异食癖、暗适应减慢等。锌缺乏还可使男性的第二性征发育和女性生殖系统的发育演变延缓，女性月经初潮延迟或闭经；骨骼发育受影响；影响脑功能，使智商降低；也可出现嗜睡症、抑郁症和应激性症状。体内的锌元素过量亦对人体有危害。补锌太多，成年后易发展成冠心病、动脉粥样硬化等。另外，锌摄入量过多，会在体内蓄积引起中毒，出现恶心、呕吐、腹泻、发热等症状，引起上腹疼痛、精神不振，甚至造成急性肾功能衰竭，严重的甚至突然死亡。

4. 供给量和食物来源

我国对于锌的推荐供给量：1～9 岁为 10mg，10 岁以上为 15mg，孕妇、乳母为 20mg，锌的无可见不良作用水平（NOAEL）为 30mg。

动物性食物中锌的生物利用率大于植物性食物，前者为 35%～40%，后者为 1%～20%。锌的来源较广泛，贝壳类、红色肉类及动物内脏均为锌的良好来源，常见食物中锌的含量见表 3-3。

表 3-3　常见食物中锌的含量　　　　　　　　　　单位：mg/100g

食物名称	锌含量	食物名称	锌含量
生蚝	71.20	牛肉（前腱）	7.61
扇贝（鲜）	11.69	猪肝	5.78
螺蛳	10.27	口蘑	9.04
山核桃（熟）	12.59	南瓜子（炒）	7.12
西瓜子（炒）	6.73	黑芝麻	6.13

数据来源：中国食物成分表（第 6 版）。

九、碘

人体内含碘 15～20mg，甲状腺组织含碘量最高，占体内总碘量的 70%～80%。

1. 生理功能

碘在体内主要参与甲状腺素的合成，碘的功能也主要通过甲状腺素的生理作用表现出来。

（1）促进生物氧化，协调氧化磷酸化过程，调节能量转化。

（2）促进蛋白质合成和神经系统发育，对胚胎发育和出生后早期生长发育，特别是智力发育尤为重要。

（3）促进糖和脂肪代谢，包括促进三羧酸循环和生物氧化，促进肝糖原分解和组织对糖的利用。

（4）调节组织中的水盐代谢，缺乏甲状腺素可引起组织水盐潴留。

（5）促进维生素的吸收和代谢，包括促进烟酸的吸收利用及 β-胡萝卜素向维生素 A 的转化。

（6）活化酶，包括细胞色素酶系和琥珀酸氧化酶系。

2. 吸收与代谢

钙、铬、氟可以抑制碘的吸收。食物中的碘必须被离子化才能吸收，进入胃肠道后，1h 内大部分被吸收，3h 全部被吸收。吸收的碘迅速运至血浆与蛋白质结合，并分布到全身各组织。代谢中分解脱落的碘，部分被重新利用，其他经尿道（90%）或胆汁（10%）排出。乳汁中含有一定量的碘。贮存的碘可供机体 2～3 个月的内分泌激素使用。正常情况下，碘的摄入与排出呈动态平衡。

3. 缺乏与过量

缺碘可导致智力低下、呆傻等智力残疾，还可导致地方性甲状腺肿，俗称"粗脖子病"。严重缺碘可导致地方性克汀病，这主要是由于胎儿期及婴儿期严重缺碘，患者出现呆傻、矮小、聋哑、瘫痪等症状，呈现特殊丑陋面容。孕妇缺碘可导致早产、流产、死产、先天畸形儿、先天聋哑儿等。缺碘不严重时，即使未出现典型的克汀病的症状，但仍有智力低下或发育滞后，即所谓的亚克汀病。碘过量可使甲状腺功能亢进症的发病危险性提高，可以使隐性甲状腺自身免疫疾病转变为显性疾病；长期碘过量可使甲状腺功能减退症和亚临床甲状腺功能减退症的患病危险性提高。

4. 供给量和食物来源

中国营养学会推荐成人膳食碘的 RNI 为 $120\mu g/d$，UL 为 $600\mu g/d$。

食物中的碘含量随地球化学环境变化会出现较大差异，也受食物烹调加工方式的影响。海产品的碘含量高于陆地食物，陆地动物性食物高于植物性食物。海带、海藻、鱼虾及贝类食品都是常见的富碘食物，特别是海带。

十、硒

硒在人体内的总量为 14～21mg，广泛分布于所有的组织和器官，浓度以肝、胰、肾、脾、牙釉以及指甲为高，脂肪组织最低。体内大部分硒主要以两种形式存在：一种是来自膳食的硒代蛋氨酸，它在体内不能合成，作为一种非调节性储存形式存在，当膳食中硒代供给中断时，硒代蛋氨酸可向机体提供硒；另一种形式是硒蛋白中的硒代半胱氨酸，为具有生物活性的化合物。

1. 生理功能

（1）抗氧化作用　硒是谷胱甘肽过氧化物酶（GSH-Px）的重要组成部分，有清除自由基（包括过氧化氢）的作用，与维生素 E 的抗氧化作用具有协同性。维生素 E 主要防止不饱和脂肪酸氧化，而硒主要作用于细胞内的过氧化物的分解，从而起到共同保护细胞及细胞膜的作用。

（2）对有毒重金属的解毒作用　硒与金属有很强的亲和力，能与汞、镉、铅结合，形成金属-硒-蛋白质复合物而起到解毒作用，并促进有毒金属排出体外。

（3）保护心血管、维护心肌的健康　如克山病发生在低硒地区。

（4）有促进生长、保护视力、抗肿瘤的作用　白内障患者和糖尿病失明者，补充硒后视力有明显改善。缺硒地区的肿瘤发生率明显较高，如胃癌。

2. 吸收与代谢

硒主要在小肠吸收，人体对食物中的硒吸收良好。硒代蛋氨酸的吸收率高于无机硒。溶解度大的硒吸收率大，植物中硒的生物利用率高于动物中的硒。维生素 A、维生素 E、维生素 C、维生素 B_2、蛋氨酸可促进其吸收。硒与蛋白质结合后转运到人体各器官和组织。硒大部分从尿排出，粪便中的硒大多是未被吸收的，汗液和肺部也有少量排出。

3. 缺乏与过量

硒缺乏已被证实是发生克山病的重要原因。临床主要症状为心脏扩大、心功能失代偿、心力衰竭或心源性休克、心律失常、心动过速或过缓等。生化检查可见血浆硒浓度下降，红细胞谷胱甘肽过氧化物酶活性下降。此外，大骨节病也与缺硒有关。硒摄入过量可致中毒，主要表现为头发变干、变脆、易断裂及脱落。

4. 供给量和食物来源

中国营养学会推荐膳食硒的 RNI 为 $60\mu g/d$，UL 为 $400\mu g/d$。

海产品和动物内脏是硒的良好食物来源，如鱼子酱、海参、牡蛎、蛤蜊和猪肾等。食物中的含量随地域不同而异，特别是植物性食物的硒含量与地表土壤层中硒元素的水平有关。

十一、铬

铬在人体主要以三价铬的形式存在，正常人体内总共含有 $5\sim10mg$ 的铬，而且分布广泛。一般组织中铬的含量随年龄增长而下降。

1. 生理功能

（1）加强胰岛素的作用 在糖代谢中铬作为一个辅助因子，是葡萄糖耐量因子（GTF）的重要组成部分，具有增强胰岛素的作用。

（2）预防动脉粥样硬化 铬能提高高密度脂蛋白，降低血清胆固醇。动物缺铬时，血清胆固醇较高，喂铬以后可使血清胆固醇降低。

（3）促进蛋白质代谢和生长发育 DNA 和 RNA 的结合部位有大量三价铬，在核酸的代谢或结构中发挥作用。缺铬动物生长发育停滞。营养不良的儿童补充铬后，其生长速率显著增加。

2. 吸收与代谢

无机铬化合物在人体的吸收率很低，其范围为 $0.4\%\sim3\%$ 或更少。维生素 C 能促进铬的吸收。铬在粪便、尿中排出。

3. 缺乏与过量

铬缺乏病尚无独立的临床表现，而是出现血脂、胆固醇和血糖升高，使人易患心脑血管疾病和糖尿病，严重危害人类健康。铬中毒是指六价铬污染环境而引起的人体中毒，如长期从事铬酸盐工业生产的工人易患皮肤溃疡、接触性皮炎、皮肤癌；长期吸入铬酸盐粉尘者可诱发肺癌。铬中毒时还可出现口腔炎和齿龈炎等。对铬中毒的治疗目前尚无特效疗法，一般是对症处理。另外要加强饮食营养，增加食用富含维生素 C 的新鲜蔬菜和水果。也有人认为大量吃糖可增加尿中铬的排出。

4. 供给量及食物来源

中国营养学会推荐成人膳食铬的 AI 为 $30\mu g/d$。

铬广泛存在于食物中，膳食铬主要来源于谷类、肉类及鱼贝类。

十二、钼

人体钼总量约为 $9mg$，分布于全身各组织器官，其中肝、肾和皮肤含钼量较高。

1. 生理功能

钼主要作为酶的辅助因子而发挥作用，是黄素依赖酶的组成成分。黄素依赖酶的主要作用有：①催化组织内嘌呤化合物的氧化代谢及尿酸的形成；②催化肝脏铁蛋白中铁的释放，促进铁与血浆中β-球蛋白形成运铁蛋白并顺利转运至肝和骨髓及其他组织细胞。

2. 吸收与代谢

食物中的钼很容易被吸收，吸收率达 $25\%\sim93\%$。膳食中各种硫化物可干扰钼的吸收。

人体吸收的钼大部分很快更新并以钼酸盐形式从尿中排出，尿钼的排泄是调节体内钼稳态的重要机制。也有部分钼随胆汁经肠道排出。

3. 缺乏与过量

钼缺乏时，体内能量代谢过程发生障碍，可致心肌缺氧、坏死。缺钼时，肝脏内的黄嘌呤氧化酶活力降低，尿酸排泄减少，可形成肾结石和尿道结石。钼可加强氟的防龋作用，缺钼时可导致龋齿的发生。钼还参与铁的代谢，缺钼可导致缺铁，引起婴儿脑细胞数减少或功能低下，影响小儿智力发育，并可引起缺铁性贫血。钼在自然界中分布较为分散，而且不均衡，某些地区土壤中钼含量过高，聚集到植物内，人食用后可发生中毒。过多的钼可使体内的黄嘌呤氧化酶的活性激增，发生痛风综合征、关节痛和畸形，或者使肾脏受损而出现血中尿酸过多等。钼中毒还可表现为生长发育迟缓、体重下降、毛发脱落、动脉粥样硬化等。

4. 供给量和食物来源

中国营养学会推荐我国成人钼的 RNI 为 $100\mu g/d$，UL 为 $900\mu g/d$。

钼广泛存在于各种食物中，动物肝、肾中含量最丰富，奶及奶制品、干豆和谷类中也较丰富。

十三、氟

正常人体内含氟总量约为 $2.6g$，主要存在于骨骼和牙齿中，少量分布在毛发、指甲及其他组织。人体的氟含量与环境和膳食中氟的水平有关，高氟地区人群体内的氟含量高于一般地区人群。

1. 生理功能

（1）维持骨骼和牙齿结构稳定性　适量的氟有利于钙和磷的利用，促进骨的形成和增强骨质坚硬性，加速骨骼生长。

（2）防治龋齿　氟可与牙釉质中羟基磷灰石作用，在牙齿表面形成一层坚硬且具有抗酸性腐蚀的氟磷灰石晶体保护层，减少酸性物质生成，起到防治龋齿的作用。

2. 吸收与代谢

从膳食摄入的氟有 $75\%\sim90\%$ 由胃肠道迅速吸收进入血液，以离子形式分布到全身。大部分骨骼组织中的氟离子迅速与骨盐羟基磷灰石晶体表面上的 OH^- 或 CO_3^{2-} 交换，形成氟磷灰石沉积在骨和牙齿钙化组织。氟与骨骼之间形成一种可逆性的螯合代谢池，根据生理需要可经离子交换或骨再建过程缓慢动员释放，因此氟在骨骼中的沉积与年龄呈负相关。

3. 缺乏与过量

氟缺乏可能影响骨的形成，研究发现，氟的摄入不足可导致老年人骨质疏松症发病率增加。过量氟可引起中毒，急性中毒多见于特殊职业环境，慢性中毒多为高氟地区居民长期摄入含氟高的饮用水而引起。氟中毒主要是对骨的危害，引起氟骨症，主要临床表现为腰腿及关节疼痛、脊柱畸形、骨软化或骨质疏松等。另外，氟斑牙也是氟中毒的主要危害，常见牙齿失去光泽，出现白垩色、黄色、棕褐色或黑色斑点，牙面凹陷剥落，牙齿变脆，易于碎落等。氟过量还会引起神经系统损伤，主要临床表现为记忆力减退、精神不振、失眠和易疲劳等。儿童摄入过量的氟可能会出现智力发育障碍等情况。

4. 供给量和食物来源

中国营养学会推荐氟的成人 AI 为 $1.5mg/d$，UL 为 $3.5mg/d$。

饮用水是氟的主要来源，饮用水中氟含量取决于地理环境中氟元素水平。除茶叶、海鱼、海带、紫菜等少数食物中氟含量较高外，其他食物含氟量均较低。

十四、钴

钴可经消化道和呼吸道进入人体，一般成年人体内钴含量为 $1.1\sim1.5mg$。进入人体的钴最初贮存于肝和肾，然后贮存于骨、脾、胰、小肠以及其他组织。

1. 生理功能

钴作为维生素 B_{12} 的组成成分，其功能通过维生素 B_{12} 来体现，主要是促进红细胞的成熟。钴可能有拮抗碘缺乏的作用，产生类似甲状腺的功能。

2. 吸收与代谢

钴主要在小肠中吸收，主要经肾脏排出，少量从粪便和汗液排出。

3. 缺乏与过量

缺钴可致红细胞的生长发育受干扰，发生巨幼细胞贫血（即恶性贫血）、急性白血病、骨髓疾病等。钴通过维生素 B_{12} 参与核糖核酸及造血系统有关物质的代谢，人体若缺钴及维生素 B_{12}，红细胞的生长和发育将发生障碍，不仅数量减少，而且体积大（巨）、不成熟（幼）、血红蛋白含量少，不合格的红细胞进入血液，即发生巨幼细胞贫血。白血病是造血系统的一种恶性肿瘤，近年来对其发病机制进行了大量的研究，结果显示其发病可能与体内多种微量元素缺乏有关。调查和研究发现，人类或动物如果把钴过量地摄入体内，都是有害的。高钴同样会引起红细胞增多、皮肤过敏等不良反应，甚至中毒。

4. 供给量和食物来源

我国未制定钴的参考摄入量。

活性钴在海产品如海带、紫菜、鱿鱼等食物中含量较高，动物性食物如肝、肾中含量也较高。

第二节　维生素

维生素是指人体维持机体正常生理功能及细胞内特异代谢反应所必需的一类微量的物质（低分子有机化合物），而且是只能从食物中摄取的物质。维生素化学结构各不相同，在生理上既不是构成各种组织的主要原料，也不是体内的能量来源，但却在机体物质和能量代谢过程中发挥着重要作用。

一、概述

维生素的种类繁多，自然界存在的常见维生素有十几种，目前通常按其溶解性分为脂溶性维生素（FSV）和水溶性维生素（WSV）。脂溶性维生素包括维生素 A、维生素 D、维生素 E、维生素 K，水溶性维生素包括 B 族维生素和维生素 C。水溶性维生素常以辅酶或辅基的形式参与各种酶系，其营养水平可以通过测定血、尿的水平来反映。脂溶性维生素在机体内不易代谢和排泄，易储存于体内（主要在肝脏），容易出现中毒；水溶性维生素可被快速代谢和排泄，不易在体内蓄积，而不易出现中毒。维生素缺乏按其原因可以分为原发性维生素缺乏和继发性维生素缺乏；按缺乏的程度可以分为临床缺乏和亚临床缺乏两种。

二、维生素 A

维生素 A 类是指具有视黄醇生物活性的一大类物质，包括维生素 A 和维生素 A 原。动物体内具有视黄醇生物活性的维生素 A 包括视黄醇、视黄醛、视黄酸。植物中不含有维生素 A，而在红、黄、绿色植物中含有维生素 A 前体，即类胡萝卜素，它在人体内可以转化为维生素 A，因此又称为维生素 A 原，如 α-胡萝卜素、β-胡萝卜素、β-隐黄素、γ-胡萝卜素等。其中 β-胡萝卜素的转化生物效价最高，其化学性质活泼，是一种黄色的脂溶性物质，是维生素 A 的前体。

1. 生理功能

（1）参与感光物质构成，维持夜间正常视力　视杆细胞的视紫红质是由 11-顺式视黄醛与视蛋白结合的复合物，当接受暗光时，视紫红质的空间结构发生一系列变化，视杆细胞的膜电位发生变化，激发神经冲动，神经冲动传到中枢，产生视觉，在这个过程中要消耗维生素 A。

（2）维持上皮细胞组织结构健全，增强机体抗病能力　维生素 A 可以促进表皮细胞分化为分泌黏液的细胞，该细胞对维持上皮组织的健康起着重要作用。

（3）促进生长和骨骼发育　正常的骨生长是成骨细胞和破骨细胞之间的平衡，维生素 A 能促进未成熟的细胞转化为骨细胞，骨细胞增多，成骨细胞能使骨细胞分解，骨骼重新成型。

（4）抗癌作用　维生素 A 能促进上皮细胞正常分化。自由基、过氧化是致癌作用的机制之一，维生素 A 是抗氧化剂，具有清除体内自由基的功能，这也是维生素 A 的抗癌机制。

（5）提高机体免疫力　维生素 A 通过调节细胞和体液免疫提高免疫功能，该作用可能与增强巨噬细胞和自然杀伤细胞的活力以及改变淋巴细胞的生长或分化有关。因此，维生素 A 又被称为"抗感染"维生素。

β-胡萝卜素的功能主要有以下几点：

① 补充维生素 A 的不足：β-胡萝卜素是维生素 A 的前体，当体内维生素 A 不足时会自动转化，当体内不缺维生素 A 时自动停止转化，是安全的维生素 A 来源。

② 抗氧化作用：β-胡萝卜素是抗氧化物，是氧的清除剂，具有抗过氧化物的作用，能保护并刺激免疫系统。

③ 营养色素：β-胡萝卜素具有良好的着色性能，着色范围是黄色、橙红，着色力强，色泽稳定均匀，能与 K、Zn、Ca 等元素并存而不变色，尤其适合与儿童食品配伍。在食品工业中被广泛应用。

2. 吸收与代谢

食物中的维生素 A 与脂肪酸结合，形成视黄基酯，视黄基酯在肠腔的水解酶作用下，水解为游离的视黄醇后进入肠壁。维生素 A 与视黄醇结合蛋白（RBP）、血浆中的前白蛋白（PA）结合而被转运。视黄醇可以被氧化成视黄醛、视黄酸，但是视黄酸不能被还原，视黄醛和视黄醇可以互相转变，而且可以在体内贮存。维生素 A 在体内被氧化成一系列的代谢产物，后者与葡萄糖醛酸结合后由胆汁进入粪便排泄，大约 70% 的维生素 A 经此途径排泄，其中一部分经肠肝循环再吸收入肝脏；大约 30% 由肾脏排泄。类胡萝卜素主要经由胆汁排泄。

3. 缺乏与过量

维生素 A 缺乏最早出现的症状为暗适应能力下降，进一步发展可引起夜盲症、眼干燥症，甚至失明。过量维生素 A 可引起急性中毒、慢性中毒及畸形。维生素 A 慢性中毒比急性中毒常见，症状为恶心、呕吐、头痛、肌肉失调、肝大等。孕妇在妊娠早期每天大剂量摄入过量维生素 A，娩出畸形儿的相对危险度为 25.6。大量摄入类胡萝卜素一般不会引起毒性作用，但可引起高胡萝卜素血症，出现黄色素沉着在皮肤和皮下组织引起的肤色黄染。停止摄入富含类胡萝卜素的食物后，可在 2～6 周内逐渐退黄。

4. 计量单位、供给量和食物来源

（1）维生素的计量单位　膳食中的维生素 A 含量现常用视黄醇当量（RE）、视黄醇活性当量（RAE）来计算。但视黄醇当量可能高估了维生素 A 原的作用，故中国营养学会用视黄醇活性当量作为维生素 A 的推荐计量单位。

膳食或食物中总视黄醇活性当量（μg RAE）＝全反式视黄醇（μg）＋1/2 补充剂纯品全反式 β-胡萝卜素（μg）＋1/12 膳食全反式 β-胡萝卜素（μg）＋1/24 其他膳食维生素 A 原类胡萝卜素（μg）。

（2）供给量及食物来源　我国成人维生素 A 推荐摄入量 RNI，男性为 800μg RAE/d，女性为 700μg RAE/d，怀孕中晚期及乳母在 700μg RAE/d 基础上，分别再增加 70μg RAE/d、600μg RAE/d。成人、孕妇、乳母的 UL 均为 3000μg RAE/d。

动物性食物含有较多的维生素 A，见表 3-4；植物性食物含有较多的胡萝卜素，胡萝卜素主要存在于深绿色或红黄色的蔬菜和水果中，见表 3-5。

表 3-4　部分富含维生素 A 的食物　　　单位：μg RAE/100g

食物名称	维生素 A	食物名称	维生素 A
羊肝	20972	鸭蛋黄	1980
鸡肝	10404	鸡蛋黄	525
猪肝	4972	蚌肉	283
全脂速溶奶粉	272	河蟹	389

数据来源：中国食物成分表（第 6 版）。

表 3-5　部分富含胡萝卜素的食物　　　单位：μg/100g

食物名称	胡萝卜素	食物名称	胡萝卜素
胡萝卜（黄）	4010	芹菜（叶）	2930
胡萝卜（红）	4130	菠菜	2930
西兰花	7210	芥蓝	3450
豌豆苗	2667	辣椒（红、小）	1390
南瓜	890	刺梨	2900
芒果	897	蜜橘	1660
哈密瓜	920	木瓜	870

数据来源：中国食物成分表（第 6 版）。

三、维生素 D

维生素 D 是具有钙化醇活性的一大类物质，以维生素 D_2、维生素 D_3（约有 10 种该类化合物）为最常见。维生素D_3可从食物中摄入或在体内合成（由胆固醇衍生物转变为7-脱氢胆固醇储存在皮下，在紫外线作用下转化为维生素D_3），又有"阳光维生素"之称。维生素D的特点：①人类皮肤有足够阳光照射时，能合成足够的维生素D；②仅存在于少数食物中。

1. 生理功能

（1）促进小肠对钙的吸收　$1,25-(OH)_2-D_3$进入肠黏膜上皮，诱导基因表达，产生钙结合蛋白（CBP）。钙结合蛋白是参加钙运输的载体，它还能增加肠黏膜对钙的通透性，将钙主动转运通过黏膜细胞，进入血液循环。

（2）促进肾脏对钙、磷的重吸收　$1,25-(OH)_2-D_3$能促进肾小管对钙、磷的重吸收，减少丢失。促进磷的重吸收比促进钙的重吸收的作用明显。

（3）促进骨质钙化和骨质溶解　增加破骨细胞的活性，或促进各种细胞转化为破骨细胞，破骨细胞的活性加大可促进溶骨和使血液的钙浓度增加。维生素D能促进钙、磷的周转以及骨质更新，具有维持血液中钙、磷水平的作用。

（4）调节血钙平衡　在低血钙时，甲状旁腺激素释放增加，与降钙素等共同调节血钙水平。血中钙、磷降低时可以刺激$1,25-(OH)_2-D_3$羟化增加。

（5）参与机体多种机能的调节　维生素D具有激素的功能，可调节生长发育、细胞分化、免疫、炎性反应等。

2. 吸收与代谢

食物中的维生素D在十二指肠吸收，经过淋巴管到血流，与特殊的载体蛋白（α-球蛋白）结合转运到肝脏，在肝脏经D_3-25-羟化酶催化后经过第一次羟化生成$25-(OH)-D_3$，后转运到肾脏进行第二次羟化，成为有生物活性的$1,25-(OH)_2-D_3$，再转运到各组织。肝、肾功能不全者由于影响其活化，而影响钙的代谢。维生素D_3主要储存在脂肪组织中，其次为肝脏、大脑、肾、肺、骨骼和皮肤。维生素D_3的分解主要在肝脏，经胆汁排出。

3. 缺乏与过量

维生素D缺乏可引起婴幼儿佝偻病，成年人骨质软化症、手足痉挛症，老年人骨质疏松症。维生素D过多症主要表现为食欲缺乏、体重减轻、恶心、呕吐、腹泻、头痛、多尿、烦躁等症状，严重的维生素D中毒可导致死亡。

4. 供给量和食物来源

维生素D一般用国际单位（IU）来表示，也有用质量单位（μg）来表示的。1IU维生素D_3（胆钙化醇）相当于$0.025\mu g$的维生素D_3。婴儿、儿童、青少年、成人、乳母、孕妇维生素D的RNI均为$10\mu g/d$，65岁以上老年人为$15\mu g/d$。进行骨科手术或骨折时因为钙的需要量增加，也应该较多地摄入维生素D。

维生素D主要存在于海水鱼、肝脏、蛋黄等动物性食品及鱼肝油制剂中。

四、维生素E

维生素E又称生育酚，是具有α-生育酚生物活性的一类物质，可作为"抗不育维生素"。维生素E易受氧、紫外线、碱、铁盐、铅盐的破坏，对酸、热稳定，长期反复加热和油脂酸败会导致维生素E失活。

1. 生理功能

（1）抗氧化作用　维生素E有很强的抗氧化性，具有保护多不饱和脂肪酸（PUFA）、维持细胞膜的正常功能的作用。维生素 E 还可防止维生素 A、维生素 C 被氧化。

（2）促进蛋白质合成　表现为促进人体的新陈代谢，增强机体的耐力，维持骨骼肌、心肌、平滑肌、外周血管、中枢神经、视网膜的正常结构和功能。

（3）预防衰老　抗过氧化，清除自由基，减少脂褐质形成，提高免疫反应。

（4）与动物的生殖有关　动物缺乏维生素 E 时，其生殖器官受损伤而导致不育。临床常用于先兆流产和习惯流产的治疗。

（5）调节血小板的黏附力和聚集作用　可以降低发生心脑血管疾病的危险性。

2. 吸收与代谢

维生素 E 主要在小肠上部吸收，吸收率一般为 70%。维生素 E 很少通过胎盘，故新生儿组织中储存较少，易缺乏。大部分维生素 E 储存在脂肪细胞，少量储存在肝脏、肺、心脏、肌肉等组织。

3. 缺乏与过量

维生素 E 缺乏较为少见，但可出现在低体重的早产儿。严重时表现为视网膜退行性改变、溶血性贫血、肌无力等症状。在脂溶性维生素中，维生素 E 的毒性较小。但摄入大剂量维生素 E 有可能出现中毒症状，如肌无力、视物模糊、恶心、腹泻等。

4. 供给量和食物来源

维生素 E 的分布很广，一般情况下不会出现缺乏。随着年龄的增加，维生素 E 的需要量也增加。维生素 E 的活性可用 α-生育酚当量（TE）表示，我国成人维生素 E 的 AI 是 14mg α-TE/d，乳母 AI 是 17mg α-TE/d。

维生素 E 含量丰富的食品有植物油（大豆油、玉米油、棉籽油）、麦胚、坚果、种子类等。

五、维生素 C

维生素 C 又称抗坏血酸，溶于水，结晶很稳定。水溶液易被大气中的氧所氧化，微量重金属可以加速其氧化。

1. 生理功能

维生素 C 是机体重要的可逆性还原剂，能以它的还原价参加体内的各种生物化学反应，作为辅助因子使元素离子处于还原状态，保护体液中抗氧化剂的活性。

（1）构成胶原　维生素 C 在羟化中的作用是激活羟化酶，使胶原的赖氨酸和脯氨酸羟化，胶原交联，合成稳定原胶原，保护结缔组织。

（2）促进钙和铁的更好利用　维生素 C 可使三价的铁还原为二价铁，以利于吸收，帮助铁转运；防止钙沉淀，有利于吸收。

（3）促进叶酸的利用　维生素 C 能促进无活性的叶酸转变为有活性的亚叶酸。

（4）参与酪氨酸的氧化　维生素 C 可激活对羟基苯丙酮酸氧化酶，促进酪氨酸的氧化和代谢，进入三羧酸循环。

（5）促进胆固醇代谢　维生素 C 可加快胆固醇从血液中清除，促进胆固醇在肝脏中转化为胆酸，在肝脏中参与胆固醇的羟化作用。

（6）提高机体的免疫能力　维生素 C 能刺激机体产生干扰素，增强抗病毒的能力；促进 IgG、IgM 等抗体的形成。

（7）抗肿瘤作用　维生素 C 可减低多环芳烃致癌物与 DNA 结合，阻断亚硝胺的形成，从而起到预防肿瘤的作用。

（8）抗氧化作用　维生素 C 是一种重要的自由基清除剂，可清除 $O_2 \cdot$ 和 $OH \cdot$ 等自由基，发挥抗衰老作用。

2. 吸收、转运与代谢

维生素 C 主要在小肠吸收，吸收率与摄入量有关。当摄入量不足 100mg 时，吸收率为 80%～90%；摄入 180mg，吸收率为 70%；摄入 1500mg，只吸收 50%；如摄入 12000mg，仅 16% 被吸收。肾上腺的维生素 C 含量很高，其次为大脑、肝脏。过量的维生素 C 主要经尿排出，还可经粪便和汗液排出。尿中的维生素 C 大多转变为其他代谢产物，如草酸、苏氨酸等。长期大量摄入维生素 C，会使肾脏中草酸积累，很可能导致结石。

3. 缺乏与过量

维生素 C 缺乏可致胶原蛋白合成受阻，引起维生素 C 缺乏病（坏血病）。早期表现为疲劳、倦怠、牙龈肿胀、出血，伤口愈合缓慢等，严重时可出现贫血、假性瘫痪，甚至内脏出血而危及生命。长期服用大剂量维生素 C（每日 2～3g）可引起停药后坏血病，还可引起尿酸盐、半胱氨酸盐或草酸盐结石。此外，大量应用（每日用量 1g 以上）可引起腹泻、皮肤红而亮、头痛、尿频（每日用量 600mg 以上时）、恶心、呕吐、胃痉挛等。

4. 供给量和食物来源

维生素 C 极易被氧化，在储存、加工、烹调时容易被破坏、损失，所以在制定供给量时要考虑损失，故各国的供给量相差较大。在高温、寒冷、缺氧条件下工作或职业性接触毒物（铅、苯、汞等）和应急状态时，要增加维生素 C 的供给。我国成人维生素 C 推荐摄入量 RNI 为 100mg/d，预防非传染性慢性病摄入量（PI-NCD）为 200mg/d，UL 为 2000mg/d。

维生素 C 主要来自新鲜水果和蔬菜，如柑橘、酸枣、柠檬、猕猴桃、苋菜、辣椒、西红柿、芥菜等的含量较高。

六、维生素 B_1

维生素 B_1 又称硫胺素、抗脚气病因子和抗神经炎因子。维生素 B_1 为白色结晶，易溶于水，微溶于乙醇。易因受热和氧化而被破坏，特别是在碱性的环境中，故在食物中加碱容易使维生素 B_1 破坏；在酸性环境中稳定。维生素 B_1 在体内主要以硫胺素焦磷酸（TPP）的形式存在。

1. 生理功能

（1）辅酶功能　硫胺素焦磷酸是维生素 B_1 主要的活性形式，在体内的能量代谢中具有重要作用，它参与两个重要的反应。

① 参与能量代谢。TPP 是碳水化合物代谢中氧化脱羧酶的辅酶，参与碳水化合物的彻底氧化，产生大量的能量。

② 参与戊糖、脂肪和胆固醇合成。作为转酮醇酶的辅酶，维生素 B_1 在维持神经、肌肉、心肌的正常功能，维持正常食欲、胃肠蠕动和消化液分泌中起着重要作用。

（2）非辅酶功能　TPP 可能具有调控某些离子通道的作用。

2. 吸收、转运与代谢

主要在十二指肠、空肠吸收，在低浓度时主要靠载体的主动转运吸收。维生素 B_1 以不同形式存在于各种组织细胞内，主要分布在肌肉中，其次为心脏、大脑、肝脏、肾脏中。维

生素 B_1 主要通过肾脏排出。

3. 缺乏与过量

维生素 B_1 缺乏初期症状有疲乏、淡漠、食欲差、恶心、忧郁、急躁、沮丧、腿麻木和心电图异常。典型缺乏病为脚气病，临床上主要分为干性脚气病、湿性脚气病、混合型脚气病和婴儿脚气病。已知每日摄入 $50\sim500mg$ 维生素 B_1 的情况下，未见不良反应。维生素 B_1 无可见不良作用水平（NOAEL）及最低可见不良作用水平（LOAEL）未被确定。

4. 供给量和食物来源

维生素 B_1 的需要量与碳水化合物代谢有关。由于在人体内不能大量贮存，所以需要每日给予补充，其需要量又与年龄、体力劳动的强度、环境温度以及身体状况有关。健康成年人 $0.5mg$ 的维生素 B_1 摄入量能满足 1000kcal 热量的需要。我国维生素 B_1 的 RNI，成年男性为 $1.4mg/d$，女性为 $1.2mg/d$。

动物内脏的维生素 B_1 含量较高，粮谷类、豆类、干果类等的含量也较多。不良的加工方法可影响维生素 B_1 的摄取，粮食霉变、过度碾磨、水洗过度等都会导致维生素 B_1 的损失，所以应尽量避免在食物加工中丢失。常见食物的维生素 B_1 含量，见表 3-6。

表 3-6　常见食物的维生素 B_1 含量　　　　　　　　　单位：mg/100g

名称	含量	名称	含量
粳米(标三)	0.33	面粉(标)	0.28
粳米(特级)	0.08	面粉(精)	0.17
黄豆	0.41	豆腐	0.04
猪心	0.19	猪肝	0.21
猪肾	0.30	牛乳	0.03

数据来源：中国食物成分表（第 6 版）。

七、维生素 B_2

维生素 B_2 又称核黄素，其化学性质稳定，耐酸、不易氧化，但在碱性和光照条件下不稳定。光照牛奶 4h 可破坏 70% 的维生素 B_2。维生素 B_2 易溶于水，切碎的菜，长时间的水煮会破坏其维生素 B_2。

1. 生理功能

维生素 B_2 以黄素单核苷酸和黄素腺嘌呤二核苷酸的形式作为多种黄素酶的重要辅基。在生物氧化过程中具有传递电子的作用。

2. 吸收与转运

食物中的维生素 B_2 必须在肠道中被水解后释放出来才能吸收。维生素 B_2 的吸收依靠主动转运过程，主要在胃肠道吸收。维生素 B_2 主要从尿中排出，粪便、汗液也有少量排出。

3. 缺乏与过量

通常轻微缺乏维生素 B_2 不会出现明显症状，但是长期缺乏会导致儿童生长迟缓、轻中度缺铁性贫血。严重缺乏维生素 B_2 时会出现"口腔生殖系统综合征"，即表现为眼、口腔、阴囊的病变，并常伴有其他 B 族维生素缺乏症状。维生素 B_2 摄取过多，可能引起瘙痒、麻痹、流鼻血、灼热感、刺痛等。如正在服用抗肿瘤药（如甲氨蝶呤）的患者，过量地服用维生素 B_2 会减低这些抗肿瘤药的效用。

4. 供给量和食物来源

维生素 B_2 的供给量与能量代谢有密切关系，应根据不同年龄组生理状况和劳动强度等情况而定。按 0.5mg 维生素 B_2 为 1000kcal 热量需要的标准，我国维生素 B_2 的 RNI，成年男性为 1.4mg/d，女性为 1.2mg/d。

动物的内脏（肝、肾、心）、蘑菇、鳝鱼、蛋、奶是维生素 B_2 的丰富来源，植物性食物以绿色蔬菜、豆类含量较高。

八、烟酸

烟酸又称维生素 B_3、尼克酸、抗癞皮病因子等。烟酸在体内以烟酰胺形成存在，两者总称为维生素 PP，它们在体内具有相同的生理活性。烟酸对酸、碱、光和热稳定，在一般烹调条件下很少被破坏。

1. 生理功能

烟酸是一系列以辅酶Ⅰ（NAD）和辅酶Ⅱ（NADP）为辅基的脱氢酶类的必要成分，几乎参与细胞内生物氧化的全部过程。烟酸参与核酸的合成，还是葡萄糖耐量因子（GTF）的重要成分。

2. 吸收与代谢

烟酸和烟酰胺在胃肠道迅速吸收，在肠黏膜细胞内转化为辅酶形式，低浓度时以易化扩散方式吸收，高浓度时以被动扩散方式吸收，其代谢产物从尿中排出。

3. 缺乏与过量

烟酸缺乏可引起癞皮病，其典型症状是皮炎、腹泻和痴呆。目前尚未发现因食源性烟酸摄入过多而引起中毒的报告。所见烟酸的副作用多为临床大剂量使用烟酸治疗高脂血症患者所致，如头晕目眩、颜面潮红、皮肤瘙痒等。

4. 供给量和食物来源

烟酸的参考摄入量应考虑能量的消耗和蛋白质的摄入量。烟酸除了直接从食物中摄取外，还可在体内由色氨酸转化而来。人体内平均 60mg 的色氨酸可以转化为 1mg 烟酸。因此膳食中烟酸的参考摄入量应以烟酸当量（NE）表示。

烟酸当量(mg NE)＝烟酸(mg)＋1/60 色氨酸(mg)。

我国的供给量中，成人每日 1000kcal 热量，需要 5mg 烟酸。我国烟酸的 RNI，成年男性为 15mg NE/d，女性为 12mg NE/d，UL 为 35mg NE/d。

烟酸在食物中分布较广，但多数食物中的含量不高。动物的肝脏、肾、瘦肉以及花生、茶叶等中的含量较高，它们都是治疗和预防烟酸缺乏病的食物。人体还可以利用色氨酸合成烟酸。

九、维生素 B_6

维生素 B_6 又称吡哆素，包括吡哆醛、吡哆醇、吡哆胺。维生素 B_6 对热和酸稳定，容易被氧和紫外线破坏，对碱不稳定。

1. 生理功能

进入人体的维生素 B_6 主要以磷酸吡哆醛辅酶形式存在，是许多反应的辅酶。

（1）参与氨基酸代谢　脱羧酶、转氨酶、脱氨酶、脱硫酶、犬尿氨酸酶中都以磷酸吡哆醛为重要辅酶。5-羟色胺的合成、γ-氨基丁酸的合成、牛磺酸等神经递质的合成都需要维生

素 B_6 的参与，缺乏维生素 B_6 时，由于这些递质的减少，可能出现相应的症状。

（2）参与 δ-氨基 γ-酮戊酸的合成　δ-氨基 γ-酮戊酸是形成卟啉的中间体，维生素 B_6 缺乏可以导致贫血。另外，色氨酸转化为烟酸也需要维生素 B_6。

（3）参与脂代谢和糖代谢、花生四烯酸的生成以及肝糖原的分解。

2. 吸收与转运

维生素 B_6 主要在空肠吸收。食物中的维生素 B_6 必须经非特异性磷酸酶水解后才能被吸收；其在动物体内多以吡哆醛、吡哆胺的形式存在，较容易吸收。

肌肉中的维生素 B_6 含量较高。肌肉中的维生素 B_6 占总量的 $80\%\sim90\%$，血液中的含量仅有 $1\mu mol$。维生素 B_6 以 4-吡哆醇形式从尿中排出。在人体内，维生素 B_6 几乎没有储存。

3. 缺乏与过量

缺乏维生素 B_6 时会出现食欲缺乏、体重下降、呕吐等症状。严重缺乏会出现脂溢性皮炎、小细胞性贫血、惊厥、关节炎、小儿痉挛、忧郁、头痛、脱发、易发炎、学习障碍、衰弱等疾病和症状。维生素 B_6 毒性较低，以食物为来源摄入大量维生素 B_6 不会引起不良反应。

4. 供给量和食物来源

维生素 B_6 参与蛋白质的代谢，其供给量与蛋白质摄入量有关。肠道的细菌可以合成维生素 B_6，一般不会缺乏。怀孕、乳母、高温作业等应当增加供给量。我国成人维生素 B_6 的 RNI 为 $1.4mg/d$，妊娠期为 $2.2mg/d$，哺乳期为 $1.7mg/d$。

维生素 B_6 在食物中分布较广，动物性食物中含量较多，葵花子、肉类、鱼、蛋黄、肝脏、蔬菜等中的含量较多，谷物种子外皮含量较多。

十、叶酸

叶酸是含有蝶酰谷氨酸结构的一类化合物的统称。叶酸水溶液容易被光解破坏，在酸性溶液中对热不稳定，而在碱性和中性环境中很稳定。

1. 生理功能

叶酸在体内的活性形式是四氢叶酸。叶酸的重要生理功能是作为一碳单位的载体参与代谢。

（1）参与脱氧核糖核酸的合成与细胞分裂。

（2）参与嘌呤的合成。

（3）作用于氨基酸之间的相互转变，如组氨酸分解成为谷氨酸、丝氨酸转变为甘氨酸等。

2. 吸收与代谢

叶酸经过小肠黏膜上的酶水解，以单谷氨酸叶酸形式被小肠吸收。其在肠道的转运是由载体介导的主动转运过程。不同食物中叶酸的生物利用率相差很大，莴苣为 25%，豆类为 96%，平均为 $40\%\sim50\%$。人体叶酸总量为 $5\sim6mg$，50% 在肝脏，80% 以四氢叶酸形式存在。成人平均每天代谢 $60\mu g$，主要通过胆汁和尿排出。

3. 缺乏与过量

叶酸缺乏可引起情感改变，补充叶酸即可消失。孕妇缺乏叶酸，可使先兆子痫、胎盘剥离的发生率增高，患有巨幼细胞贫血的孕妇易出现胎儿宫内发育迟缓、早产及新生儿低出生体重。妊娠早期缺乏叶酸，还易引起胎儿神经管畸形（如脊柱裂、无脑畸形等）。叶酸缺乏可引起高同型半胱氨酸血症，从而增加患心血管疾病的危险性。小肠疾病能干扰食物叶酸的吸收和经肝肠循环的再循环过程，故叶酸缺乏是小肠疾病常见的一种并发症。叶酸是水溶性维生素，一般超出成人最低需要量20倍也不会引起中毒。

4. 供给量和食物来源

叶酸与核酸、血红蛋白的生物合成有关，需要量受其代谢速度的影响，代谢失调或怀孕期间叶酸的需要量相对增加。叶酸的摄入量应以膳食叶酸当量（DFE）表示，叶酸当量的计算公式为

$$DFE(\mu g) = 膳食叶酸(\mu g) + 1.7 \times 叶酸补充剂(\mu g)$$

我国叶酸的成人推荐摄入量RNI为400μg DFE/d，孕妇为600μg DFE/d，乳母为550μg DFE/d，叶酸的UL为1000μg DFE/d。

叶酸在动物内脏（如肝、肾）、水果、蔬菜中含量较丰富。

十一、维生素 B_{12}

维生素 B_{12} 又称氰钴胺素、钴胺素，是含三价钴的多环系化合物，对阳光、氧化剂、还原剂敏感，易破坏。

1. 生理功能

维生素 B_{12} 常以辅酶形式起作用，有促进生长、保持神经组织健康以及维持正常血液的功能。维生素 B_{12} 和叶酸共同参与DNA的合成。

2. 吸收与代谢

维生素 B_{12} 的吸收受胃壁上一些特殊细胞分泌的"内因子"影响。大部分分布在肝脏，其次为肌肉、皮肤和骨骼。维生素 B_{12} 可以从尿、胆汁中排出。

3. 缺乏与过量

维生素 B_{12} 缺乏多因吸收不良引起，老年人和胃切除患者胃酸过少可引起维生素 B_{12} 的吸收不良。膳食维生素 B_{12} 缺乏较少见，多见于素食者，由于不吃肉食而发生维生素 B_{12} 缺乏。缺乏症状主要有恶性贫血（红细胞不足）、月经不调、眼及皮肤发黄、皮肤出现局部（很小）红肿（不疼不痒）并伴随蜕皮、恶心、食欲缺乏、体重减轻等。维生素 B_{12} 是人体内每天需要量最少的一种维生素，过量的维生素 B_{12} 会产生副作用，如出现哮喘、荨麻疹、湿疹、面部水肿、寒战等过敏反应，也可能诱发神经兴奋、心前区痛和心悸。维生素 B_{12} 摄入过多还可导致叶酸的缺乏。

4. 供给量和食物来源

我国成人维生素 B_{12} 的推荐摄入量RNI为 $2.4\mu g/d$。

自然界的维生素 B_{12} 都是由微生物产生的。人的肠道微生物可以合成维生素 B_{12}。维生素 B_{12} 广泛存在于动物性食物中，植物性食物中基本不含有维生素 B_{12}。

十二、生物素

生物素又称维生素H、辅酶R，是水溶性维生素，也属于B族维生素。它是合成维生素C的必要物质，是脂肪和蛋白质正常代谢不可或缺的物质，是一种维持人体自然生长、发育和正常人体机能健康必要的营养素。

1. 生理功能

（1）构成视杆细胞内感光物质。

（2）维持上皮组织结构的完整和健全。

（3）增强机体免疫反应和抵抗力。

（4）维持正常生长发育。

2. 吸收与代谢

生物素从胃和肠道中被吸收。血液中的生物素 80% 以游离形式存在，分布于全身各组织，在肝、肾中含量较多，大部分生物素以原形从尿液中排出，仅小部分代谢为生物素硫氧化物和双降生物素。生物素与酶结合参与体内二氧化碳的固定和羧化过程，与体内的重要代谢过程，如丙酮酸羧化转变成为草酰乙酸、乙酰辅酶 A 羧化成为丙二酰辅酶 A 等糖及脂肪代谢中的主要生化反应有关。

3. 缺乏与过量

生物素缺乏的体征，主要有皮炎、湿疹、萎缩性舌炎、感觉过敏、肌肉痛、倦怠、厌食和轻度贫血、脱发等。生物素的毒性很低，用大剂量的生物素治疗脂溢性皮炎未发现蛋白质代谢异常或遗传错误及其他代谢异常。动物实验也显示生物素毒性很小。

4. 供给量和食物来源

中国成人生物素的 AI 为 40μg/d。

生物素与维生素 A、维生素 B_2、维生素 B_6、烟酸（维生素食品）一起使用功效更佳。食物来源主要是糙米、小麦、草莓、柚子、葡萄（葡萄食品）、啤酒、动物肝脏、蛋、瘦肉、乳品等。生物素在人体内仅停留 3～6h，所以必须每天补充。经常吃生鸡蛋和饮酒的人需要额外补充生物素。

【讨论与思考】

1. 试述影响钙吸收的膳食因素。简单评价我国的膳食结构与居民钙营养的关系。

2. 维生素 A 缺乏有哪些症状？膳食补充维生素 A 需注意什么？

【章节小测验】

1. 有关矿物质的描述不正确的是（　　　）

A. 矿物质之间存在拮抗作用　　　　B. 机体可以合成矿物质

C. 矿物质在体内分布不均匀　　　　D. 矿物质之间存在协同作用

E. 矿物质是唯一可以通过天然水途径获取的营养素

2. 属于葡萄糖耐量因子组成成分之一的矿物质是（　　　）

A. 铬　　　　　B. 氟　　　　　C. 硒　　　　　D. 磷　　　　　E. 钴

3. 具有保护心血管和心肌健康作用的矿物质是（　　　）

A. 铬　　　　　B. 氟　　　　　C. 硒　　　　　D. 磷　　　　　E. 硫

4. 硒的代谢与矿物质（　　　）有关

A. 磷　　　　　B. 硫　　　　　C. 碘　　　　　D. 镁　　　　　E. 铜

5. 有利于钙吸收的因素是（　　　）

A. 植酸　　　　B. 乳糖　　　　C. 草酸　　　　D. 膳食纤维　　　E. 锌

6. 下列哪种营养素是抗氧化营养素（　　　）

A. 铬　　　　　B. 硒　　　　　C. 锌　　　　　D. 维生素 PP　　　E. 钼

7. 既不参与构成人体细胞，又不为人体提供能量的营养物质是（　　　）

A. 蛋白质　　　　　B. 水　　　　　　　C. 维生素　　　　　　D. 碳水化合物　　　E. 矿物质

8. 口腔生殖系统综合征是缺乏维生素中的（　　　　）引起的

A. 维生素 C　　　　B. 生育酚　　　　　C. 尼克酸　　　　　　D. 核黄素　　　　　E. 硫胺素

9. 下面哪种食物含维生素 B_1 最丰富（　　　　）

A. 精白米　　　　　B. 富强粉　　　　　C. 糙米　　　　　　　D. 玉米　　　　　　E. 马铃薯

10. 癞皮病是由于缺乏（　　　　）

A. 维生素 B_3　　　B. 维生素 B_1　　　C. 维生素 B_2　　　　D. 维生素 A　　　　E. 维生素 D

第四章　水、膳食活性成分与健康

【学习目的】
　　掌握水和膳食纤维的生理功能及需要量。
　　熟悉其他膳食活性成分的生理功能及食物来源。

　　水是由氢、氧两种元素组成的无机物。在常温常压下为无色无味的透明液体，被称为人类生命的源泉，是人类生存的重要物质，也是人体最重要的组成部分。

　　食物中除了含有多种营养素外，还含有其他许多对人体有益的物质，这类物质不是维持机体生长发育所必需的营养物质，但对维护人体健康、调节生理功能和预防疾病发挥重要的作用，被称为"食物中的生物活性成分"，即膳食活性成分。食物中常见的生物活性成分包括膳食纤维、功能性多糖与低聚糖、多酚类化合物、生物碱类、有机硫化物、萜类化合物、皂苷类化合物等。

第一节　水

　　水是人体中含量最多的成分，人体的含水总量因年龄、性别和体型有明显个体差异。年龄越小，水的含量越高。各组织器官的含水量相差很大，以血液中为最多，脂肪组织中含量较少。

一、概述

　　水是人体需要量最大、最重要的营养素。全身水分消耗 10% 就可能导致死亡。

　　体内水的来源包括饮水、食物中的水及内生水三大部分。水排出量每日维持在 2500mL 左右。通常每人每日饮水约 1200mL，食物中含水约 1000mL。三大产能营养素代谢时，产生 CO_2 和 H_2O，这种水称为内生水，每天人体产生内生水约 300mL。体内水的排出以经肾脏产生尿液为主，约占 60%，最低尿量为 $300\sim500mL$，少于此量，则代谢产生的废物不能完全排出。肺、皮肤和粪便也排出水。皮肤以出汗的形式排出体内的水。经肺和粪便排出水的比例相对较小，但在特殊情况下，如高温、高原环境以及胃肠道炎症引起的呕吐腹泻时，可发生大量失水。成年人水代谢的平衡量见表 4-1。

表 4-1　成年人水代谢的平衡量

来源	摄入量/mL	排出途径	排出量/mL
饮水或饮料	1200	肾脏(尿)	1500
食物	1000	皮肤(蒸发)	500
内生水	300	肺(呼气)	350
		大肠(粪便)	150
合计	2500	合计	2500

二、生理功能

（1）构成细胞和体液的重要组成部分　成人体内水分含量约占体重的 65%，无论是坚硬的骨骼、牙齿，还是血液中都含有不同量的水。

（2）参与人体内物质代谢　水的溶解力很强，并有较大的电解力，可使水溶物质以溶解状态和电解质离子状态存在，生化反应都在其中进行。水能将从食物中吸收的各种营养素运送到身体各部位的细胞，同时将细胞代谢产生的废物运送到肾脏和肺，经尿液和呼吸等排出体外。

（3）调节体温　水的比热值大，使体温不致显著升高。水的蒸发热量更大，高温时，身体可随水分经皮肤蒸发散热，以维持人体体温的恒定。

（4）润滑作用　人体各个组织腔隙都有一定的水分，这部分水分可起到保护组织及器官的作用。

三、缺乏与过量

水摄入不足或水丢失过多，可引起体内失水，亦称为脱水。根据水与电解质丧失比例不同，分三种类型。

（1）高渗性脱水　以水的丢失为主，电解质丢失相对较少。

（2）低渗性脱水　以电解质丢失为主，水的丢失较少。

（3）等渗性脱水　水和电解质按比例丢失，体液渗透压不变，临床上较为常见。

如果水摄入量超过肾脏排出的能力，可引起体内水过多或引起水中毒。多见于本身有疾病的患者，正常人极少见水中毒。水中毒时，可因脑细胞肿胀、脑组织水肿、颅内压增高而引起头痛、恶心、呕吐、记忆力减退，严重者可发生渐进性精神迟钝、恍惚、昏迷、惊厥等，更严重者可引起死亡。

四、需要量和来源

从水的代谢和平衡中可知，成人平均每天需要 2500mL 水。一般而言，婴幼儿每天摄入水分 110mL/kg；少年儿童每天摄入水分 40mL/kg；成人每天摄入水分 35mL/kg。所以，体重为 70kg 的成人，每天需要饮水约 70kg×35mL/kg＝2450mL≈2.5L。

来源于食物中的水和内生水的量是基本稳定的。正常人每天至少需要喝 1500mL 水，大约 8 杯。乳汁中 87% 是水，孕妇产后 6 个月内平均分泌乳汁 750mL/d，所以孕妇需要额外增加 1000mL/d 的饮水量。

第二节　膳食纤维

一、概念及分类

1. 概念

膳食纤维一词最早是指植物细胞壁的不可消化部分，包括纤维素、半纤维素和木质素。随着时间的推移，膳食纤维的定义不断被拓展，到 2000 年 5 月，美国谷物化学师协会确定的膳食纤维定义：膳食纤维是指不能被人体消化的可食碳水化合物及其类似物，这些物质不能被小肠消化吸收，但在大肠中可全部或部分发酵。膳食纤维包括多糖、低聚糖、木质素，或与之相缔合的植物成分。膳食纤维具有促进健康的生理学特性，例如轻泻，和/或降低血液中胆固醇含量，和/或降低血糖。中国营养学会 2005 年 6 月在北京举办了膳食纤维的定义、方法和能量值国际研讨会，确定了膳食纤维的定义：是指植物性食物或原料中糖苷键>3、不能被人体小肠消化和吸收、对人体有健康意义的不消化碳水化合物，包括部分非淀粉多糖（纤维素、半纤维素、木质素、植物黏质、果胶等）、抗性淀粉、葡聚糖以及其他部分低聚糖等。

2. 分类

膳食纤维按溶解性可分为可溶性和不可溶性两种。不可溶性膳食纤维包括纤维素、木质素和大部分半纤维素（含壳聚糖）；可溶性膳食纤维包括聚葡萄糖、胶体（果胶、树胶、豆胶等）、微生物多糖、抗性淀粉及部分半纤维素（含低聚糖等）。膳食纤维按照来源可分为植物膳食纤维、动物膳食纤维、海藻多糖类、微生物多糖类及合成类。

二、生理功能

（1）增加饱腹感　膳食纤维进入消化道后，在胃中吸水膨胀，可增加胃内容物的容积，特别是可溶性膳食纤维因为黏度高，还可延长胃的排空时间，从而使人产生饱腹感，有利于人们控制进食。

（2）增强肠道蠕动，增加粪便体积，有利于粪便排出。

（3）降低血糖和血胆固醇　可溶性纤维素可以减少小肠对糖的吸收，使血糖不会进食后很快上升，因此可以减少胰岛素的释放。此外，还具有抑制淀粉酶的作用，延缓糖类吸收，降低空腹血糖和餐后血糖水平。果胶和木质素等能部分阻断胆固醇和胆汁酸（吸附胆汁酸）的肝肠循环，增加鹅脱氧胆酸的合成，促进肠道中胆固醇和胆汁酸随粪便排出，从而降低胆汁酸在血中的浓度以及在胆汁中的饱和度，减少肝脏的胆固醇合成，预防冠心病和胆石症的发生。

（4）预防结肠癌　流行病学调查显示，欧美国家每人每天从食物中摄入的纤维素是非洲人（居住在农村）的 1/6，每年结肠癌发病率是非洲人的 14 倍。膳食纤维可使肠蠕动加快，毒素不易形成，阻断毒素长时间与肠壁接触，减少结肠癌的发生。

（5）膳食纤维可以与金属离子结合或吸附而被排出　长期过多摄入膳食纤维，可使钙、镁、铁等吸收减少，排出增加。还可以影响胡萝卜素、烟酸、叶酸、维生素 B_6、维生素 B_{12} 的吸收和利用。

三、适宜摄入量和食物来源

中国营养学会推荐膳食纤维特定建议值（SPL）为 25g/d。膳食纤维主要来源于谷薯类、豆类及蔬菜、水果等植物性食品。不可溶性膳食纤维主要来自植物细胞壁，存在于禾谷类和豆类种子外表及植物的茎和叶中。可溶性膳食纤维主要来自植物细胞的贮存物和分泌物，还包括微生物多糖和合成多糖。

第三节　功能性多糖与低聚糖

一、功能性多糖

功能性多糖也称活性多糖，指具有调节人体生理功能的非淀粉多糖。功能性多糖分为纯多糖和杂多糖。纯多糖一般是由 10 个以上单糖通过糖苷键连接起来的纯多糖链；杂多糖除含多糖链外住往还含有肽链、脂质等成分。根据来源不同，功能性多糖又可分为植物多糖、微生物多糖及动物多糖等。

1. 生理功能

（1）免疫调节功能　这是活性多糖最突出的功能。如香菇多糖、细菌脂多糖、海藻多糖、牛膝多糖等可提高巨细胞的吞噬能力，诱导白细胞介素-1 和肿瘤坏死因子的生成；人参多糖、枸杞多糖、灵芝多糖和中华猕猴桃多糖等可促进 T 细胞增殖，诱导其分泌白细胞介素-2；黄芪多糖、刺五加多糖和鼠伤寒杆菌内毒素多糖等可促进淋巴因子激活的自然杀伤细胞的活性；银耳多糖、藻多糖等可提高 B 细胞活性，增加多种抗体的分泌，加强机体的体液免疫功能；酵母多糖、茯苓多糖和当归多糖等可通过不同途径激活补体系统等。

（2）抗病毒功能　许多多糖对各种病毒如艾滋病病毒（人类免疫缺陷病毒）、巨细胞病毒和流感病毒等有抑制作用。活性多糖可通过类似免疫调节的机制增强宿主免疫功能，以抵抗病原体的侵袭。如香菇多糖对水疱性口炎病毒感染有显著治疗和预防作用；酿酒酵母葡聚糖能增强宿主对鼠肝炎病毒的抵抗力，使肝细胞坏死病变明显减轻；甘草多糖对水疱性口炎病毒、单纯疱疹病毒和牛痘病毒具有明显抑制作用。

（3）抗肿瘤功能　抗肿瘤多糖可分为两大类。一类是具有细胞毒性的多糖，可直接杀死肿瘤细胞，这类有茯苓多糖、银耳多糖、香菇多糖等；第二类是抗肿瘤活性多糖，作为生物免疫反应调节剂，通过增强机体免疫功能而间接抑制或杀死肿瘤细胞。如前所述，多糖不仅能激活 T 细胞、B 细胞、巨噬细胞等免疫细胞，还能促进白细胞介素、肿瘤坏死因子和干扰素等细胞因子的生成，调节抗体和补体，即宿主介导抗肿瘤活性。

（4）降血糖和降血脂功能　研究表明，部分多糖具有降血糖、降血脂的功能。具有降血糖作用的多糖有人参多糖、虫草多糖、桑叶多糖、灵芝多糖、乌头多糖和紫草多糖等。此外，多种动物研究表明，肝素、硫酸软骨素 A、果胶、海带多糖、藻多糖等可使血胆固醇降低，并能减少动脉粥样斑块的形成及发展。

（5）其他功能　多糖还具有多种生物活性，如抗凝血功能（肝素等）、抗炎作用（银杏多糖等）、抗溃疡作用等。

2. 主要的功能性多糖

（1）茶叶多糖　一种酸性杂多糖，具有多方面生理活性，包括提高机体免疫力、抗辐射以及抑制肿瘤作用，还有降血脂、抗凝血、抗血栓、提高冠状动脉血流量、耐缺氧及降血压等功能。茶叶多糖在治疗糖尿病方面的作用尤为突出，能有效阻止血糖升高。

（2）魔芋多糖　从魔芋球茎中加工提取的一类中性杂多糖，又称魔芋葡甘露聚糖。魔芋多糖是一种优良的功能性食品和医药用品。魔芋多糖能够延缓葡萄糖吸收，可有效减轻餐后血糖升高。同时，魔芋多糖还具有降血脂和减肥等功能。

（3）灵芝多糖　存在于灵芝属真菌的菌丝体和子实体中。研究表明，灵芝多糖具有抗肿瘤作用，还能提高机体免疫力、消除机体内自由基、抗放射、提高肝解毒功能、利胆清热、活血化瘀。

（4）虫草多糖　一种高分支杂多糖，是虫草中含量最高的活性成分。单糖组成主要包括葡萄糖、甘露糖及半乳糖等。虫草多糖不仅具有抗肿瘤、降糖、抗放射、抗肝纤维化作用，还能提高免疫功能及治疗肝的病毒性感染。最近的资料显示，虫草多糖能有效地治疗肝病，尤其是肝纤维化，与公认具有较好效果的抗纤维化药物秋水仙碱疗效相似且更安全。

（5）肝素　肝素是一类糖胺聚糖，与蛋白结合大量存在于肝脏中，其他器官和血液中也有。除了具有经典的抗凝血作用及其相关的抗血栓生成功能以外，肝素还具有抗平滑肌细胞增殖、抗炎症、抗肿瘤及抗病毒等功能。

（6）透明质酸　透明质酸又名玻糖醛酸，是动物组织的填充物质，主要存在于眼球玻璃体、关节液和皮肤等组织中作为润滑剂和撞击缓冲剂，有助于阻滞入侵微生物及毒性物质的扩散。透明质酸除了具有很强的保湿、持水功能以及可作为生物医学材料外，它还具有减轻关节炎、关节疼痛和调节关节功能的作用。

（7）海洋生物多糖　根据其来自的特殊环境，有研究者将从海洋生物中分离、提取的多糖称为海洋生物多糖。海洋生物多糖种类繁多。目前研究的较多的有甲壳类动物的甲壳素，鱼软骨中的硫酸软骨素，多孔动物以及棘皮动物如海参、海星中的硫酸多糖，软体动物扇贝、文蛤、鲍鱼、海兔等中的糖胺聚糖等。这些多糖都表现出明显的生理活性。

二、功能性低聚糖

功能性低聚糖是由2～10个相同或不同的单糖以糖苷键聚合而成的，具有糖类的特性，可直接作为食品配料，但不被人体消化道酶和胃酸降解，具有促进人体双歧杆菌增殖等生理功能。

1. 生理功能

（1）改善肠道功能　功能性低聚糖可使消化道中的双歧杆菌繁殖。双歧杆菌发酵低聚糖产生短链脂肪酸（醋酸、丙酸、丁酸、乳酸等）和一些抗生素类物质，能抑制外源致病菌和肠内固有腐败菌的生长繁殖，减少有毒发酵产物及有毒细菌酶的产生。功能性低聚糖可抑制病原菌，同时，由于大大减轻肝分解毒素的负担，进而有保护肝的功能。大量的短链脂肪酸可刺激肠道蠕动，增加粪便湿润度并保持一定的渗透压，从而防止便秘发生。功能性低聚糖还有降低血清中低密度脂蛋白和升高高密度脂蛋白水平的作用，有利于预防心脑血管疾病。由于功能性低聚糖不能被口腔微生物特别是突变链球菌利用，故能防止龋齿的发生。

（2）热值低，不易引起血糖升高　功能性低聚糖很难或不被人体消化吸收，所提供的能量值很低或根本没有。一些功能性低聚糖，如低聚异麦芽糖、低聚果糖、低聚乳果糖有一定程度的甜味，是一种很好的功能性甜味剂，可在低能量食品中发挥作用，如减肥食品、糖尿病患者食品、高血压患者食品。

（3）增强机体免疫力，防止癌症发生　双歧杆菌在肠道内大量繁殖的细胞、细胞壁成分和胞外分泌物可提升机体免疫功能，起到抗癌作用。

2. 主要的功能性低聚糖

目前已发现或能够获得的低聚糖有很多种，如低聚果糖、低聚半乳糖、低聚乳果糖、低聚异麦芽糖、大豆低聚糖、低聚木糖、低聚龙胆糖、帕拉金糖和乳酮糖等。

（1）低聚果糖　又称果糖低聚糖或寡果糖，是在蔗糖分子的果糖残基上结合 1~3 个果糖的寡糖，其黏度、保湿性及在中性条件下的热稳定性等接近蔗糖，水贮留特性稍强于蔗糖。低聚果糖在低 pH 值条件下稳定，耐热。低聚果糖存在于日常使用的蔬菜、水果中，如牛蒡、洋葱、大蒜、黑麦和香蕉等。芦笋、小麦、大麦、黑小麦、蜂蜜、番茄等也有一定含量。由于吸收较差，可引起胃肠胀气。

（2）低聚半乳糖　在乳糖分子的半乳糖基一侧连接 1~4 个半乳糖，属葡萄糖和半乳糖组成的杂低聚糖。对热、酸有较好的稳定性，有很好的双歧杆菌增殖活性。

（3）低聚乳果糖　以乳糖和蔗糖（1:1）为原料，在节杆菌产生的 β-呋喃果糖苷酶催化作用下，将糖分解产生的果糖基转移至乳糖还原性末端的 C_1-OH 上，生成半乳糖基糖，即低聚乳果糖。甜味特性接近蔗糖，甜度约为蔗糖的 70%。其双歧杆菌增殖活性高于低聚半乳糖和低聚异麦芽糖。

（4）低聚异麦芽糖　又称分支低聚糖，是指葡萄糖以 α-1,6 糖苷键结合而成的单糖数 2~5 个不等的一类低聚糖，如异麦芽三糖、四糖、五糖等。随着聚合度增加，其甜度降低甚至消失。低聚异麦芽糖有良好的保湿性，能抑制食品中淀粉回生（老化）和析出。

（5）大豆低聚糖　典型的大豆低聚糖是从大豆中提取的可溶性低聚糖的合称，主要成分为水苏糖、棉籽糖和蔗糖。水苏糖和棉籽糖都是由半乳糖、葡萄糖和果糖组成的支链杂低聚糖，是在糖的葡萄糖基一侧以 α-1,6 糖苷键连接 1~2 个半乳糖而成。甜度特性接近蔗糖，甜度约为蔗糖的 70%，能量值为蔗糖的 1/2。大豆低聚糖广泛存在于各种植物中，以豆科植物中含量居多。除大豆外，豇豆、蚕豆、绿豆和花生中均有存在。

（6）其他功能性低聚糖　包括异麦芽酮糖和低聚木糖等。异麦芽酮糖又称帕拉金糖，具有类似蔗糖的甜味特性，甜度是蔗糖的 42%。大多数的细菌和酵母菌不能发酵利用异麦芽酮糖，且其具有特殊的生理活性及很低的致龋齿性。低聚木糖是由 2~7 个木糖以 β-1,4 糖苷键结合而成的低聚糖。工业上一般以富含木聚糖的玉米芯、蔗渣、棉籽壳和麸皮等为原料，通过木聚糖酶水解分离精制而得。低聚木糖的甜度约为蔗糖的 40%，耐热、耐酸，在人体内难以消化，具有极好的双歧杆菌增殖活性。

第四节　多酚类化合物

多酚类化合物是所有酚类衍生物的总称，主要指酚酸和生物类黄酮。

一、酚类和酚酸类化合物

酚类是含有羟基的苯环化合物，酚酸类是一类含有酚环的有机酸。酚类化合物易被氧化生成较稳定的自由基，具有抗氧化作用。许多酚类化合物在植物防御食草昆虫和真菌侵袭中起重要作用，某些成分还有调节植物生长的作用。目前研究报道较多的酚类及酚酸类功能成分有丁香酚、没食子酸、阿魏酸和绿原酸等。

（1）丁香酚　丁香酚是丁香挥发油的主要成分，占挥发油的 $80\%\sim87\%$。在罗勒、肉桂及月桂等的芳香油中也大量存在。主要功能包括抗氧化、抗菌和健胃。丁香酚可直接捕获超氧化物发挥抗氧化作用，在 $1:2000\sim1:8000$ 浓度时对金黄色葡萄球菌、大肠埃希菌、变形杆菌和结核分枝杆菌等均有抑制作用。

（2）没食子酸　没食子酸也称五倍子酸。广泛存在于茶、掌叶大黄、山茱萸等植物中，是一种多酚类化合物。主要功能包括抗氧化、抗菌、抗炎、抗病毒和抑制肿瘤等。在食品、生物、医药、化工等领域有广泛的应用。

（3）阿魏酸　阿魏酸主要存在于酸枣仁、咖啡、麦麸、谷壳和米糠等食品原料中。主要功能包括抗氧化和抗血小板聚集，有抑制血栓素 A_2 的生成、增强前列腺素活性以及镇痛等作用。

（4）绿原酸　绿原酸是由咖啡酸与奎尼酸生成的缩酚酸。主要存在于金银花、山银花、山楂果、卷心菜、红薯叶、咖啡和牛蒡等植物中。绿原酸具有较广泛的生理活性，包括抗氧化、抗菌、抗病毒、保护心血管等作用，已广泛应用于食品、医药和日用化工等多个领域。

二、生物类黄酮

1. 概述

生物类黄酮，又称维生素 P，主要指以黄酮（2-苯基色原酮）为母核的化合物。黄酮类化合物在植物体内大部分与糖结合以糖苷形式存在，小部分以游离形式存在。

豆类中生物类黄酮含量较多，主要是大豆异黄酮及其糖苷。水果中生物类黄酮的来源包括芦丁（荞麦中含量很高，苦荞中的含量又是普通荞麦的十多倍）以及橙皮苷，主要存在于柑橘类水果中。其他常见的生物类黄酮还有茶多酚、银杏黄酮、花青素等。

2. 生物学作用

（1）抗氧化及抗肿瘤作用　生物类黄酮是食物中有效的抗氧化剂，是优良的活性氧清除剂和脂质抗氧化剂。其能与超氧阴离子反应，阻止自由基反应的引发；能与铁离子络合阻止羟自由基的生成；能与脂质过氧化基反应阻止脂质过氧化过程。通过抗自由基、直接抑制癌细胞生长及对抗致癌促癌因子，生物类黄酮表现出较强的抗肿瘤作用。如芦丁和桑色素能抑制黄曲霉毒素对小鼠皮肤的致癌作用，同时对其他一些致突变剂和致癌物也有拮抗作用；茶多酚能诱导肿瘤细胞凋亡。

（2）抗菌、抗病毒作用　生物类黄酮化合物可提高普通食物抵抗传染病的能力，如木犀草素、黄芩苷、黄芩素等。槲皮素、桑色素、二氢槲皮素及山柰酚等有抗病毒作用。茶多酚对致病菌，如沙门氏菌、肉毒梭菌、金黄色葡萄球菌及铜绿假单胞菌等有抑制作用。

（3）降血压、降血脂及抗血栓作用　茶多酚能够较强地抑制血管紧张素转换酶的活性，因而可降低或保持血压稳定；同时，茶多酚可抑制 12-脂氧合酶和环氧合酶，改变花生四烯酸代谢，增加前列环素，减少血栓素合成而抑制血小板聚集，有抗凝和促纤溶作用，从而有效地防止血栓的形成。茶儿茶酚具有抗脂肪肝作用，对脂肪肝引起的中毒性肝损伤亦有一定的效果。

（4）类雌激素作用　对低雌激素水平者，大豆异黄酮表现为弱的雌激素样作用，可防治和雌激素水平降低有关的疾病，如更年期综合征、骨质疏松、血脂升高；对高雌激素水平者，表现为抗雌激素活性，可防治乳腺癌、子宫内膜炎，具有双向调节平衡功能。

（5）保护心血管　生物类黄酮能调节毛细血管通透性，增强毛细血管壁的弹性，防止毛细血管和结缔组织的内出血。摄入富含生物类黄酮物质的食物可以减少冠心病、动脉粥样硬化的发生。

（6）其他功能　生物类黄酮对维生素 C 有增效作用，可通过稳定人体组织内维生素 C 的作用而减少紫癜。生物类黄酮还具有止咳、平喘和祛痰等作用。

3. 主要的生物类黄酮

生物类黄酮是近年来一个研究热点，其中研究报道较多的有异黄酮、花青素及茶多酚。

（1）异黄酮　异黄酮的侧苯基位于 3 位，主要存在于豆科、鸢尾科等植物中。目前研究较多的有大豆异黄酮及衍生物和葛根异黄酮及衍生物。异黄酮除了具有生物类黄酮类相关功能特性，还具有其他功能作用，如通过增强钙吸收预防骨质疏松；可缓解高血压患者的头痛症状及具有类似罂粟碱的解痉作用，还能抑制酪氨酸蛋白激酶活性等。

（2）花青素　花青素是一类性质比较稳定的色原烯的衍生物，分子中存在高度的分子共轭体系，有多种互变异构式。食物中重要的花青素主要是天竺葵色素、矢车菊色素、飞燕草色素、芍药色素、牵牛花色素和锦葵色素。植物中的花青素多在 C 位有一 OH，常与葡萄糖、半乳糖以糖苷键形式存在，称为花色苷。花色苷易受氧化剂、维生素 C、温度、酶等影响而变色。花色苷具有抗氧化及清除自由基的功能，有降血脂及肝中脂肪含量的作用。花色苷可抗变异及抗肿瘤，还具有抑制超氧自由基的作用，有利于人体对异物的解毒及排泄功能，可防止人体内的过氧化作用。中国营养学会制定原花青素 UL 为 800mg/d。我国批准的原花青素保健食品剂量在 50～250mg/d。

（3）茶多酚　茶多酚大量存在于茶叶中，占其干物质的 24%～38%，主要由黄烷醇（又称儿茶素，约占茶多酚总量的 80%）、黄烷二醇（称花白素）、花青素、黄酮类、黄酮醇类、黄烷酮类、黄烷酮醇及酚酸类等组成。生理功能包括抗氧化、抗菌消炎、抗肿瘤、抗变态反应、增强免疫、保护心血管以及预防龋齿等。

4. 理化特性及食物来源

生物类黄酮对热、氧、干燥和适中酸度相对稳定，但遇光迅速被破坏。加工、烹调和储藏过程中如不在阳光下操作，生物类黄酮不会因食物加工或厨房中的制作而遭受损失。

生物类黄酮的吸收、储留及排泄与维生素 C 相似，约一半可经肠道吸收而进入人体内，未被吸收的部分在肠道被微生物分解随粪便排出，过量的类黄酮则主要由尿排出。生物类黄酮的缺乏症状与维生素 C 缺乏密切相关，如与维生素 C 同服极为有益。生物类黄酮无毒性。

动物不能合成生物类黄酮，植物性食物是生物类黄酮的主要食物来源，黄酮类化合物广泛存在于蔬菜、水果、花和谷物中，一般叶菜类含量多而根茎类含量少。含生物类黄酮较多的食物如水果中的柑橘、柠檬、杏、樱桃、木瓜、李子、哈密瓜、葡萄及葡萄柚等；蔬菜中的花茎甘蓝、青椒、莴苣、洋葱、番茄等；常用饮品如茶、咖啡及可可。

5. 供给量

不同国家人群每日生物类黄酮的膳食摄入量大约为 20～70mg。2013 版 DRI 提出部分生物类黄酮 SPL 和 UL，如大豆异黄酮的 SPL 为 5mg/d，UL（绝经后女性）为 120mg/d；花色苷的 SPL 为 50mg/d；原花青素的 UL 为 800mg/d。

三、其他酚类化合物

（1）白藜芦醇　白藜芦醇的化学名为 3,4,5-三羟基-二苯乙烯，又叫虎杖苷元。主要存在于葡萄、花生、桑葚等食物中，尤其在种皮中含量较高。功能包括抗氧化、改善心脑血管循环、抗菌、抗肿瘤及免疫调节等，可应用于酒、饮料、具有抗氧化功能的保健食品，以及具有抗炎杀菌和保湿作用的化妆品等。

（2）姜黄素　姜黄素是一类姜黄酚性色素，主要来源于姜科植物姜黄、菖蒲、黄根姜黄等。主要功能包括缓解类风湿关节炎、抗氧化、降血脂、抑制肿瘤等。可用于粮食制品及馅料、油炸食品、膨化食品等；可制成胶囊、片剂等用于保健食品。UL 为 720mg/d。

第五节　其他膳食活性成分

一、生物碱类

生物碱类是一类源于生物界（植物为主）的含氢有机物，多具有复杂的环状结构，多呈碱性，一般具有生物活性。目前研究报道较多的主要有肉碱、辣椒素、咖啡因、荷叶碱和甜菜碱等。大多数是药用植物有效成分，有抗肿瘤、镇静止痛、保护心血管、抗菌、抗病毒和减肥降脂等作用。

（1）左旋肉碱　左旋肉碱化学结构类似于胆碱，是一种类维生素，是一种促使脂肪转化为能量的类氨基酸，通过刺激糖代谢，肉碱可改善心功能，是心脏保护剂。主要来源于动物食品，特别是红肉，并以羊肉中含量较高；酵母、牛奶、鳄梨和麦芽等也含有。已应用于婴幼儿食品、运动食品和保健食品中，也被用于各种缺血性心脏病的治疗和肝病患者的辅助治疗。

（2）辣椒素　辣椒素是存在于茄科植物辣椒及其变种的一种极度辛辣的香草酰胺类生物碱，以辣椒胎座中含量最高，主要成分是辣椒碱和二氢辣椒碱。主要功能包括镇痛止痛、抗炎、加速脂肪代谢和糖原分解、促进胃肠蠕动、保护心血管和呼吸系统等。可用于食品调味剂，作为保健食品原料和外用药剂。

（3）咖啡因　咖啡因是 1,3,7-三甲基黄嘌呤，为甲基黄嘌呤生物碱。存在于茶叶、咖啡和可可中。主要功能包括兴奋中枢、利尿、助消化、促进机体代谢、强心解痉和松弛血管平滑肌等。可作为食品添加剂中的苦味剂、保健食品中的能量补充剂和药品成分。

（4）荷叶碱　荷叶碱是睡莲科植物睡莲和荷花的叶中主要的降脂活性成分，为阿朴啡型生物碱。主要功能有降脂减肥、抗菌、抗病毒、抗氧化和心律失常等。主要应用于减肥类保健食品以及药品中。

（5）甜菜碱　甜菜碱化学名为三甲基甘氨酸，存在于麦胚、麦麸、菠菜及一些中草药（如枸杞子、黄芪、地骨皮、连翘等）中，也可来源于胆碱氧化。作为甲基供体，有节约甲硫氨酸的作用，可促进脂肪和蛋白质代谢，可应用于保健食品和药品。

二、有机硫化物

有机硫化物是指分子结构中含有元素硫的一类植物化学物，主要包括两类，一类是存在于十字花科植物中的芥子油苷及其水解产物异硫氰酸盐；另一类是主要存在于百合科葱属植物中的烯丙基硫化物。有机硫化物主要包括蒜素、异硫氰酸盐、硫辛酸及 3-吲哚甲醇等，其中以蒜素和硫辛酸为代表。有机硫化物有刺激性气味，有抗癌、免疫调节、抗氧化和延缓衰老等作用。

（1）蒜素　又称大蒜素、蒜辣素等，主要存在于大蒜中。当蒜瓣间隔被破坏时，其中的蒜氨酸在蒜氨酸酶作用下酶解产生蒜素。蒜素有杀菌作用，还有提高免疫力、预防心血管疾病和防治肿瘤的作用。可作为增味剂，也可应用于保健食品和作为药品的原料。

（2）硫辛酸　硫辛酸广泛存在，包括红肉、动物肝肾、酵母、菠菜、花椰菜、番茄和甘蓝等。作为辅酶参与能量代谢，可增加心肌对葡萄糖的摄取和利用，还有抗氧化作用等。可用于保健食品和医药领域。

三、萜类化合物

萜类为异戊二烯首尾相连形成的聚合体及其含氧饱和程度不同的衍生物，包括单萜、倍半萜、二萜、三萜、四萜及多聚萜等。萜类化合物广泛存在于自然界，是构成某些植物的香精、树脂和色素等的主要成分。

（1）挥发油　挥发油是植物中一类具有芳香气味、在常温下能挥发的油状液体的总称。在植物界分布很广，特别是菊科、芸香科、木兰科和姜科等植物中。挥发油的成分以萜类化合物多见，有些含有脂肪族化合物或小分子芳香族化合物。挥发油中的萜类成分主要是单萜类和倍半萜类及其含氧衍生物。

挥发油具有多种生理功能，是医药、食品及香料的重要原料。如薄荷挥发油具有镇痛、止痒和局部麻醉作用，也有防腐、杀菌及清凉作用；姜黄挥发油具有抗肿瘤、抗菌作用，并能促进呼吸道腺体分泌，发挥祛痰作用；丁香和八角茴香挥发油对革兰氏阳性及阴性菌具有较好的抑菌效果；甘草根挥发油及陈皮挥发油具有抗过敏活性等。

（2）二萜类　二萜类是一类化学结构类型众多并有较强生物活性的化合物，其中不少具有抗肿瘤作用，如冬凌草中的冬凌草甲素及罗汉松中的罗汉松内酯及二萜衍生物穿心莲内酯具有较广的抗菌作用；来自于红豆杉的红豆杉醇有抗白血病及抗肿瘤作用。但有些二萜类化合物有刺激性和致癌性，如巴豆属、大戟属和瑞香属一些植物中的二萜类化合物。

（3）三萜类　三萜类是由6分子异戊二烯连接而成的具有30个碳原子的化合物。三萜类化合物如鲨鱼肝中的角鲨烯具有弱的香气，在生物体可转变为胆固醇；葫芦科瓠瓜的葫芦苦素B具有抗炎和抗肿瘤作用；柠檬苦素类化合物是芸香科等植物中的三萜衍生物，是柑橘汁苦味成分之一，能诱导谷胱甘肽转移酶的合成。

（4）类胡萝卜素　类胡萝卜素是植物中广泛分布的一类脂溶性多烯色素，属四萜类。已知的类胡萝卜素达700多种，颜色从红、橙、黄至紫色都有。按组成和溶解性可分为胡萝卜素和叶黄素。胡萝卜素为不含有氧原子的碳氢族类类胡萝卜素，包括α-胡萝卜素、β-胡萝卜素、γ-胡萝卜素及番茄红素等。叶黄素是胡萝卜素的加氧衍生物或环氧衍生物，食品中常见的有叶黄素、玉米黄素、隐黄素、辣椒红素和虾青素等。

类胡萝卜素主要生理功能如下。

① 抗氧化作用：类胡萝卜素是一类在自然界中广泛分布的生物来源的抗氧化剂，可有效猝灭单线态氧、清除过氧化自由基，在卵磷脂、胆固醇与类胡萝卜素组成的脂质体系统中可抑制脂质过氧化的发生，明显减少内二醛的生成。其中番茄红素是一种强有力的抗氧化剂，其抗氧化能力在生物体内是β-胡萝卜素的2倍以上，可保护人体免受自由基的损害。

② 增强免疫功能和预防肿瘤：类胡萝卜素可增强机体免疫功能，保护吞噬细胞免受自身的氧化损伤，促进淋巴细胞的增殖，增强巨噬细胞、细胞毒性T细胞和NK细胞杀伤肿瘤的能力，以及促进某些白介素的产生。因此，类胡萝卜素能抑制肿瘤细胞的发生和生长。

类胡萝卜素还通过增强细胞间隙联络通信的作用来预防肿瘤。

③ 预防眼病、心血管疾病及其他：类胡萝卜素可降低患白内障的危险性，并能预防眼底黄斑性病变。β-胡萝卜素及番茄红素可有效阻断低密度脂蛋白的氧化，有减少心脏病及卒中发病率的作用。番茄红素还具有清除毒物如香烟和汽车废气中有毒物质的作用。

类胡萝卜素仅在植物和微生物中可自行合成，动物自身不能合成。类胡萝卜素在植物中主要存在于水果和新鲜蔬菜中，其中 β-胡萝卜素和 α-胡萝卜素主要来自于黄橙色蔬菜和水果；β-隐黄素主要来自于橙色水果；叶黄素主要来自于深绿色蔬菜；番茄红素则主要来自于番茄、葡萄柚、木瓜、苦瓜子及番石榴等食物，其中以番茄中含量最高，成熟番茄果实中可高达 3~14mg/100g，成熟度越高含量越高。人体每天摄入的类胡萝卜素大约为 6mg。2013版 DRIs 提出叶黄素的特定建议值（SPL）为 10mg/d，可耐受最高摄入量（UL）为 40mg/d；番茄红素的 SPL 为 18mg/d，UL 为 70mg/d。

四、皂苷类化合物

皂苷又名皂素，大多可溶于水，易溶于热水，振荡时产生大量肥皂样泡沫，故名皂苷。皂苷多具有苦而辛辣的味道，其粉末对人体黏膜有强烈的刺激性。大多数皂苷水溶液因能破坏红细胞而有溶血作用，故常被称为皂毒素，静脉注射时毒性极大，但高等动物口服无毒。根据皂苷元化学结构，可将皂苷分为甾体皂苷和三萜皂苷。甾体皂苷通常由 27 个碳原子组成，为中性皂苷，如薯蓣科和百合科皂苷；三萜皂苷多为酸性皂苷，分布比甾体皂苷广泛。

皂苷类化合物的生理功能如下：

（1）抗菌及抗病毒作用 如大豆皂苷具有抑制大肠埃希菌、金黄色葡萄球菌和枯草杆菌的作用；茶叶皂苷对多种致病菌如白色链球菌、大肠埃希菌和单细胞真菌，尤其是对皮肤致病菌有良好的抑制活性；甘草皂苷对单纯疱疹病毒、水痘-带状疱疹病毒均有抑制作用；人参皂苷、黄芪皂苷和绞股蓝皂苷均可明显增强巨噬细胞吞噬功能，提高 T 细胞数量及血清补体水平；大豆皂苷能显著提高 NK 细胞、LAK 细胞的活性，表现出明显的免疫调节作用。

（2）降胆固醇 皂苷可抑制胆固醇在肠道的吸收，有降胆固醇的作用。大豆皂苷可抑制血小板减少，阻止凝血酶引起的血栓纤维蛋白形成，具有抗血栓作用。

（3）抑制肿瘤作用 大豆皂苷、葛根总皂苷、绞股蓝总皂苷、人参皂苷、薯蓣皂苷等具有抑制肿瘤的作用。大豆皂苷可抑制多种肿瘤细胞（如结肠癌、肝癌、乳腺癌、白血病、肺癌、胃癌等肿瘤的细胞）的生长；人参皂苷能抑制肿瘤血管新生、侵袭和转移。皂苷的抑制肿瘤作用可能通过抑制 DNA 合成、直接破坏细胞膜结构、阻滞细胞周期、诱导细胞凋亡、抑制血管新生、增强机体自身免疫力、抗氧化、抗突变作用等实现。

（4）抗血栓作用 皂苷类化合物具有溶血的特性，曾一度被视为抗营养因子，但是人群试验未能证实其危害。大豆皂苷可激活纤溶系统，促进纤维蛋白溶解；抑制纤维蛋白原向纤维蛋白转化，增强抗凝作用；减少血栓素释放，抑制血小板聚集。

（5）免疫调节作用 绞股蓝皂苷具有明显升高白细胞数量及增强 NK 细胞活性的作用；大豆皂苷可使 IL-2 分泌增加、促进 T 细胞产生淋巴因子、提高 B 细胞的转化增殖、增强体液免疫功能，还可明显提高 NK 细胞活性。

（6）抗氧化作用 大豆皂苷可抑制血清中脂类氧化而减少过氧化脂质的生成，能增加超氧化物歧化酶（SOD）含量、清除自由基从而减轻机体的氧化损伤；绞股蓝皂苷能明显降低糖尿病大鼠血清过氧化脂质，并升高血清 SOD 活性；人参皂苷可减少自由基的生成。

（7）其他：大豆皂苷可降低电离辐射诱发的小鼠骨髓细胞染色体畸变和微核形成而发挥抗突变作用，同时还具有保护肝损伤、改善糖尿病等作用；人参皂苷有调节神经兴奋与抗疲劳作用；绞股蓝皂苷有改善小鼠记忆能力和延长果蝇寿命的作用。

皂苷广泛存在于植物界及某些海洋生物中，如枇杷、茶叶、豆类及酸杏仁等。豆类中皂苷的含量从高到低依次为青刀豆、赤豆、黄大豆、绿大豆、黑大豆、扁豆、四季豆及绿豆。许多已作为保健食品来开发的中草药如人参、西洋参、茯苓、甘草、山药、三七及罗汉果等都含有皂苷。海洋生物海参、海星和其他动物中亦含有皂苷。

【讨论与思考】

1. 何为膳食纤维？膳食纤维的主要生理功能有哪些？对人体会有什么不良影响？
2. 试述类胡萝卜素的主要生理功能。

【章节小测验】

1. 膳食纤维的生理功能不包括（　　　）
A. 防治便秘　　　B. 降低血脂　　　C. 降低餐后血糖　D. 产生饱腹感　　　E. 供给能量

2. 以下不属于膳食纤维的是（　　　）
A. 纤维素　　　B. 果胶　　　C. 半纤维素　　　D. 藻类多糖　　　E. 果糖

3. 一般正常成人每日摄入的水总量为（　　　）
A. 1000～2000mL　　　　　　B. 2500～3000mL
C. 500～1000mL　　　　　　D. 2000～2500mL
E. 3000～5000mL

4. 花青素是一类重要的水溶性植物色素，多与（　　　）结合，以苷的形式存在
A. 脂　　　B. 糖　　　C. 醇　　　D. 醛　　　E. 酸

5. （　　　）可降低大肠癌、结肠癌、胃癌等消化道肿瘤的发生
A. 异黄酮　　　B. 双糖　　　C. 膳食纤维　　　D. 糖醇　　　E. 糖原

6. 下面哪些物质本身就具有雌激素活性（　　　）
A. 大豆异黄酮　B. 大豆皂苷　　C. 大豆苷　　　D. 染料木黄酮　E. 异黄酮

7. 下面哪些物质属于多酚类植物化学物（　　　）
A. 槲皮素　　　B. 吲哚　　　C. 儿茶素　　　D. 大蒜素　　　E. 异硫氰酸盐

第五章 食物的营养价值

第一节　食物的营养价值评价方法

　　食物是人类获得热能和各种营养素的基本来源。食物按其来源和性质可分为三类：动物性食物、植物性食物和各类食物的制品。食物营养价值的高低，取决于食物中营养素的种类是否齐全、数量的多少、相互比例是否适宜以及是否容易消化吸收。不同食物因营养素的构成不同，其营养价值也各不相同，即使是同一种食物，由于品种、部位、产地、季节、生产工艺、烹调加工方法和食物搭配等的不同，其营养价值也存在一定差异。可以从以下几方面来评定食物的营养价值。

1. 营养素的种类及含量

　　当评定食物中某营养素的营养价值时，应对其所含营养素的种类及含量进行分析确定。食物中所提供的营养素的种类和相对含量越接近于人体需要或组成，该食物的营养价值就越高。

2. 营养素的质量

　　食物中所含营养素的"质量"与"重量"同样重要。如同等重量的蛋白质，因其所含必需氨基酸的种类、数量、比值不同，其在机体被消化、吸收、利用的程度不同。

　　推荐将营养质量指数（INQ）作为评价食物营养价值的指标，其含义是以食物中某种营养素能满足人体营养需要的程度（营养密度）与该食物能满足人体热能需要的程度（热能密度）之比值来评定食物的营养价值。

$$INQ = \frac{某营养素密度}{能量密度} = \frac{某营养素含量/该营养素参考摄入量}{所产生能量/能量参考摄入量}$$

　　若 INQ＝1，表示该食物某种营养素与热能的供给是平衡的；INQ＞1，表示该食物某种营养素的供给量高于热能；INQ＜1，表示该食物某种营养素的供给少于热能的供给，长期摄入会发生营养不平衡。一般认为，INQ＞1 或 INQ＝1 的食物营养价值高，INQ＜1 的食物营养价值低。INQ 的优点在于它可以根据不同人群的需求来分别进行计算，由于不同人群的能量和营养素参考摄入量不同，所以同一食物不同人食用，其营养价值是不同的。

以成年男子轻体力劳动的营养素与能量的 DRIs 计算出鸡蛋、牛肉、大米、大豆中蛋白质、维生素 A、维生素 B_1 和维生素 B_2 的 INQ 值，见表 5-1。

表 5-1　不同食物中几种营养素的 INQ 值

项目	能量/kcal	蛋白质/g	维生素 A/μg RE	维生素 B_1/mg	维生素 B_2/mg
成年男子轻体力劳动参考摄入量	2250	65	800	1.4	1.4
鸡蛋(100g)	144	13.3	234	0.11	0.27
INQ		3.20	4.57	1.23	3.01
牛里脊肉(100g)	107	22.2	4	0.05	0.15
INQ		7.18	0.10	0.75	2.25
大米(100g)	347	8.0	—	0.22	0.05
INQ		0.80	—	1.02	0.23
大豆(100g)	359	35.0	37	0.41	0.20
INQ		3.37	0.29	1.84	0.90

3. 营养素在加工、烹调、储存过程中的变化

食物加热食用，一般会提高其蛋白质的消化吸收率。过度加工，一般会引起某些营养素损失，但某些食物如大豆通过加工制作可提高蛋白质的利用率。因此，加工处理食物时，应选用合理的加工、烹调、储存技术。

第二节　谷类、薯类

一、谷类的营养价值

谷类之间有类似的结构，一般最外层是谷皮，谷皮内是糊粉层，再内为胚乳和一端的胚芽。各层营养成分分布不同。谷皮主要由纤维素、半纤维素等组成，含较高的矿物质和脂肪；糊粉层含较多的磷和丰富的 B 族维生素及矿物质；胚乳含大量淀粉和一定量的蛋白质；胚芽中富含脂肪、蛋白质、矿物质以及丰富的 B 族维生素和维生素 E。

谷类的蛋白质含量一般在 7.5％～15％，主要由谷蛋白、白蛋白、醇溶蛋白和球蛋白组成。谷类蛋白质所含的必需氨基酸组成不平衡，普遍存在赖氨酸含量少，有些谷类中苏氨酸、色氨酸也不高。为提高谷类蛋白质的营养价值，常采用赖氨酸强化和蛋白质互补的方法。谷类的碳水化合物主要为淀粉，含量在 70％以上，此外还含有少量的糊精、果糖和葡萄糖等。淀粉分为直链淀粉和支链淀粉。一般直链淀粉为 20％～25％，糯米淀粉几乎全为支链淀粉。直链淀粉使血糖升高的幅度较支链淀粉小。谷类的脂肪为 1％～4％。从米糠中可提取米糠油、谷维素和谷固醇；从玉米和小麦胚芽中可提取玉米油和麦胚油，其中 80％为不饱和脂肪酸，其中亚油酸占 60％，具有良好的保健功能。谷类的矿物质为 1.5％～3％，主要是磷、钙，但多以植酸盐形式存在，消化吸收差。谷类是人体 B 族维生素的重要来源，

如维生素 B_1、维生素 B_2、烟酸、泛酸和吡哆醇等。玉米和小米含少量胡萝卜素。过度加工的谷物其维生素大量损失。目前应对居民普遍食用的精白米面进行营养强化，以克服其缺陷。

谷类的品种繁多，仅将其中比较有代表性的几种加以介绍。

（一）大米

1. 营养特点

大米主要包括籼米、粳米，是我国南方人民的主食。大米是碳水化合物的主要来源。加工后的糙米中矿物质、B 族维生素（特别是维生素 B_1）以及膳食纤维含量都较精米中的高。大米也是提供 B 族维生素的主要来源。

2. 食用功效

大米是预防脚气病、消除口腔炎症的重要食物来源，并且具有补脾、和胃、清肺的功效。

3. 注意事项

制作大米粥时，不要放碱，因为碱能破坏大米中的维生素 B_1。我国民间食物"捞饭"的烹调方式是不可取的，因为"捞饭"会损失掉大量维生素。另外，不建议人们长期食用精米。

（二）小麦

1. 营养特点

小麦在我国主要用来加工成白面粉以制作各种面食，如馒头、面包、饺子、面条、饼、蛋糕及油炸食品等。小麦营养价值很高，含有丰富的碳水化合物、B 族维生素和矿物质。全麦面粉是用整粒小麦磨制的，它含有麸皮、胚乳和麦芽的全部营养；白面粉仅含胚乳，因此缺少部分 B 族维生素、钙和铁等营养元素。小麦的蛋白质含量比大米稍高。

2. 食用功效

长期进食全麦可以降低血液中的雌激素含量，从而达到预防乳腺癌的目的；对于更年期妇女，还能缓解更年期综合征。

（三）小米

1. 营养特点

小米又称粟米，由于不需精制，因此保存了许多的维生素和矿物质，小米中的维生素 B_1 可达大米的几倍，矿物质含量也高于大米。小米的蛋白质营养价值并不理想，因为其赖氨酸含量过低而亮氨酸含量又过高，所以应注意搭配食用以提高其蛋白质的营养价值。

2. 食用功效

小米因富含维生素 B_1、维生素 B_2 等，具有防止消化不良及口角生疮的功能。中医认为小米味甘咸，有清热解渴、健脾除湿、和胃安眠等功效。它还具有滋阴养血的功能，可使产妇虚弱的体质得到调养，帮助恢复体力。

（四）糯米

1. 营养特点

糯米又叫江米，是家常食用的粮食之一，因其香糯黏滑，民间常将其制成各种风味小吃。糯米富含丰富的支链淀粉和 B 族维生素等。

2. 食用功效

糯米能温暖脾胃、补中益气，对脾胃虚寒、食欲不佳、腹胀腹泻有一定缓解作用。糯米有收涩作用，对尿频、自汗有较好的食疗效果。

3. 注意事项

糯米性黏滞，难于消化，故不宜一次食用过多，老年人、小孩或患者更应慎用。另外，糯米升血糖作用明显，不适宜糖尿病患者食用。

（五）燕麦

1. 营养特点

燕麦即莜麦，俗称油麦、玉麦，是一种低糖、高营养、高热能的食物。现代加工工艺将燕麦制成麦片，使其食用更加方便，口感也得到了很好的改善，燕麦片已成为深受人们喜爱的食品。燕麦富含 B 族维生素、矿物质以及膳食纤维等。

2. 食用功效

经常食用燕麦对糖类和脂肪类的代谢具有调节作用，可以有效地降低胆固醇，并对心脑血管病起到一定的预防作用。经常食用燕麦对治疗糖尿病也有非常好的功效。燕麦粥有通便的作用，这是因为它含有丰富的膳食纤维，而且维生素 B_1、维生素 B_{12} 含量也很丰富。

3. 注意事项

燕麦一次不宜食用太多，否则会造成胃痉挛或胀气。

（六）玉米

1. 营养特点

玉米，又名苞谷、棒子、玉蜀黍。玉米是粗粮中的佳品。玉米富含维生素 C、维生素 B_6 和膳食纤维，玉米胚芽中含有丰富的油脂和维生素 E 等营养成分。

2. 食用功效

玉米具有刺激胃肠蠕动、加速粪便排泄的特性，可防治便秘、肠炎、肠癌等。玉米富含维生素 C、玉米黄素等，有延寿、美容的作用。玉米胚芽所含的营养物质能增强人体新陈代谢、调节神经系统功能，并有使皮肤细嫩光滑，抑制、延缓皱纹产生的作用。玉米有调中开胃及降血脂、降低血清胆固醇的功效。吃玉米时应把玉米粒的胚芽全部吃进，因为玉米的营养成分大都集中在此。

二、薯类的营养价值

薯类作物又称根茎类作物，主要包括红薯、马铃薯、山药、芋类等。薯类常与谷类中的玉米、高粱等统称为粗粮。

（一）红薯

1. 营养特点

红薯，又称白薯、番薯、地瓜、山芋等，在植物学上的正式名称为甘薯。红薯味道甜美，营养丰富，又易于消化，可供给能量，所以有的地区把它作为主食。红薯富含膳食纤维、维生素 A 原等营养成分；还含有独特的生物类黄酮成分，是一种与肾上腺所分泌的激素相似的类固醇物质。

2. 食用功效

红薯含有大量生物活性物质，既防癌又益寿。红薯能有效抑制乳腺癌和结肠癌的发生。红薯对人体器官黏膜有特殊的保护作用，可抑制胆固醇的沉积，保持血管弹性，防止肝肾中的结缔组织萎缩，防止胶原病的发生。红薯还是一种理想的减肥食品，它所提供的热量只有同体积大米的三分之一，而且还富含纤维素和果胶。

3. 注意事项

红薯含有"气化酶"，吃后可能会发生烧心、吐酸水、肚胀排气等现象，因此一次不宜食用过多。红薯可在胃中产酸，所以胃溃疡及胃酸过多的患者不宜食用。红薯可以加工成粉条食用，但制作过程中往往会加入明矾，若过多食用会导致铝在体内蓄积，不利健康。

（二）马铃薯

1. 营养特点

马铃薯，又称地蛋、土豆、洋芋等，可作为蔬菜制作佳肴，亦可作为主粮。马铃薯是全球第四大重要的粮食作物，仅次于小麦、稻谷和玉米。马铃薯块茎含有大量的淀粉，还含有葡萄糖、果糖和蔗糖等。马铃薯块茎含有 2％左右的蛋白质，薯干中蛋白质含量为 8％～9％。而且马铃薯的蛋白质含有 18 种氨基酸，包括人体不能合成的各种必需氨基酸。马铃薯可提供大量的维生素 C，块茎中还含有胡萝卜素、维生素 B_1、维生素 B_2、泛酸、维生素 B_6、叶酸、磷、钾、锌等。

2. 食用功效

马铃薯虽富含淀粉，但其含量仅是同等重量大米的 1/4 左右。马铃薯含有禾谷类粮食所没有的胡萝卜素和维生素 C 等营养物质，营养更全面。马铃薯是高钾低钠食品，很适合水肿型肥胖者食用，而且还有降血压的作用。马铃薯富含膳食纤维，具有饱腹感，还具有一定的通便排毒作用。

3. 注意事项

马铃薯致毒成分为茄碱，又称马铃薯毒素、龙葵素，只是其含量极低，不足以造成中毒，但是马铃薯发芽后，其幼芽和芽眼部分的茄碱含量大量增加，如食用，可引起急性马铃薯中毒。

（三）山药

1. 营养特点

山药又称薯蓣、土薯、山薯蓣、怀山药、淮山、白山药，药用来源为薯蓣科植物山药的干燥根茎。山药含碳水化合物、蛋白质、薯蓣皂苷及 B 族维生素、维生素 C 等。碳水化合物以淀粉为主。山药还含有黏蛋白、淀粉酶、皂苷、游离氨基酸、多酚氧化酶等物质。

2. 食用功效

山药含有皂苷、黏液质等，能有效阻止血脂在血管壁的沉淀，降低胆固醇和甘油三酯，对高血压和高血脂等病症有改善作用。此外，山药还有降低血糖的作用。山药可增强机体免疫能力，能使加速有机体衰老的酶活性显著降低，有延缓衰老、延年益寿的作用。山药中的糖胺聚糖物质与矿物质相结合，可以形成骨质，使软骨具有一定弹性。山药所含的淀粉糖化酶，是萝卜中含量的 3 倍，有利于脾胃消化吸收，临床上常用于治疗脾胃虚弱、食少体倦、泄泻等病症。此外，山药还有很好的减肥健美功用。

3. 注意事项

山药有收涩的作用，故大便燥结者不宜食用。

（四）芋头

1. 营养特点

芋头又称芋、芋艿，通常食用的为小芋头。芋头口感细软，黏嫩爽口，营养丰富，既能做菜肴又能做各种各样的零食。芋头含有大量的淀粉和膳食纤维，还含有蛋白质、钙、磷、铁、钾、镁、胡萝卜素、烟酸、维生素 C、B 族维生素、皂角苷等多种成分。

2. 食用功效

芋头含有黏液蛋白，被人体吸收后能产生免疫球蛋白，可提高机体的抵抗力，防治肿瘤，因此，芋头可作为防治癌瘤的常用药膳主食，在癌症手术或术后放疗、化疗及其康复过程中，有辅助治疗的作用。芋头所含的矿物质中，氟的含量较高，具有洁齿防龋、保护牙齿的作用。芋头在体内的代谢产物呈碱性，能中和体内积存的酸性物质，调整人体的酸碱平衡，有利于保持身体健康，防治心脑血管疾病等慢性病。

（五）紫薯

1. 营养特点

紫薯，又叫黑薯、紫山芋，薯肉呈紫色至深紫色。紫薯除含淀粉、蛋白质和脂肪外，还含有丰富的维生素 A、维生素 B_2、胡萝卜素、维生素 C 和硒、钙、磷、铁等矿物质，以及一定的纤维素。紫薯还含有多糖、多酚类物质、黄酮类物质，并且还富含甲基花青素、绿原酸等植物活性物质。紫薯为花青素的主要原料之一。

2. 食用功效

紫薯富含硒元素，有较强的抗氧化作用。紫薯富含花青素和绿原酸，有抑制诱癌物质的产生和减少基因突变的作用，所以有很好的防癌作用。紫薯中的花青素还能够增强血管弹性，改善循环系统和增进皮肤的光滑度，抑制炎症和过敏，改善关节的柔韧性，有延缓衰老、美容护肤的作用，对高血压病等心血管疾病也有很好的预防作用。紫薯富含纤维素，可增加粪便体积，促进肠胃蠕动，排出粪便中的有毒物质和致癌物质，保持大便畅通，改善消化道环境，防止胃肠道疾病的发生。紫薯是很好的低脂肪、低热能食品，同时又能有效地阻止糖类变为脂肪，有利于减肥、健美。

第三节　豆类及豆制品、坚果类

一、豆类的营养价值

豆类可分为大豆和其他豆类，大豆主要包括黄豆、黑豆、青豆，以含蛋白质、脂肪为主；其他豆类主要包括红豆、绿豆、豌豆、蚕豆等，以含蛋白质、碳水化合物为主。

（一）黄豆

大豆主要包括黄豆、黑豆、青豆，营养价值大致相当。大豆中以黄豆最为常见，现以黄豆为例做简要介绍。

1. 营养特点

黄豆含有 35％～40％的蛋白质，是天然食物中蛋白质含量最高的食品。其氨基酸组成接近人体需要，且富含谷类蛋白较为缺乏的赖氨酸，是与谷类蛋白互补的天然理想食品。黄豆蛋白是优质蛋白。黄豆含脂肪 15％～20％，其中不饱和脂肪酸占 85％，以亚油酸为最多，达 50％以上。其豆油中含 1.6％的磷脂，并富含维生素 E。黄豆含碳水化合物 25％～30％，其中一半为可供利用的淀粉、阿拉伯糖、半乳聚糖和蔗糖，另一半为人体不能消化吸收的棉籽糖和水苏糖，可引起腹胀，但有保健作用。黄豆含有丰富的钙和维生素 B_1 等。

黄豆中含有一些特殊的物质，分别介绍如下。

（1）蛋白酶抑制剂　生豆粉中含有此种因子，其中以抗胰蛋白酶因子最为普遍。其对人胰蛋白酶活性有部分抑制作用，可影响机体对蛋白质的消化，对机体生长产生一定影响。加热可将其去除。

（2）豆腥味　主要是脂肪酶产生的。采用 95℃以上加热 10～15min 等方法可脱去部分豆腥味。

（3）胀气因子　可引起胀气，主要是大豆低聚糖的作用。大豆低聚糖是由半乳糖、葡萄糖、果糖组成的支链杂糖，是生产、浓缩和分离大豆蛋白时的副产品。大豆低聚糖可不经消化直接进入大肠，可为双歧杆菌所利用并有促进双歧杆菌繁殖的作用，可改善肠道菌群结构，具有通便等效果，对人体产生有利影响。

（4）植酸　可影响钙、铁、锌等矿物质的吸收。

（5）皂苷和异黄酮　是大豆苦涩味的来源，具有溶血作用。但其保健作用越来越受到人们的关注。此两类物质有抗氧化、降低血脂和血胆固醇的作用，近年来的研究发现了其更多的保健功能。大豆皂苷可抑制肿瘤细胞生长，可以使致癌物引起的细胞扩增转为正常；大豆皂苷可抑制血小板和血纤维蛋白的减少、抑制内毒素引起的纤维蛋白聚集以及抑制凝血酶引起的血纤维蛋白的形成，这些都说明大豆皂苷具有抗血栓的作用。此外，大豆皂苷还有抗病毒和调节免疫力的作用。大豆异黄酮也有抑癌和保护心血管的作用，而且与女性健康关系密切，可防治乳腺癌以及改善绝经后潮热症状和骨质疏松。

（6）植物凝集素　是一种能凝集人和动物红细胞的蛋白质，可影响动物生长。加热即被破坏。

2. 食用功效

黄豆的营养价值很高，而且黄豆中的多种成分具有良好的保健功能，如抗氧化、抗癌、降血脂、调节免疫力、促进肠道健康等，这使得黄豆成为营养领域的研究热点之一。黄豆宜加工制成豆制品后食用，这样可以破坏黄豆中绝大部分抗营养物质，还可以提高蛋白质的消化率。

（二）红豆

1. 营养特点

红豆含有丰富的蛋白质、维生素 B_1、维生素 B_2 及多种矿物质，还含有丰富的膳食纤维及一定量的淀粉。

2. 食用功效

红豆具有清热解毒、健脾益胃、利尿消肿、通气除烦等功能，可治疗小便不利、脾虚水肿等症。将红豆煮汤食用，对水肿、小便困难等起食疗作用，还能辅助治疗肝硬化、肝腹水，补体虚；红豆与冬瓜同煮后的汤汁是消除全身水肿的食疗佳品。

（三）绿豆

1. 营养特点

绿豆又名青小豆，为豆科植物绿豆的种子，是我国传统的豆类食物。绿豆中的多种维生素以及钙、磷、铁等矿物质含量都高于粳米。其所含的蛋白质主要为球蛋白类，属完全蛋白质。

2. 食用功效

绿豆不仅营养丰富，而且还是夏日解暑佳品。绿豆汤是人人皆知的解暑饮料。绿豆的另一重要药用价值是解毒。经常在有毒环境下工作或接触有毒有害物质的人，应经常食用绿豆来帮助解毒。此外，绿豆还含有降血压及降血脂的成分，有资料表明，高脂血症患者每日进食 50g 绿豆，血清胆固醇下降率达 70%。

（四）蚕豆

1. 营养特点

蚕豆，又称罗汉豆、胡豆、南豆、坚豆、佛豆。蚕豆干豆，常加工成零食食用，一般以五香卤制或油炸为主。蚕豆含有大量蛋白质，在日常食用的豆类中仅次于大豆，并且氨基酸种类较为齐全，特别是赖氨酸含量丰富。蚕豆含碳水化合物、粗纤维、磷脂、胆碱、维生素 C、维生素 B_1、维生素 B_{12}、烟酸和钙、铁、磷、钾等多种矿物质，尤其是磷和钾含量较高。

2. 食用功效

蚕豆中含有调节大脑和神经组织的钙、锌、锰、磷脂等重要成分，并含有丰富的胆碱，有增强记忆力的健脑作用。蚕豆中的钙，有利于骨骼对钙的吸收与钙化，能促进人体骨骼的生长发育。蚕豆中的蛋白质含量丰富，且不含胆固醇，可以提高食品营养价值，预防心血管疾病。蚕豆中的维生素 C 可以延缓动脉粥样硬化，蚕豆皮中的膳食纤维有降低胆固醇、促进肠蠕动的作用，对预防肠癌有作用。

3. 注意事项

蚕豆中含有有毒的 β-氰基丙氨酸和 L-3,4-二羟基苯丙氨酸。β-氰基丙氨酸是一种神经毒素，中毒后出现肌肉无力、腿脚麻痹等症状；L-3,4-二羟基苯丙氨酸是"蚕豆病"的致病因子，病症表现为急性溶血性贫血，患者多为儿童，食后 5～24h 发病。通常加热烹制可消除其毒性。有遗传性红细胞缺陷症者，患有痔疮出血、消化不良、慢性结肠炎、尿毒症等患者不宜进食蚕豆。加工后的蚕豆，含有大量的盐分或油脂，不宜食用过多。

（五）白扁豆

1. 营养特点

白扁豆，别名藊豆、白藊豆、南扁豆。白扁豆含有丰富的矿物质和维生素，含量比大部分根茎类蔬菜和瓜类蔬菜都高。白扁豆中的蛋白质以及脂肪的含量也很丰富，白扁豆的蛋白质含量是小麦的 2 倍以上，不仅丰富，而且较为平衡。与其他豆类相比，白扁豆中的抗营养因子含量较低，消化吸收的性能较好。

2. 食用功效

白扁豆可增强 T 淋巴细胞的活性，提高细胞的免疫功能，有抗菌、抗病毒的作用。白扁豆对于呕吐、急性胃肠炎引起的肠道损伤，有一定的辅助治疗作用。长期食用白扁豆，可以起到防癌抗癌的作用。

3. 注意事项

白扁豆含非特异性植物凝集素，有抗胰蛋白酶活性，属毒性成分，故白扁豆必须煮熟再吃。

二、豆制品的营养价值

常见的豆制品主要有豆腐、豆浆和豆芽等。早在两千多年前，中国人就会制作豆腐了。豆腐的制作方法是将大豆加水浸泡，然后磨浆，过滤，加水煮沸，再加蛋白沉淀剂（盐卤或石膏）使蛋白质凝固沉淀，最后加压去水而成。豆腐还可进一步压制成豆腐干、豆腐皮。大豆加工后，蛋白质消化率可明显提高。黄豆的蛋白质消化率为 65.3%，而豆腐达 92.7%。

（一）豆腐

1. 营养特点

豆腐的蛋白质含量丰富，且属于优质蛋白质，故豆腐又有"植物肉"的美称。豆腐中的蛋白质是最容易被人体消化吸收的。豆腐含有丰富的维生素及矿物质，特别是其在制作过程中加入了石膏，使钙的含量大大增加。而且，在制作豆腐的过程中，可以充分破坏其含有的抗营养成分。

2. 食用功效

经常吃豆腐可以改善机体蛋白质营养状况，促进机体代谢，增加免疫力。还可以预防高脂血症、高血压病、脑卒中、动脉粥样硬化等病症。豆腐的含糖量很低，非常适合糖尿病患者及肥胖的人食用。豆腐不足之处是其所含的大豆蛋白中蛋氨酸的含量相对偏低，可以将其与谷类等混合食用，以发挥蛋白质互补作用，提高蛋白质利用率。

（二）豆浆

1. 营养特点

豆浆是我国人民喜爱的一种食品，享有"植物奶"的美誉。大豆在制成豆浆的过程中，细胞壁被破坏，汁液大量流出，使得豆浆中的蛋白质更容易被人体消化吸收。豆浆中的矿物质含量非常丰富，其钙含量约为牛奶中的一半，而铁含量却是牛奶的 12 倍。豆浆还含有丰富的维生素，特别是维生素 E。

2. 食用功效

豆浆是一种很好的代乳品。经常饮用豆浆可以预防高脂血症、高血压病、脑卒中、动脉粥样硬化、血栓、脂肪肝等病症。豆浆中丰富的维生素，能够强化细胞、延缓机体衰老。

3. 注意事项

豆浆一定要经过充分加热后方可饮用，因为这样才可以破坏其中的抗营养成分。注意在饮用豆浆时，尽量不要加入过多的糖分。

（三）腐竹

1. 营养特点

腐竹又称腐皮，是很受欢迎的一种客家传统食品，也是华人地区常见的食物原料。腐竹是将豆浆加热煮沸后，经过一段时间保温，表面形成一层薄膜，挑出后下垂成枝条状，再经干燥而成。因其形类似竹枝状，故称为腐竹。腐竹是由大豆蛋白膜和脂肪组合成的一定结构的产物，色泽黄白，油光透亮。腐竹含有丰富的蛋白质及多种营养成分，每 100 克豆浆、豆腐、腐竹的蛋白质含量分别为 1.8 克、8.1 克、44.6 克；而水分含量则分别是 96 克、82.8 克、7.9 克。因为腐竹是干的，所以在食用之前一定要在温水里面将腐竹泡开。

2. 食用功效

腐竹中谷氨酸含量很高，为其他豆类或动物性食物的 2～5 倍，而谷氨酸在大脑活动中起着重要作用，所以腐竹对预防阿尔茨海默病有一定的作用。腐竹中所含有的磷脂、皂苷能降低血液中胆固醇含量，有防治高脂血症、动脉粥样硬化的作用。

3. 注意事项

患有肾炎、肾功能不全、糖尿病酮症酸中毒、痛风的患者是不适宜食用腐竹的。

三、坚果类的营养价值

坚果又称壳果，这类食物食用部分多为坚硬果核内的种仁子叶或胚乳，营养价值很高。一般将坚果类食物分成两个亚类：一是树坚果，主要包括杏仁、腰果、榛子、松子、核桃、栗子、开心果等；二是种子，主要包括花生、葵花子、南瓜子、西瓜子等。

（一）花生

1. 营养特点

花生又名落花生、唐人豆等。花生滋养补益，有助于延年益寿，所以民间又称"长生果"。花生含有大量的蛋白质和脂肪。花生含脂肪 50% 左右，特别是不饱和脂肪酸的含量很高，大部分为亚油酸。花生含有胆碱、维生素 A、B 族维生素、维生素 E、维生素 K、硒及钙等 20 多种微营养素。

2. 食用功效

花生中的硒元素和白藜芦醇可以防治肿瘤，同时也有预防和治疗动脉粥样硬化等心脑血管疾病的作用。花生中的维生素 K 有止血作用，花生红衣的止血作用比花生更高出 50 倍，对多种出血性疾病都有良好的止血功效。将花生连同红衣与大枣配合使用，既可补虚，又能止血，对身体虚弱的出血患者、病后体虚者、处于恢复期的手术患者以及孕产妇均有补养作用。此外，花生含有丰富的谷氨酸、不饱和脂肪酸、蛋氨酸及天冬氨酸，有增强记忆力的作用，儿童食之可促进脑细胞发育，对中、老年人有很强的滋补保健和延年益寿作用，尤其可防老年痴呆。

3. 注意事项

在花生的诸多吃法中以炖为最佳，这样既避免了营养素的破坏，又具有口感潮润、易于消化等特点，老少皆宜。花生炒熟或油炸后，性质热燥，不宜多食。花生霉变后含有大量致癌物质——黄曲霉毒素，所以霉变的花生不能吃。由于花生能增进血凝，促进血栓形成，故血黏度高或患有血栓的人不宜食用。

（二）瓜子

1. 营养特点

瓜子是人们生活中不可缺少的零食，深受人们欢迎，品种主要有葵花子、西瓜子、南瓜子等。瓜子的蛋白质含量较高，热量较低，不含胆固醇，还含有丰富的铁、锌、钙、钾、镁等矿物质。瓜子还是维生素 B_1 和维生素 E 的良好来源。

2. 食用功效

葵花子具有防止发生贫血、降低结肠癌发病率的作用。葵花子中丰富的钾元素对保护心脏功能、预防高血压非常有益，葵花子中所含的植物固醇和磷脂，能够抑制人体内胆固醇的合成，防止动脉粥样硬化。现代研究发现，葵花子中含的维生素 B_3，有调节脑细胞代谢、改善其抑制功能的作用，可用于催眠。葵花子还富含维生素 E 及精氨酸，对维护性功能和精子的质量有益，而且可以提高人体免疫功能。

西瓜子有利肺、润肠、止血、健胃、降压等医疗功效。西瓜子对咳嗽痰多和咯血等症有辅助疗效。西瓜子富含油脂，没有食欲或便秘者不妨食用一些西瓜子。西瓜子含有的不饱和脂肪酸有降低血压的功效，并有助于预防动脉粥样硬化。

白瓜子即南瓜子，生吃、熟吃都可以，有杀虫和治疗前列腺疾病的食疗作用。南瓜子有很好的杀灭人体内寄生虫（如蛲虫、钩虫等）的作用，对血吸虫幼虫也具有很好的杀灭作用。研究发现，每天吃上 50g 左右的南瓜子，可有效地防治前列腺疾病。其所含的活性成分可消除前列腺炎初期的肿胀，同时还有预防前列腺癌的作用，适宜男性经常食用。南瓜子含有丰富的泛酸，这种物质可以缓解静息型心绞痛，并有降压的作用。

3. 注意事项

瓜子类的食品一次不要吃得太多，长时间不停地嗑瓜子会伤津液，导致口干舌燥，甚至引起口腔黏膜损伤、溃疡等，特别是咸瓜子不宜吃得太多。吃瓜子时，尽量用手剥壳，或使用剥壳器。瓜子类的食品也尽量不要给婴幼儿食用，以免掉进气管，引起窒息发生危险。

（三）杏仁

1. 营养特点

杏仁的营养价值十分均衡，含蛋白质 23%～27%、粗脂肪 50%～60%、糖类 10%，还含有丰富的 B 族维生素、维生素 C、维生素 E 等。此外，杏仁中含有多种具有特殊生理作用的植物成分，如苦杏仁苷、类黄酮等。

2. 食用功效

杏仁有苦甜之分，甜杏仁可以作为休闲小吃，也可做凉菜；苦杏仁一般入药，并有低毒，不能多吃。杏仁可作为药用物质，润肺清火、排毒养颜，对肺燥引起的咳嗽有很好的疗效。杏仁含丰富的维生素 B_{17}，又名苦杏仁苷，其是否具有防癌治癌作用尚未得到证实。苦杏仁苷类的物质本身无毒，但当它们被 β-葡萄糖苷酶代谢分解后，就会产生有毒的氢氰酸。未成熟的杏果中含类黄酮较多，类黄酮有预防心脏病和减少心肌梗死的作用。杏仁丰富的维生素 C 和多酚类成分不但能够降低人体内胆固醇的含量，还能显著降低心脏病和很多慢性病的发病危险性。杏仁富含维生素 E，具有美容的功效。

（四）栗子

1. 营养特点

栗子又名板栗，不仅含糖类高达 62%～70%，而且含有蛋白质、脂肪、B 族维生素等多种营养素，素有"干果之王"的美称。栗子含有丰富的不饱和脂肪酸和维生素、矿物质。

2. 食用功效

栗子能防治高血压病、冠心病、动脉粥样硬化、骨质疏松等，是抗衰老、延年益寿的滋补佳品，老年人尤其适合经常食用。

3. 注意事项

因为栗子所含的糖分比较高，故一次不宜食用太多，尤其是糖尿病患者。

（五）核桃

1. 营养特点

核桃营养价值很高，含有丰富的蛋白质、脂肪，脂肪中的主要成分是亚油酸甘油酯。核桃中还含有丰富的锌、B 族维生素和维生素 E。

2. 食用功效

核桃食用后不但不会使胆固醇升高，还能减少肠道对胆固醇的吸收，因此可作为高血压病、动脉粥样硬化患者的滋补品。核桃中的油脂可供给大脑基质的需要，其所含的微量元素锌和锰是脑垂体的重要成分，故常食用核桃有益于大脑的营养补充，是健脑益智的佳品。核桃还有防止细胞老化、延缓衰老的作用。另有一种山核桃，又叫野核桃，其营养与核桃基本相同。

3. 注意事项

核桃含有较多脂肪，所以不宜一次吃得太多。

（六）榛子

1. 营养特点

榛子又称山板栗、尖栗、棰子等。它果形似栗子，果仁肥白而圆，含油脂量很大，吃起来特别香美。榛子营养丰富，果仁中除含有蛋白质、脂肪、糖类外，胡萝卜素、维生素 B_1、维生素 B_2、维生素 E 含量也很丰富，钙、磷、铁含量也高于其他坚果。

2. 食用功效

由于榛子富含油脂，使其所含的脂溶性维生素更易为人体吸收，所以对体弱、病后虚弱的人都有很好的补养作用。榛子的维生素 E 含量高达 36%，能有效地延缓衰老、防治血管硬化、润泽肌肤。榛子中含有抗癌化学成分紫杉醇，有防癌抗癌的作用。

（七）腰果

1. 营养特点

腰果是一种肾形坚果，又名鸡腰果、介寿果。腰果含有较高的热量，主要来源是脂肪，其次是碳水化合物和蛋白质。腰果中脂肪多为不饱和脂肪酸，油酸占总脂肪酸的 67.4%，亚油酸占 19.8%。腰果还含有维生素 A、维生素 B_1、维生素 B_2 等多种维生素和锰、铬、镁、硒等矿物质。

2. 食用功效

腰果有补充体力、消除疲劳的效果，适合易疲倦的人食用。腰果有很好的软化血管的作用，能保护脑血管和防治心血管疾病。腰果是高脂血症、冠心病患者的食疗佳果。经常食用腰果还可以起到润肠通便、润肤美容、延缓衰老、提高机体抗病能力等作用。腰果还具有催乳的功效，有益于产后泌乳。

（八）开心果

1. 营养特点

开心果，又名无名子、阿月浑子。开心果果仁除含有丰富的油脂、维生素 E 等成分外，还富含烟酸、泛酸、钙、锌、铜等营养成分。

2. 食用功效

经常食用开心果能提高免疫力、抗衰老，并具有护肤美容的功效。开心果中含有丰富的油脂，有利于大脑的生理功能；还有润肠通便的作用，有助于机体排毒。开心果还可以补充钙、锌、铜等矿物质，能促进骨骼健康，预防骨质疏松。

3. 注意事项

开心果含有较高的热量，而且多食易引起胃肠胀气，故不宜多食。

第四节　蔬菜及菌藻类

一、蔬菜类的营养价值

蔬菜的矿物质含量丰富，如钙、磷、铁、钾、钠、镁、铜等，对维持机体酸碱平衡起重要作用，但由于蔬菜中含有大量的草酸，故其矿物质的吸收率并不高。新鲜蔬菜富含维生素C、胡萝卜素、维生素 B_2 和叶酸等水溶性维生素。

蔬菜一般可分为叶菜类、根茎类、瓜茄类、鲜豆类四大类。根茎类蔬菜主要有胡萝卜、白萝卜、莲藕、大蒜、竹笋等；瓜茄类蔬菜主要有南瓜、苦瓜、黄瓜、番茄、茄子、辣椒等；鲜豆类蔬菜主要有毛豆、扁豆等；叶菜类蔬菜，特别是深绿色蔬菜，如菠菜、韭菜、芹菜等营养价值较高。

由于蔬菜的品种十分繁多，故仅将其中比较有代表性的几种加以介绍。

（一）萝卜

1. 营养特点

萝卜营养丰富，有很好的食用、医疗价值。萝卜含有能诱导人体自身产生干扰素的多种微量元素，还含有较多的 B 族维生素。

2. 食用功效

我国是萝卜的故乡，自古有"冬吃萝卜夏吃姜，一年四季保安康"的说法。经常食用萝卜可增强机体免疫力，并能抑制癌细胞的生长。萝卜中的 B 族维生素和钾、镁等矿物质可促进胃肠蠕动，有助于体内废物的排出。常吃萝卜还可降低血脂、软化血管、稳定血压，预防冠心病、动脉粥样硬化、胆石症等疾病。萝卜种类繁多，生吃、熟吃均可。萝卜还是一味中药材，其性凉味辛甘，可消积滞、化痰清热、下气宽中、解毒。

（二）胡萝卜

1. 营养特点

胡萝卜中含有大量的类胡萝卜素，特别是 β-胡萝卜素。此外，还含有丰富的 B 族维生素、维生素 C 以及多种矿物质。

2. 食用功效

胡萝卜中的 β-胡萝卜素在体内转化为维生素 A，具有促进机体正常生长发育、防止呼吸道感染、保持视力、治疗夜盲症和眼干燥症等功能。β-胡萝卜素能增强人体免疫力，有抗癌作用，并可减轻癌症患者的化疗反应，对多种脏器有保护作用。胡萝卜内含琥珀酸钾，有助于防止血管硬化、降低胆固醇，对防治高血压病有一定效果。由于 β-胡萝卜素是脂溶性物质，故胡萝卜应用油炒熟或和肉类一起炖煮后再食用，以利于其中 β-胡萝卜素的吸收。

（三）莲藕

1. 营养特点

莲藕微甜而脆，可生食也可熟食。莲藕含有丰富的维生素 C、维生素 K、膳食纤维以及铁。莲藕中还含有一定量的淀粉，故常制成藕粉食用。

2. 食用功效

莲藕含铁量较高，特别适合缺铁性贫血患者食用。莲藕中丰富的维生素 K，具有收缩血管和止血的作用，对于吐血、衄血、尿血、便血的患者以及产妇极为适合。莲藕的含糖量不是很高，又含有大量的维生素 C 和食物纤维，故常将藕粉作为肝病、便秘、糖尿病等患者的补益食品。藕粉也可作为老幼妇孺、体弱多病者上好的食品和滋补佳珍。

（四）洋葱

1. 营养特点

洋葱为百合科草本植物，又名葱头、圆葱。洋葱含有丰富的微量元素硒和前列腺素 A，是唯一含前列腺素 A 的蔬菜。洋葱中含有植物杀菌素如大蒜素等，因而有很强的杀菌能力。

2. 食用功效

洋葱所含的微量元素硒是一种很强的抗氧化剂，具有防癌、抗衰老的功效。洋葱中含有的前列腺素 A 能扩张血管、降低血液黏度，因而具有降血压、增加冠状动脉血流量、预防血栓形成的作用。经常食用对高血压病、高脂血症和心脑血管疾病患者都有保健作用。传统的中国菜中较少用到洋葱，但在国外它是餐桌上的"常客"，而且被誉为"菜中皇后"。

3. 注意事项

洋葱易产生挥发性气体，故不可过量食用。凡患有皮肤瘙痒性疾病和患有眼疾、眼部充血者也应少食。

（五）大蒜

1. 营养特点

大蒜也叫蒜头，属于百合科植物。大蒜种类很多，根据蒜头颜色可以分为白皮蒜和紫皮蒜。大蒜含有蛋白质、糖类、胡萝卜素、维生素 B_1、维生素 B_2、烟酸、食物纤维以及硒、磷、铁、镁等矿物质。大蒜含挥发油约 0.2%，油中主要成分为大蒜素，是大蒜中所含的蒜氨酸受大蒜酶的作用水解产生。还含多种烯丙基、丙基和甲基组成的硫醚化合物。

2. 食用功效

大蒜可促进消化液的分泌，增强食欲，去腥味。大蒜挥发油中所含的大蒜素等具有明显的抗炎灭菌作用，其杀菌能力可达到青霉素的十分之一，对病原菌、病毒和寄生虫都有良好的杀灭作用，可以起到预防流感、防止伤口感染、治疗感染性疾病和驱虫的功效。大蒜具有抗氧化作用，它的抗氧化性优于人参，可提高机体免疫力、延缓衰老。大蒜中含有蒜胺，对大脑的益处比 B 族维生素还强。大蒜中含硒较多，对人体胰岛素合成下降有调节作用，所以糖尿病患者多食大蒜有助减轻病情。大蒜能保护肝脏，诱导肝细胞中的脱毒酶的活性。可以阻断亚硝胺致癌物质的合成，从而预防癌症的发生。大蒜有效成分具有明显的降血脂及预防冠心病和动脉粥样硬化的作用，并可防止血栓的形成。

3. 注意事项

大蒜植物活性物质遇热会很快失去作用，因此烹调时间不宜久，最好大火快炒，防止有效成分被破坏。

（六）大葱

1. 营养特点

大葱，是葱的一种，常作为香料调味品或蔬菜食用，在烹调中占有重要的角色。在我国北方地区有大葱蘸酱的食用方法。大葱含有蛋白质、糖类、胡萝卜素、膳食纤维、维生素以及磷、铁、镁等矿物质。葱叶部分比葱白部分含有更多的维生素 A、维生素 C 及钙。大葱含有挥发油，油中的主要成分为大蒜素，又含有二烯丙基硫醚、硫化丙烯、草酸钙等。

2. 食用功效

大葱有一种独特的香辣味，来源于挥发性硫化物葱素，能刺激唾液和胃液分泌，增进食欲。大葱能兴奋神经、促进循环，还可以刺激上呼吸道，使黏痰易于咳出。大葱油中所含大蒜素，具有明显的抵御细菌、病毒的作用，尤其对痢疾杆菌（志贺菌属）和皮肤真菌抑制作用更强。大葱所含的大蒜素还可以抑制癌细胞的生长，降低胃液内的亚硝酸盐含量，对预防胃癌及多种癌症有一定作用，可明显地减少结肠癌的发生。大葱有舒张小血管、促进血液循环的作用，可防止血压升高所致的头晕，使大脑保持灵活，并预防老年痴呆。大葱可降低胆固醇在血管内的堆积。

（七）大白菜

1. 营养特点

大白菜是一种原产于中国的蔬菜，又称结球白菜、包心白菜、黄芽白菜、胶菜等，在粤语里叫绍菜。大白菜营养丰富，价格便宜，烹饪方便。大白菜除含糖类、膳食纤维、钙、磷、铁、胡萝卜素、维生素 B_1、烟酸外，尚含丰富的维生素 C、维生素 B_2、锌、钼等。

2. 食用功效

大白菜中含有大量的粗纤维，可促进肠壁蠕动，帮助消化，防止大便干燥，促进排便，稀释肠道毒素，既能治疗便秘，又有助于营养吸收。常食大白菜有助于增强机体免疫功能，对减肥健美也具有意义。大白菜含有活性成分吲哚-3-甲醇，能帮助体内分解与乳腺癌发病相关的雌激素，可使乳腺癌发生率降低。此外，其所含微量元素钼可抑制体内对亚硝胺的吸收、合成和积累，也有一定抗癌作用。大白菜所含的果胶，可以帮助人体排出多余的胆固醇，降低人体胆固醇水平，增加血管弹性，常食可预防动脉粥样硬化和心脑血管疾病。

（八）青菜

1. 营养特点

青菜，又名大叶青、宽帮青菜、苏州青。青菜富含维生素 C、B 族维生素、胡萝卜素、钾和膳食纤维等营养物质。青菜种子含油量达 $35\%\sim50\%$，其菜籽油含有丰富的脂肪酸和多种维生素，是良好的食用植物油。

2. 食用功效

青菜为低脂肪蔬菜，且含有膳食纤维，能减少脂类的吸收，故可用来降血脂、减肥。青菜中所含的植物激素能增加酶的形成，有防癌功能。此外，青菜还具有促进血液循环、增强肝脏的排毒机制等作用，对皮肤疮疖、乳痈有治疗作用。青菜中含有大量的植物纤维素，能促进肠道蠕动，治疗便秘，预防肠道肿瘤。青菜中的维生素C、胡萝卜素，是人体黏膜及上皮组织维持生长的重要营养物质，故常食青菜具有美容作用。另外，青菜还有助于增强机体免疫能力。

（九）生菜

1. 营养特点

生菜，又称鹅仔菜、莴仔菜等，可生食，脆嫩爽口，略甜。生菜原产于欧洲地中海沿岸，是欧美人群的最喜爱的蔬菜之一。生菜富含水分，每100克食用部分含水分高达94％～96％，故生食清脆爽口，特别鲜嫩。生菜茎叶中含有莴苣素，故味微苦。此外，生菜中含有甘露醇等有效成分。

2. 食用功效

生菜中膳食纤维和维生素C较白菜多，有消除多余脂肪的作用，故又叫减肥生菜。生菜含甘露醇等物质，因此有利尿和促进血液循环的作用，适合高胆固醇、肝胆病患者食用。生菜中还含有一种"干扰素诱生剂"，可刺激人体正常细胞产生干扰素，从而产生一种抗病毒蛋白，可起到抑制病毒的作用。

（十）卷心菜

1. 营养特点

卷心菜，学名结球甘蓝，又名洋白菜、包菜、高丽菜等。卷心菜是钾的良好来源。卷心菜的维生素C含量比大白菜要高。此外，卷心菜还富含叶酸。卷心菜含有维生素U，即碘甲基甲硫基丁氨酸，是一种抗溃疡剂，主要用于治疗胃溃疡和十二指肠溃疡。现在市场上还有一种紫色的圆白菜叫紫甘蓝，营养功能基本上和圆白菜相同。

2. 食用功效

卷心菜以水分高、热量少而著称，是很多减肥人士的最爱。卷心菜是一种天然的防癌药物。另外，卷心菜富含具有抗氧化作用的物质，可美容护肤、延缓衰老。卷心菜防衰老、抗氧化的效果与芦笋、菜花同样处在较高的水平。卷心菜富含叶酸，所以，怀孕的妇女、贫血患者应当多吃。新鲜的卷心菜中含有植物杀菌素，有抑菌消炎的作用，对咽喉疼痛、外伤肿痛、蚊叮虫咬、胃痛、牙痛有一定的作用。卷心菜含有大量纤维素，能够增强胃肠功能、促进肠道蠕动，以及降低胆固醇水平，同时防治便秘。卷心菜也是糖尿病患者和肥胖者的理想食物。卷心菜对溃疡有着很好的治疗作用，能加速创面愈合，是胃溃疡和十二指肠溃疡患者的食疗佳品。卷心菜中钾的含量较高，对防治高血压病很有益处。

（十一）菠菜

1. 营养特点

菠菜不仅含有大量的β-胡萝卜素、维生素E、硒和铁，也是维生素B_6、叶酸、铁和钾的极佳来源。菠菜叶中含有铬和一种类胰岛素物质，其作用与胰岛素非常相似，能使血糖保持稳定。

2. 食用功效

糖尿病患者，尤其是 2 型糖尿病患者，经常食用菠菜有利于血糖保持稳定。菠菜中丰富的维生素能够防止口角炎、夜盲症等多种维生素缺乏病的发生。菠菜中含有大量的抗氧化剂如维生素 E 和硒元素，具有抗衰老、促进细胞增殖的作用，而且能激活大脑功能，有助于防止大脑的老化，防止老年痴呆。

3. 注意事项

菠菜最好不要直接烹调，因为它含有较多草酸，会妨碍机体对钙、锌、铁的吸收，故吃菠菜时宜先用沸水漂烫，捞出再炒或凉拌。虽然菠菜含铁量很高，但其中能被吸收的铁并不多，故不宜用来补铁补血。

（十二）韭菜

1. 营养特点

韭菜又叫起阳草、长生韭等，味道鲜美，还有独特的香味。韭菜含有挥发油、硫化物、蛋白质、脂肪、糖类、胡萝卜素、维生素 C、钙、磷、铁等。韭菜还含有丰富的纤维素。韭菜的独特辛香味是其所含的硫化物形成的，这些硫化物有一定的杀菌消炎作用。

2. 食用功效

韭菜含有较多的纤维素，能增进胃肠蠕动，对便秘患者有益，对预防肠癌亦有重要作用。韭菜含有的挥发油和含硫化合物，具有促进食欲、提高机体免疫力、杀菌和调节血脂的作用，可预防和治疗高脂血症、心脑血管疾病等。不过，含硫化合物遇热易挥发，因此烹调韭菜时需急火快炒起锅。中医认为食用韭菜可以温肾壮阳，因此韭菜一直被认为是补肾壮阳的最佳食物。

3. 注意事项

韭菜的粗纤维较多，不易消化吸收，所以一次不能吃太多，否则大量粗纤维刺激肠壁，往往引起腹泻。最好控制在一顿 100～200g，不能超过 400g。

（十三）茼蒿

1. 营养特点

茼蒿，又称蓬蒿、蒿菜、菊花菜、桐花菜，在福建等地也叫鹅菜、义菜。茼蒿富含维生素 C，以及胡萝卜素、钾、钠、蛋白质、纤维素等。茼蒿中的茼蒿素，有杀虫的作用。茼蒿含挥发油，对多种农业植物的病原菌有一定抑制活性的作用，主要成分是樟脑、α-蒎烯、β-蒎烯等。

2. 食用功效

茼蒿具有调节机体免疫功能、抑制肿瘤转移和生长的作用。茼蒿可以养心安神、润肺补肝、稳定情绪、防止记忆力减退。茼蒿中含有特殊香味的挥发油，有助于宽中理气、消食开胃、增加食欲，并且其所含的粗纤维有助于肠道蠕动，促进排便。茼蒿中挥发性的精油以及胆碱等物质，具有降血压、补脑的作用。

（十四）莴苣

1. 营养特点

莴苣，也称莴笋。莴苣中碳水化合物的含量较低，而无机盐、维生素则含量较丰富，尤其是含有较多的烟酸。莴苣还含有一定量的微量元素锌、铁，莴苣中的钾离子含量丰富。

2. 食用功效

莴苣味道清新且略带苦味，可刺激消化酶分泌，增进食欲。其乳状浆液，可增强胃液、消化液和胆汁的分泌，从而促进各消化器官的功能。莴苣中钾含量大大高于钠含量，有利于体内的水、电解质平衡，具有利尿、降低血压、预防心律失常和促进乳汁分泌的作用，对高血压病、水肿、心脏病患者有一定的食疗作用。莴苣含有多种维生素和矿物质，具有调节神经系统功能的作用，因此经常失眠、神经紧张的人可多食用莴苣。莴苣的提取物对某些癌细胞有很高的抑制率，故又可用来防癌抗癌。莴苣含有大量植物纤维素，能促进肠壁蠕动，通利消化道，帮助大便排泄，可用于治疗各种便秘。莴苣富含烟酸，烟酸又是胰岛素的激活剂，因此糖尿病患者经常吃些莴苣，可改善糖的代谢。

（十五）芹菜

1. 营养特点

芹菜是常用蔬菜之一，含有丰富的铁及膳食纤维，并且具有特殊的挥发性物质，使其别具芳香，深受人们喜爱。

2. 食用功效

芹菜是辅助治疗高血压病及其并发症的首选食品。芹菜对于缺铁性贫血、血管硬化、神经衰弱、糖尿病亦有辅助治疗作用。芹菜的叶、茎含有挥发性物质，能增强人的食欲。经常吃些芹菜，可以中和尿酸及体内的酸性物质，对预防痛风有较好效果。

3. 注意事项

芹菜有降血压作用，故血压偏低者慎用。

（十六）茄子

1. 营养特点

茄子是餐桌上为数不多的紫色蔬菜。在茄子的紫皮中含有丰富的维生素 E 和维生素 P，这是其他蔬菜所不能比的。茄子中还有丰富的维生素 C 和 B 族维生素。

2. 食用功效

茄子中丰富的维生素 P，可软化微细血管，防止小血管出血，对高血压病、动脉粥样硬化、咯血、紫癜（皮下出血、淤血）及坏血病患者均有辅助治疗作用。茄子纤维中所含的维生素 C 和皂苷，具有降低胆固醇的功效。此外，茄子所含的 B 族维生素对痛经、慢性胃炎及肾炎水肿等也有一定的辅助治疗作用。

3. 注意事项

老茄子，特别是秋后的老茄子有较多茄碱，对人体有害，不宜多吃。油炸茄子会造成维生素 P 大量损失，挂糊上浆后炸制能减少这种损失。

（十七）青椒

1. 营养特点

青椒别名很多，大椒、甜椒、灯笼椒、柿子椒、菜椒都是它的名字。其特点是果实较大，作蔬菜食用而不作为调味料。青椒含有丰富的抗氧化维生素，即维生素 C 和 β-胡萝卜素，还含有多种微量元素。

2. 食用功效

青椒含有丰富的维生素 C、维生素 K，可以防治坏血病，对牙龈出血、贫血、血管脆弱等有辅助治疗作用。其特有的味道和所含的辣椒素有刺激唾液分泌的作用，能增进食欲、帮助消化、促进肠蠕动、防止便秘。

3. 注意事项

辣味重的青椒容易引发痔、疮疖等，故辣的青椒要少吃。

（十八）菜花

1. 营养特点

菜花又叫花椰菜，有白、绿两种，绿色的又叫西蓝花、青花菜。除绿色的较白色的胡萝卜素含量要高些外，白、绿两种菜花营养、作用基本相同。菜花是含有类黄酮最多的食物之一。菜花还含有丰富的维生素 K 和维生素 C。

2. 食用功效

长期食用菜花可以减少乳腺癌、直肠癌及胃癌等癌症的发病率。丰富的维生素 C 含量，可增强肝脏解毒能力，提高机体的免疫力，防止感冒和坏血病的发生。菜花中的类黄酮除了可以防止感染，还能够阻止胆固醇氧化、防止血小板凝结成块，从而减少心脏病与卒中的危险。

3. 注意事项

菜花虽然营养丰富，但常有残留的农药，还容易生菜虫，所以在食用之前，可将菜花放在盐水中浸泡几分钟。

（十九）番茄

1. 营养特点

番茄又称西红柿。番茄含有丰富的胡萝卜素、B 族维生素和维生素 C，尤其是维生素 P 的含量居蔬菜之冠，因此番茄有"维生素宝库"的称号。番茄中的番茄红素具有独特的抗氧化能力，能清除自由基，保护细胞，阻止癌变进程。

2. 食用功效

番茄有生津止渴、健胃消食、凉血平肝、清热解毒、降低血压之功效，对高血压病、冠心病有良好的辅助治疗作用。多吃番茄具有抗衰老作用，可使皮肤保持白皙。番茄多汁，可以利尿，肾炎患者也可食用。番茄能有效地减少前列腺癌、胰腺癌、直肠癌、喉癌、口腔癌、乳腺癌等癌症的发病危险。

3. 注意事项

青色未熟的番茄不宜食用。

（二十）苦瓜

1. 营养特点

苦瓜又叫癞瓜、凉瓜，具有特殊的苦味。苦瓜是夏季消暑解热的首选蔬菜。苦瓜中含有铬和类似胰岛素的物质，有明显的降血糖作用。苦瓜中含有独特的维生素 B_{17} 和生理活性蛋白质，能提高人体免疫功能，防癌抗癌。苦瓜具有一种独特的苦味成分，即奎宁，能抑制过度兴奋的体温中枢，起到消暑解热的作用。

2. 食用功效

经常食用苦瓜，能促进糖分分解，使过剩的糖分转化为热量，还能改善体内的脂肪平衡，是糖尿病患者理想的食疗食物。苦瓜中的有效成分可以抑制正常细胞的癌变和促进突变细胞的复原，具有一定的抗癌作用。苦瓜的维生素 C 含量很高，具有预防坏血病、保护细胞膜、防止动脉粥样硬化、提高机体应激能力、保护心脏等作用。

3. 注意事项

苦瓜的季节性很强，可将苦瓜切片晒干，用来泡制苦瓜茶，这样一年四季都可食用。还可以将苦瓜制成苦瓜酒。

（二十一）南瓜

1. 营养特点

南瓜又称倭瓜、饭瓜。南瓜中含有丰富的微量元素钴和果胶，并且还含有丰富的β-胡萝卜素和 B 族维生素。

2. 食用功效

南瓜的钴含量是其他任何蔬菜都不可相比的，钴是胰岛细胞合成胰岛素所必需的微量元素，所以常吃南瓜有助于防治糖尿病。糖尿病患者可把南瓜制成南瓜粉，以便长期少量食用。南瓜中的果胶可延缓肠道对糖和脂质的吸收。经常食用南瓜可以预防高血压病以及肝脏和肾脏的一些病变。

（二十二）黄瓜

1. 营养特点

黄瓜含水分多，新鲜黄瓜约含水分 90%。黄瓜既是蔬菜也是水果。黄瓜中含有丰富的钾、铁、磷等矿物质和维生素 C。鲜黄瓜内含有丙醇二酸，可抑制糖类物质转化为脂肪。黄瓜的苦味成分葫芦素具有很强的抗癌作用。

2. 食用功效

黄瓜具有清热、解毒、利尿等功效。肥胖、高脂血症、高血压病患者，多吃黄瓜有利于控制体重，缓解病情。吃黄瓜还有助于去掉体内过多的水分和清除血液中像尿酸那样的潜在的有害物质。

（二十三）丝瓜

1. 营养特点

丝瓜，又称天罗、布瓜等。丝瓜含蛋白质、脂肪、碳水化合物、钙、磷、铁及维生素 B_1、维生素 C，还有皂苷、植物黏液、木糖胶、丝瓜苦味质、瓜氨酸等。丝瓜所含各类营养在蔬菜类食物中较高，其中，蛋白质的含量比黄瓜、冬瓜高，钙的含量也比其他瓜类高。

2. 食用功效

丝瓜中含防止皮肤老化的 B 族维生素、增白皮肤的维生素 C 等成分，能保护皮肤、消除斑块，使皮肤洁白、细嫩，是不可多得的美容佳品，故丝瓜汁有"美人水"之称。丝瓜含有皂苷类物质，具有一定的强心作用。丝瓜提取物对乙型脑炎病毒有明显预防作用。在丝瓜组织培养液中还提取到一种抗过敏性物质泻根醇酸，其有很强的抗过敏作用。

（二十四）四季豆

1. 营养特点

四季豆富含维生素 A、维生素 B_1、维生素 B_2、维生素 C，含有丰富的蛋白质、钙、磷、铁及烟酸等，种实较饱满的四季豆含有更多的蛋白质，尤其是氨基酸中的赖氨酸含量丰富。

2. 食用功效

四季豆有补血、明目、助排泄以及防治脚气病的作用。

3. 注意事项

四季豆含苷类生物毒素，彻底加热可被破坏，但如果烹调加工方法不当、加热不彻底，毒素未被破坏，则会导致食物中毒。所以，四季豆一定要烧熟后食用。

（二十五）豆芽

豆芽是把豆类放在避光的环境下使之发芽。人们常把黄豆和绿豆发成豆芽食用。豆芽富含维生素 C 及游离氨基酸。

1. 营养特点

豆类发芽时在种子内部贮存的部分淀粉和蛋白质在酶的作用下分解，使淀粉和蛋白质利用率大大提高。豆芽中所含的热量较低，水分和膳食纤维较高。在发芽过程中，由于酶的作用，更多的钙、磷、铁、锌等矿物质被释放出来。发芽后，除维生素 C 大量增加外，B 族维生素也成倍地增加。

2. 食用功效

黄豆生芽后天冬氨酸急剧增加，天冬氨酸能减少体内乳酸堆积，起到消除疲劳的作用。豆芽中含有一种叫硝基磷酸酶的物质，这种物质能有效地抗癫痫和减少癫痫发作。豆芽中还含有一种干扰素诱生剂，能诱生干扰素，增加机体抗病毒、抗癌肿的能力。绿豆芽有清热解毒，利尿除湿，解酒毒、热毒的作用。

3. 注意事项

绿豆芽纤维较粗，不易消化，且性偏寒，所以脾胃虚寒之人不宜久食。

二、菌藻类的营养价值

菌藻类主要指蘑菇、香菇、金针菇、黑木耳、银耳等真菌类食物以及海带、紫菜、裙带菜等海藻类食物。菌藻类食物富含蛋白质、膳食纤维、糖类、维生素和微量元素。干品香菇、蘑菇、黑木耳等蛋白质含量在 15% 以上，且必需氨基酸含量较高。菌藻类含维生素 C 和 β-胡萝卜素都很少，但 B 族维生素含量较普通蔬菜高。海带、紫菜、裙带菜等海藻类含有大量的碘。

（一）香菇

1. 营养特点

香菇又称香菌、冬菇，味道鲜美，香气沁人，营养丰富。香菇具有高蛋白、低脂肪、多糖、多氨基酸和多维生素的营养特点。此外，香菇还含有多种对人体有益的植物化学物，如香菇多糖、灵芝多糖等。

2. 食用功效

香菇有提高免疫力、降胆固醇、降血压的作用。正常人多吃香菇能起到防癌作用，癌症患者多吃香菇能抑制肿瘤细胞的生长。香菇食疗对腹壁脂肪较厚的患者，有一定的减肥效果。

（二）黑木耳

1. 营养特点

黑木耳色泽黑褐，质地柔软，味道鲜美，营养丰富。黑木耳中铁的含量极为丰富。黑木耳还富含维生素 K、果胶以及多种对人体有益的植物化学物，如木耳多糖等。

2. 食用功效

黑木耳是缺铁性贫血患者的首选食物。黑木耳能减少血液凝块，预防血栓等的发生，有防治动脉粥样硬化和冠心病的作用，但有出血性疾病的人不宜食用。黑木耳中的胶质可把残留在人体消化系统内的废物、杂质吸附集中起来排出体外，从而起到清洗胃肠的作用，对胆结石、肾结石等内源性异物也有比较显著的化解功能。黑木耳还含有多种抗肿瘤活性物质，能增强机体免疫力，经常食用可防癌、抗癌，而且有养血驻颜、祛病延年的作用。

（三）银耳

1. 营养特点

银耳，又名白木耳、雪耳，为银耳科植物银耳的子实体。银耳含蛋白质、碳水化合物、脂肪、粗纤维、无机盐、水分及少量 B 族维生素。银耳的蛋白质中含 17 种氨基酸，其中含量最多的是脯氨酸。无机盐中主要含硫、铁、镁、钙、钾等。银耳中还含有丰富的胶质。

2. 食用功效

银耳能提高肝脏解毒能力，保护肝脏功能。银耳不但能增强机体抗肿瘤的免疫能力，还能增强肿瘤患者对放疗、化疗的耐受力。银耳是一种含膳食纤维的减肥食品，它的膳食纤维可助胃肠蠕动，减少脂肪吸收。

（四）海带

1. 营养特点

海带富含碘、钙、磷、硒等多种人体必需的矿物质，含有丰富的胡萝卜素、维生素 B_1 以及纤维素等。海带的有效成分甘露醇是一种疗效显著的利尿药。海带含有较多的碱性成分，有助于体内酸碱平衡。海带中还含有丰富的岩藻多糖、昆布多糖、褐藻氨酸等多种植物化学物。

2. 食用功效

经常食用海带，能预防甲状腺肿大，治疗各种水肿。海带中的多种活性成分有降血脂、抑制动脉粥样硬化以及防癌、抗癌作用。海带中丰富的纤维素可以有效地防止直肠癌和便秘的发生。

（五）紫菜

1. 营养特点

食用紫菜的蛋白质含量为 38％～43％，远远高于一般的蔬菜，且必需氨基酸含量多。紫菜的脂肪含量低，多在 1％ 以下。紫菜含有丰富的碘、钙、铁等矿物质以及多种维生素。

2. 食用功效

紫菜可以用于治疗因缺碘而引起的甲状腺肿大。紫菜有增强记忆，辅助治疗水肿、贫血的作用，还可以促进儿童、青少年骨骼和牙齿的健康生长。

第五节　水果类

水果是人体矿物质和维生素的主要来源。水果中的碳水化合物主要以葡萄糖、蔗糖形式存在，极易被人体吸收。此外，水果中还含有各种芳香物质和色素，使其具有特殊的香味和颜色，赋予水果良好的感官性状。水果中的有机酸以苹果酸、枸橼酸和酒石酸为主，此外还有乳酸、琥珀酸等，有机酸因水果种类、品种和成熟度不同而异。有机酸可促进食欲，有利于食物的消化。同时有机酸可使食物保持一定酸度，对维生素 C 的稳定性具有保护作用。水果中的维生素 C 含量一般较高，但维生素 C 极易与奶制品中的蛋白质凝结成块，不但影响消化吸收，还会使人出现腹胀、腹痛、腹泻等病症。故食用水果后，不要马上喝牛奶或吃乳制品。由于水果的品种繁多，故只将其中有代表性的几种加以介绍。

（一）苹果

1. 营养特点

苹果中含有丰富的碳水化合物、维生素和微量元素，尤其是胡萝卜素的含量较高。苹果还含有丰富的可溶性膳食纤维、果胶、苹果酸、枸橼酸等。

2. 食用功效

苹果中的苹果酸和枸橼酸能够提高胃液的分泌，促进消化。苹果富含可溶性膳食纤维和维生素，能够有效地防止高血脂、高血压、高血糖，并有预防大肠癌以及预防铅中毒的作用。苹果有着天然的怡人香气，具有明显的消除压抑感的作用。

（二）梨

1. 营养特点

梨含有 85% 左右的水分，含有丰富的果糖和葡萄糖，还含有一定量的矿物质、维生素以及苹果酸等。

2. 食用功效

梨具有降低血压、养阴清热的功效。煮熟的梨有助于肾脏排泄尿酸和预防痛风、风湿病和关节炎。在秋季气候干燥时，每天吃一两个梨可缓解秋燥。梨还具有清心润肺化痰的作用，对肺结核、气管炎和上呼吸道感染的患者所出现的咽干、咽痒痛、音哑、痰稠等症皆有效。梨也适宜于肝炎、肝硬化患者以及肾功能不全者食用。

3. 注意事项

梨性寒凉，故一次不要吃得过多。

（三）葡萄

1. 营养特点

葡萄含糖量高达 10%～30%，以葡萄糖为主。葡萄中含有多种矿物质、维生素以及果酸等，还含有多种人体所需的氨基酸。葡萄皮和葡萄籽中含有丰富的抗氧化物质原花青素。

2. 食用功效

经常食用葡萄对神经衰弱、疲劳过度有益。葡萄中的大量果酸有助于消化，适当吃些葡萄，能健脾和胃。把葡萄制成葡萄干后，糖和铁的含量会相对增高，是妇女、儿童和体弱贫血者的滋补佳品。葡萄还具有防癌、抗癌的作用。由于原花青素主要存在于葡萄皮和葡萄籽中，故可以多选用葡萄干这种食物，将葡萄皮与葡萄籽一起食入。

（四）香蕉

1. 营养特点

香蕉营养高、热量低，含有丰富的蛋白质、碳水化合物、钾、维生素 A 原、泛酸和维生素 C 等，同时含有较多的膳食纤维。

2. 食用功效

香蕉中的泛酸等成分，能减轻心理压力、解除忧郁。睡前吃香蕉，还有镇静的作用。香蕉可以预防脑卒中和高血压病，起到降压、保护血管的作用。香蕉还有润肠通便、润肺止咳、清热解毒、助消化和滋补的作用。

3. 注意事项

香蕉不宜放在冰箱内存放。胃酸过多者不宜吃，胃痛、消化不良、腹泻者也应少吃。

（五）猕猴桃

1. 营养特点

猕猴桃含有丰富的碳水化合物、维生素和微量元素，尤其维生素 C、维生素 A 原、叶酸的含量较高。猕猴桃还含有丰富的膳食纤维和抗氧化物质。

2. 食用功效

猕猴桃富含谷胱甘肽等抗氧化物质，有利于抑制癌症基因的突变。猕猴桃富含精氨酸，能有效地改善血液流动，阻止血栓的形成。猕猴桃还含有大量的天然糖醇类物质肌醇和血清促进素，能有效地调节糖代谢、调节细胞内的激素和神经的传导效应，具有稳定情绪、镇静心情的作用。经常食用猕猴桃能够起到清热降火、润燥通便、增强人体免疫力的作用，可降低冠心病、高血压病、心肌梗死、动脉粥样硬化、糖尿病等的发病率。

3. 注意事项

猕猴桃性质寒凉，脾胃功能较弱的人不宜食用过多。

（六）西瓜

1. 营养特点

西瓜除了含有水分之外，还富含人体所需的多种营养素，如各种氨基酸、有机酸和矿物质等。其所含糖类包括蔗糖、果糖和葡萄糖。西瓜还含有丰富的番茄红素，瓜瓤的红色就是由番茄红素所形成的。

2. 食用功效

西瓜中含有的糖类、钾、瓜氨酸等物质，具有治疗肾炎和降血压的作用。

3. 注意事项

糖尿病患者不宜多吃西瓜，因为其含糖量丰富，会迅速升高血糖，加重病情；体虚胃寒者亦不宜多吃，吃多了会出现腹胀、腹泻和食欲下降的症状；充血性心力衰竭患者和慢性肾病患者食之过多，会由于水分急剧增加，加重心脏和肾脏的负担。

（七）芒果

1. 营养特点

芒果果肉含糖 14％～16％，含有丰富的 β-胡萝卜素、B 族维生素、维生素 C 及多种人体需要的矿物质和氨基酸。芒果是少数富含蛋白质的水果。芒果中还含有芒果苷、苹果酸和柠檬酸等化合物，有明显的抗脂质过氧化和防癌、抗癌的作用。

2. 食用功效

经常食用芒果能延缓细胞衰老、提高脑功能，还有祛痰止咳的功效。芒果中的维生素 C含量高于一般水果，有利于防治心脑血管疾病，对于眩晕症、梅尼埃病、高血压病的眩晕、恶心、呕吐等均有益。芒果的 β-胡萝卜素含量特别高，有益于视力的改善，又能润泽皮肤。

3. 注意事项

过敏体质者要慎吃芒果。一般人也不宜大量进食芒果，否则皮肤会发黄，并对肾脏造成损害。

（八）荔枝

1. 营养特点

荔枝是水果中的佳品，含有丰富的糖分、蛋白质、多种维生素、脂肪、枸橼酸、果胶以及磷、铁等，是有益人体健康的水果。

2. 食用功效

常食荔枝能补脑健身、开胃益脾，有促进食欲之功效。荔枝含有丰富的维生素，可促进微细血管的血液循环，防止雀斑的发生，令皮肤更加光滑。荔枝尤其适合产妇、老年人、体质虚弱者、病后调养者食用。

3. 注意事项

荔枝不宜一次食用过多或连续多食，尤其是老年人、小孩和糖尿病患者。

（九）橘子

1. 营养特点

橘子常与柑子一起被统称为柑橘，颜色鲜艳，酸甜可口。橘子营养丰富，富含维生素C、β-胡萝卜素、果胶与枸橼酸。橘子还含有橘皮苷等活性物质，以及一种叫诺米林的抗癌物质。

2. 食用功效

橘子性平，味甘酸，有生津止咳、和胃利尿和润肺化痰的作用。橘子中的橘皮苷可加强毛细血管的韧性，降血压、扩张冠状动脉，适宜于高血压病、冠心病患者食用。橘子中含有的枸橼酸可预防动脉粥样硬化、解除疲劳，经常食用对健康有益。

（十）草莓

1. 营养特点

草莓又叫红莓、地莓等，鲜美红嫩，果肉多汁，酸甜可口，香味浓郁，被人们誉为"果中皇后"。草莓富含维生素 A、维生素 C 以及鞣酸、膳食纤维等营养成分。

2. 食用功效

草莓对胃肠道疾病和贫血均有一定的滋补调理作用，除可以预防坏血病外，对防治动脉粥样硬化、冠心病也有较好的功效。草莓还具有防癌作用。

3. 注意事项

草莓中含有的草酸钙较多，尿路结石患者不宜多吃。

（十一）樱桃

1. 营养特点

樱桃别名车厘子、樱珠等。樱桃铁的含量较高，维生素 A 和胡萝卜素的含量比葡萄、苹果、橘子高。樱桃中还含有 B 族维生素、维生素 C、维生素 E 及钙、磷等矿物质，以及花青素等。

2. 食用功效

经常食用樱桃能养颜驻容、去皱消斑，使皮肤红润嫩白。樱桃可以缓解贫血，又可增强体质，健脑益智。樱桃中含有丰富的花青素、维生素 E 等抗氧化物质，能提高机体免疫力、延缓衰老、消除肌肉酸痛等。

（十二）火龙果

1. 营养特点

火龙果主要营养成分有膳食纤维、胡萝卜素、维生素 B_2、维生素 B_3、维生素 C、铁、磷、钙、镁、钾等。果核（黑色芝麻样的种子）内更含有丰富的钙、磷、铁等矿物质，各种酶、白蛋白、纤维质及高浓度天然色素花青素（尤以红心火龙果含量高）。

2. 食用功效

火龙果是一种低能量的水果，富含可溶性膳食纤维，具有减肥、降低胆固醇、预防便秘、预防大肠癌等功效。火龙果中含有一般蔬果中较少有的植物性白蛋白，这种白蛋白可与人体内的重金属离子结合而起到解毒的作用。火龙果富含抗氧化剂维生素 C 和花青素，能增强血管弹性、保护血管内壁并增进皮肤的光滑度。

（十三）大枣

1. 营养特点

大枣又名红枣。大枣营养丰富，既含糖类、氨基酸，又含有多种矿物质和维生素，还含有苹果酸、生物碱、芦丁等对人体有益的物质。大枣最突出的特点是维生素含量高，素有"天然维生素丸"的美称。

2. 食用功效

大枣具有抗变态反应、保肝、降低血清胆固醇、增加血清总蛋白和白蛋白、促进白细胞新陈代谢、抑制癌细胞增殖等作用。经常食用大枣可提高人体的免疫功能，且能防病抗衰与养颜益寿。大枣所含的芦丁，是一种通过使血管软化从而降低血压的物质，对高血压病有防治功效。大枣还可以宁心安神、益智健脑、增强食欲。大枣对病后体虚的人也有良好的滋补作用。

3. 注意事项

过多食用大枣会引起胃酸过多和腹胀。龋齿疼痛者，亦不宜食用。

第六节　畜禽肉类

一、畜肉类的营养价值

畜肉类蛋白质含量为 $10\%\sim20\%$，其中肌浆中蛋白质占 $20\%\sim30\%$，肌原纤维中 $40\%\sim60\%$，间质蛋白 $10\%\sim20\%$。畜肉蛋白中所含的人体必需的氨基酸充足，在种类和比例上接近人体需要，利于消化吸收，是优质蛋白质。但间质蛋白主要是胶原蛋白和弹性蛋白，其中色氨酸、酪氨酸、蛋氨酸含量少，蛋白质利用率低。畜肉中含有能溶于水的含氮浸出物，使肉汤具有鲜味。脂肪在一般畜肉中的含量为 $10\%\sim36\%$，而在肥肉中高达 90%，其在动物体内的分布，随肥瘦程度、部位有很大差异。畜肉类脂肪以饱和脂肪酸为主，熔点较高，其主要成分为甘油三酯，另含少量卵磷脂、胆固醇和游离脂肪酸。以猪肉为例，胆固醇含量在肥肉中为 $109mg/100g$，在瘦肉中为 $81mg/100g$，内脏中约为 $200mg/100g$，脑中最高，约为 $2571mg/100g$。畜肉的碳水化合物主要以糖原形式存在于肝脏和肌肉中。畜肉的矿物质含量约为 $0.8\%\sim1.2\%$，其中钙含量较低，含铁、磷较高，铁以血红素形式存在，不受食物其他因素影响，生物利用率高，是膳食铁的良好来源。畜肉中 B 族维生素含量丰富，内脏如肝脏中富含维生素 A 以及维生素 B_2。畜肉属于红肉，含有一种恶臭乙醛，过多摄入不利健康。

（一）猪肉

1. 营养特点

猪肉能为人体提供优质蛋白质和必需脂肪酸，可提供血红蛋白（有机铁）和促进铁吸收的半胱氨酸，能改善缺铁性贫血。

2. 食用功效

猪肉有润肠胃、生津液、补肾气、解热毒的功效，对消渴赢瘦、肾虚体弱、产后血虚、燥咳、便秘等有一定功效。

3. 注意事项

猪肉纤维较为粗糙，结缔组织较少，肌肉组织中含有较多的肌间脂肪，因此，在烹调前宜切成小块。肥胖和血脂较高者不宜多食，另外，烧焦或烤焦的肉因含多环芳烃类物质，不宜多吃。

（二）羊肉

1. 营养特点

羊肉较猪肉肉质要细嫩，较猪肉和牛肉的脂肪含量要少。

2. 食用功效

中医认为，羊肉有温中暖肾的作用，尤适合体质虚寒的人食用。寒冬吃羊肉可益气补虚，促进血液循环，增强御寒能力。

3. 注意事项

羊肉属大热之品，凡有发热、牙痛、口舌生疮等上火症状者都不宜食用；患有肝病、高血压病、急性肠炎或其他感染性疾病，还有发热期间都不宜食用。夏秋季节气候热燥，不宜吃羊肉。

（三）牛肉

1. 营养特点

牛肉蛋白质含量高，脂肪含量低，味道鲜美。牛肉含有丰富的蛋白质，氨基酸组成比猪肉更接近人体需要，且能提高机体抗病能力。

2. 食用功效

牛肉对处于生长发育的儿童以及术后、病后调养的人特别适宜。寒冬食牛肉，有暖胃作用，为寒冬补益佳品。

3. 注意事项

牛肉不宜常吃，以每周一次为宜。牛肉不易熟烂，烹饪时放一个山楂、一块橘皮或一点茶叶可以使其易烂。清炖牛肉保存营养成分的效果比较好。牛肉的肌肉纤维较粗糙不易消化，故老人、幼儿及消化力弱的人不宜多吃。

（四）猪血

1. 营养特点

猪血又名液体肉、血豆腐、血花，以色正新鲜、未夹杂猪毛和杂质、质地柔软、非病猪之血为优。猪血富含蛋白质、维生素 B_2、维生素 C、维生素 K、钴、铁、磷、钙、烟酸等营养成分。其中以铁的含量最为丰富。

2. 食用功效

猪血中的血浆蛋白被人体内的胃酸分解后，能够与侵入人体内的粉尘、有害金属微粒发生化合反应，促进毒素排出体外。长期接触有毒有害粉尘的人，如每日驾驶车辆的司机，可多吃猪血。猪血富含铁，对贫血见面色苍白者有改善作用，是排毒养颜的理想食物。猪血中含有的钴是防止人体内恶性肿瘤生长的重要微量元素。猪血含有维生素 K，能促使血液凝固，因此有止血作用。

3. 注意事项

对疑有上消化道出血者，应忌食猪血，以免干扰诊断。

（五）猪肝

1. 营养特点

猪肝是猪体内储存养料和解毒的重要器官，含有丰富的营养物质。猪肝中铁质丰富，其含量是猪肉的十多倍。猪肝中维生素 A 的含量远远超过奶、蛋、肉、鱼等食品，还含有维生素 B_2 等。猪肝中还具有一般肉类食品不含有的维生素 C 和微量元素硒。但是，猪肝中胆固醇含量较高。

2. 食用功效

猪肝富含铁，食用猪肝可调节和改善造血系统的生理功能，适合贫血患者食用。猪肝富含维生素 A，能保护眼睛，维持正常视力，防止眼睛干涩、疲劳，还能维持肌肤健康，电脑前工作的人尤为适合食用。猪肝含多种有抗氧化活性的营养元素，如维生素 C、维生素 A 和硒等，能增强人体的免疫力，有抗氧化、防衰老的作用，并能抑制肿瘤细胞的产生。

3. 注意事项

高胆固醇血症、高血压病和冠心病患者应少食。

二、禽肉类的营养价值

禽肉的营养价值与畜肉相似，不同之处在于其脂肪含量少、熔点低（20～40℃）。禽肉含有 20% 的亚油酸，易于消化吸收；蛋白质含量约占 20%，其氨基酸组成接近人体需要；含氮浸出物较多。

（一）鸡肉

1. 营养特点

鸡肉中蛋白质的含量较多，种类多，而且消化率高，很容易被人体吸收利用。鸡肉含有丰富的钙、铁、铜等元素及维生素 A、B 族维生素、维生素 E 等。鸡肉含有对人体生长发育有重要作用的磷脂类。

2. 食用功效

鸡肉的肉质细嫩，滋味鲜美，适合多种烹调方法，并富有营养，有滋补养身的作用。鸡肉对有营养不良、畏寒怕冷、乏力疲劳、月经不调、贫血、虚弱等病症的人有很好的食疗作用，特别适合老人、患者、体弱者食用。鸡肉的营养高于鸡汤。

（二）鸭肉

1. 营养特点

鸭肉的蛋白质含量高，脂肪含量适中，比鸡肉稍高，脂肪酸主要是不饱和脂肪酸和低碳饱和脂肪酸。鸭肉是肉类中 B 族维生素和维生素 E 含量较多的，钾、铁、铜、锌等矿物质的含量也很丰富。

2. 食用功效

鸭肉性微寒，味甘咸，具有滋阴养胃、清肺补血、利水消肿的功效。特别是老鸭肉，可用于治疗阴虚失眠、肺热咳嗽、肾炎水肿、小便不利、低热等病症。

3. 注意事项

腹痛、腹泻、外感风寒者不宜食用鸭肉，以免加重病情。

（三）鸽子肉

1. 营养特点

鸽肉的蛋白质含量在 15% 以上，消化率可达 97%。此外，鸽肉所含的钙、铁、铜等矿物质及维生素 A、B 族维生素、维生素 E 等都比鸡、鱼、牛、羊肉含量高。乳鸽肉含有较多的支链氨基酸和精氨酸，可促进体内蛋白质的合成，加快创伤愈合。乳鸽的骨内含有丰富的软骨素，具有改善皮肤细胞活力、增强皮肤弹性以及改善血液循环等功效。

2. 食用功效

鸽肉营养丰富、易于消化，是成人、孕妇及儿童、体虚病弱者的理想营养食品。贫血患者食用后有助于恢复血气。术后患者可多食用乳鸽，以改善血液循环、加速创面愈合。鸽肉对脱发、白发等也有很好的疗效。

3. 注意事项

食鸽以清蒸或煲汤最好，这样能使营养成分保留最为完整。

（四）鹅肉

1. 营养特点

鹅肉为鸭科动物鹅的肉。鹅是食草动物，是理想的高蛋白、低脂肪、低胆固醇的营养健康食品。鹅肉脂肪含量较低，而且品质好，不饱和脂肪酸的含量高，特别是亚麻酸含量均超过其他肉类，对人体健康有利。鹅肉还含有钙、铁、钾、烟酸等十多种矿物质和维生素。

2. 食用功效

糖尿病老年患者吃鹅肉可补充营养，又可控制病情发展。鹅肉还可预防和治疗咳嗽等病症，尤其对治疗感冒、急慢性气管炎、慢性肾炎、老年水肿、肺气肿、哮喘有良效。鹅肉特别适合在冬季进补。鹅血中还含有一种抗癌因子，能增强人体体液免疫而产生抗体。

第七节　水产品类

水产品种类繁多，常见的主要有鱼类、虾蟹类等，其中以鱼类最为常见。鱼的种类很多，主要的食用淡水鱼包括鲤鱼、草鱼、鲫鱼、鳜鱼等，海水鱼包括黄鱼、带鱼等。鱼类蛋白质含量一般为 $15\%\sim25\%$，易于消化吸收，氨基酸组成中，色氨酸含量偏低。鱼类脂肪含量一般为 $1\%\sim3\%$，主要分布在皮下和内脏周围。鱼类脂肪多由不饱和脂肪酸组成，且含有丰富的二十碳五烯酸（EPA）和二十二碳六烯酸（DHA）。鱼类还是矿物质、维生素的良好来源。

一、鱼类的营养价值

（一）鲤鱼

1. 营养特点

鲤鱼含有丰富的优质蛋白质，极易被人体吸收，利用率高达 98%。鲤鱼肉含有丰富的叶酸、维生素 B_2 以及维生素 B_{12} 等多种维生素。

2. 食用功效

中医认为鲤鱼有补脾健胃、利水消肿、通乳、清热解毒、止咳下气的功效，对水肿、腹胀、少尿、乳汁不通皆有功效。红豆炖鲤鱼，最适用于营养不良引起的水肿，也可作为肾病性水肿的辅助治疗食品。

（二）鲫鱼

1. 营养特点

鲫鱼俗称鲫瓜子，肉味鲜美，肉质细嫩。鲫鱼含有丰富的优质蛋白质，易被人体吸收，还含有多种维生素和矿物质。鲫鱼含糖分较多，所以吃起来有点甜味。

2. 食用功效

经常食用鲫鱼，可以补充营养，增加免疫力。鲫鱼是肝肾疾病、心脑血管疾病患者良好的蛋白质来源。中医认为鲫鱼有健脾利湿、和中开胃、通乳、温中下气之功效，对脾胃虚弱、水肿、乳汁分泌不足的患者有很好的滋补食疗作用。

（三）草鱼

1. 营养特点

草鱼又称鲩鱼等。其肉质细嫩，骨刺少，营养丰富。草鱼含有丰富的不饱和脂肪酸、优质蛋白质、维生素和硒、镁等矿物质。

2. 食用功效

草鱼对于身体瘦弱、食欲缺乏的人来说，有开胃、滋补的作用。草鱼含有丰富的硒元素，经常食用有抗衰老、养颜的功效。

（四）鳜鱼

1. 营养特点

鳜鱼，又名鲈桂、桂花鱼、季花鱼、石桂鱼等。其肉质细嫩，骨刺极少，蛋白质含量高且质优，脂肪含量低，而且富含抗氧化成分。

2. 食用功效

中医认为鳜鱼具有补气血、益脾胃的功效，特别适合儿童、老人及体弱、脾胃消化功能不佳者食用。

（五）带鱼

1. 营养特点

带鱼肉肥刺少，味道鲜美。带鱼含蛋白质、脂肪、铁、钙、锌、镁以及维生素等多种营养成分。带鱼脂肪以不饱和脂肪酸为主，且碳链较长。带鱼中还含有抗癌成分 6-硫代鸟嘌呤。

2. 食用功效

经常食用带鱼，可降低胆固醇，预防高血压病、心肌梗死以及防癌抗癌。中医认为带鱼具有和中开胃、暖胃补虚、润泽肌肤、美容的功效。

（六）黄鱼

1. 营养特点

黄鱼有大小黄鱼之分，又名黄花鱼。大黄鱼又称大鲜、大黄花、桂花黄鱼；小黄鱼又称小鲜、小黄花、小黄瓜鱼。大小黄鱼和带鱼一起被称为我国"三大海产"。黄鱼含有丰富的蛋白质，硒、钙等矿物质和维生素等营养成分。

2. 食用功效

黄鱼中丰富的硒元素能清除人体代谢产生的自由基，能延缓衰老、防癌抗癌。经常食用黄鱼对体质虚弱者和中老年人来说有很好的补益作用。中医认为，黄鱼有健脾开胃、安神止痢、益气填精之功效。

二、其他水产品的营养价值

虾蟹、贝类的蛋白质含量为 15％～20％。虾蟹、贝类的脂肪较鱼类的脂肪含量更低。虾蟹、贝类也是矿物质、维生素的良好来源。其他常见水产品还有黄鳝、泥鳅、甲鱼等。

（一）虾

1. 营养特点

虾营养价值很高，含有丰富的蛋白质、钙、磷、铁、碘和维生素 B_1、维生素 B_2、维生素 B_6 等营养成分。虾皮中含钙量很高，为 991mg/100g。

2. 食用功效

虾为高蛋白、低脂肪食物，特别适合儿童及老年人食用。中医认为虾有补气健胃、壮阳补精、强身延寿的功效，主治神经衰弱、肾虚阳痿、脾胃虚弱、创口不愈等症。

（二）螃蟹

1. 营养特点

螃蟹含有丰富的蛋白质、多种维生素及多种微量元素。螃蟹壳除含丰富的钙外，还含有虾红素等。蟹黄含有大量胆固醇。

2. 食用功效

螃蟹有抗结核作用，吃蟹对结核病的康复大有裨益。中医认为螃蟹具有清热解毒、补骨添髓、养筋接骨、活血的功效，适用于瘀血、黄疸、腰腿酸痛、风湿性关节炎等病症。

3. 注意事项

螃蟹性寒，脾胃虚寒者应尽量少吃，以免引起腹痛、腹泻。吃时可蘸姜末醋汁，以去其寒气。患有高血压病、冠心病、动脉粥样硬化者，尽量少吃蟹黄，以避免血胆固醇升高。千万不要吃死蟹，因为当螃蟹垂死或已死时，蟹体内的组氨酸会分解产生组胺。组胺为一种有毒的物质，随着死亡时间的延长，蟹体内积累的组胺越来越多，即使经过高温加热，也不易被破坏。

（三）鱿鱼

1. 营养特点

鱿鱼的蛋白质含量达 16％～20％，其脂肪含量极低，只有不到 1％。但鱿鱼的脂肪里含有大量的长链不饱和脂肪酸如 EPA、DHA。鱿鱼肉中含有丰富的钙、磷、铁等矿物质以及维生素 B_1、牛磺酸等营养成分。

2. 食用功效

经常食用鱿鱼，可有效地减少血管壁内胆固醇的堆积，预防血管硬化及胆结石的形成。经常食用鱿鱼还能补充脑力、预防老年痴呆等病症，故鱿鱼特别适合中、老年人食用。

（四）生蚝

1. 营养特点

生蚝又称牡蛎，肉肥爽滑，味道鲜美，营养丰富，含有丰富的蛋白质、脂肪、钙、磷、铁等营养成分。生蚝含碘量远远高于牛奶和蛋黄，素有"海底牛奶"之美称。生蚝含锌量之高，为食物之冠。生蚝中还含有海洋生物特有的多种活性物质及多种氨基酸。

2. 食用功效

生蚝有增强免疫力、强身健体、预防动脉粥样硬化、抗肿瘤、延缓衰老、降血压和降血糖的作用。中医认为，蚝味咸，性微寒，无毒，可解五脏、调中益气、养血活血，常食还有润肤养颜养容功能。

（五）甲鱼

1. 营养特点

甲鱼，又称为团鱼或者鳖。甲鱼富含角蛋白、铜、维生素 D 等营养成分。

2. 食用功效

甲鱼能够增强身体的抗病能力及调节人体的内分泌功能，有提高母乳质量、增强婴儿免疫力等功效。甲鱼的腹板称为"龟甲"，是名贵的中药，有滋阴降火之功效，可用于治疗头晕、目眩、虚热、盗汗等。龟甲胶是大分子胶原蛋白质，含有皮肤所需要的各种氨基酸，有养颜护肤、美容健身之效。

（六）黄鳝

1. 营养特点

黄鳝学名鳝鱼，是最普遍的淡水食用鱼类之一。黄鳝含有丰富的蛋白质、脂肪等营养成分。黄鳝脂肪中含有极为丰富的卵磷脂。同时，黄鳝肉还含有 DHA 以及较丰富的 EPA。

2. 食用功效

黄鳝在补充营养、平衡营养、健体强筋、增强抗病能力等方面具有特殊的营养价值。中医认为黄鳝性甘、温，无毒，入脾、肾经，可补脾益气、除积理血，对腹中冷气、肠鸣及风寒湿痹、内外痔漏、妇人产后淋漓、血气不调等均具辅助疗效。

（七）泥鳅

1. 营养特点

泥鳅又名"鳅鱼"。泥鳅不但肉质鲜美，而且营养丰富，被人们誉为"水中人参"。泥鳅中维生素 B_1 的含量比鲫鱼、黄鱼、虾类高，维生素 A、维生素 C 含量也较其他鱼类高。泥鳅蛋白质含量丰富，脂肪含量较少。

2. 食用功效

经常食用泥鳅，能增加机体抵抗力、延缓衰老。泥鳅身上的滑黏液，临床应用中称其为"泥鳅滑液"，具有特殊的药用价值，可用来治疗小便不通、疮疖痈肿等症。中医认为泥鳅味甘、性平，有调中益气、祛湿解毒、通络、补益肾气等功效。

第八节　蛋类

常见的蛋类有鸡蛋、鸭蛋、鹌鹑蛋和鹅蛋等。其中产量最大、食用最普遍、食品加工工业中使用最广泛的是鸡蛋。

（一）鸡蛋

1. 营养特点

鸡蛋几乎含有人体需要的所有营养物质。蛋清和蛋黄分别约占总可食部的 2/3 和 1/3。蛋清中所含主要是蛋白质，不但有人体所需要的必需氨基酸，且氨基酸组成与人体组成模式接近，生物学价值达 95 以上。全蛋蛋白质几乎能被人体完全吸收利用，是食物中最理想的优质蛋白质。蛋清也是维生素 B_2 的良好来源。蛋黄比蛋清含有更多的营养成分，钙、磷和铁等矿物质多集中于蛋黄中。蛋黄还含有较多的维生素 A、维生素 D、维生素 B_1 和维生素 B_2。蛋黄中含磷脂较多，还含有较多的胆固醇。虽蛋类的铁含量较多，但因有卵黄高磷蛋白的干扰，其吸收率只有 3%。生蛋清中含有抗生物素和抗胰蛋白酶，前者妨碍生物素的吸收，后者抑制胰蛋白酶的活性，但当蛋煮熟时，即被破坏。

2. 食用功效

鸡蛋是婴幼儿、孕产妇的理想食品。每天食用鸡蛋，有强健体魄、抗衰老、美肤等作用。

3. 注意事项

一般人以每天不超过 2 个为宜。冠心病患者以每天不超过 1 个为宜，对已有高胆固醇血症者，尤其是重度患者，应尽量少吃或不吃，或可采取只吃蛋白而不吃蛋黄的方式。鸡蛋宜熟食，一般的烹调方法对鸡蛋的营养价值影响很小，仅 B 族维生素有一些损失。煮熟后的鸡蛋，蛋白质变得软且松散，容易消化吸收，利用率较高。

（二）鸭蛋

1. 营养特点

鸭蛋的营养价值与鸡蛋相似。鸭蛋中蛋白质的含量和鸡蛋一样，各种矿物质的总量超过鸡蛋很多，特别是铁和钙在鸭蛋中更是丰富。鸭蛋含有较多的维生素 B_2，是补充 B 族维生素的理想食品之一。

2. 食用功效

中医认为鸭蛋性偏凉，又能滋阴，特别适宜阴虚火旺者食用。鸭蛋亦有强健体魄、抗衰老、美肤等功效，最适宜作为食疗补品。

3. 注意事项

鸭蛋的胆固醇含量较高，有心血管病、肝肾疾病的人应少吃。

（三）鹌鹑蛋

1. 营养特点

鹌鹑蛋是一种很好的滋补品，其营养成分与鸡蛋很相似，但营养价值比鸡蛋更高一等。

由于鹌鹑蛋中各种营养元素的分子较小，所以比鸡蛋中的各种营养元素更易被吸收利用。一般 3 个鹌鹑蛋的营养含量相当于 1 只鸡蛋。

2. 食用功效

鹌鹑蛋含有能降血压的芦丁等物质，因此，鹌鹑蛋是高血压病患者的理想滋补品。

3. 注意事项

高脂血症患者需慎用鹌鹑蛋。

（四）鹅蛋

1. 营养特点

鹅蛋蛋白质含量低于鸡蛋，脂肪含量高于其他蛋类，鹅蛋中还含有多种维生素及矿物质，但质地较粗糙，味道有些油，草腥味较重，口感不及鸡鸭蛋。

2. 食用功效

鹅蛋中的脂肪绝大部分集中在蛋黄内，含有较多的磷脂，其中约一半是卵磷脂，这些成分有利于大脑及神经组织的发育。中医认为鹅蛋可补中益气、防御寒冷气候对人体的侵袭，故在寒冷的季节里可多食用一些。

第九节　乳类及乳制品类

一、乳类的营养价值

乳类成分齐全且组成比例适宜，容易被人体消化吸收，是儿童、体弱、年老者和患者较为理想的食物。人们日常饮用的奶类主要有牛奶、羊奶及马奶等，其中以牛奶饮用量最大。

（一）牛奶

牛奶是最古老的天然饮料之一，被誉为"白色血液"。牛奶是由蛋白质、乳糖、脂肪、矿物质、维生素、水等组成的复合乳胶体。牛奶呈乳白色，味道温和，稍有甜味，具有特有的香味与滋味。市场常可选用的液态牛奶主要有消毒鲜奶、灭菌奶等。

消毒鲜奶是鲜牛奶经过过滤，采用巴氏消毒法（63℃，30min 或 75～90℃，15～16s）制成的液态奶制品，需要冷藏保存。市场上销售的消毒牛奶常强化维生素 D、维生素 A 等营养成分。消毒鲜奶在购买后，应尽早饮用，避免长时间暴露于阳光和灯光下产生异味及维生素 B_1、维生素 C、维生素 B_6 被破坏。牛奶冷藏温度以 7℃ 或更低些为宜。

灭菌奶是经过高温瞬时灭菌（120～140℃，1～2s）而成，可在常温下储藏 30～40 天。传统灭菌奶是长时间高温杀菌制成的液态奶制品，可以在常温下保存 6 个月以上。

消毒鲜奶和灭菌奶中蛋白质、乳糖、矿物质等营养成分含量基本上与原料乳相同，仅 B 族维生素有少量损失，消毒鲜奶的 B 族维生素保存率通常在 90% 以上，灭菌奶的 B 族维生素保存率也在 60% 以上，维生素 C 损失较大，但因它不属于牛奶中的重要营养物质，故而对奶制品的营养价值影响不大。

1. 营养特点

（1）牛奶中的蛋白质含量平均为 3%，包括 79.6% 的酪蛋白、11.5% 的乳清蛋白和 3.3% 的乳球蛋白。其消化吸收率高（87%～89%），生物学价值为 85，必需氨基酸含量及构成与鸡蛋近似，属优质蛋白。牛奶中包括人体生长发育所需的全部氨基酸，是其他食物无法比拟的。

（2）牛奶的脂肪含量约为3％，使奶具特有的香味。乳脂是高度乳化的，以较小的微粒分散于乳浆中，易被消化吸收。乳脂中油酸含量为30％，其中亚油酸和亚麻酸分别占5.3％和2.1％。

（3）奶中所含的碳水化合物为乳糖，其含量（3.4％）比人奶（7.4％）中的低。乳糖有调节胃酸、促进胃肠蠕动、有利于钙吸收和促进消化液分泌的作用，还可促进肠道乳酸菌的繁殖而抑制腐败菌的繁殖生长。

（4）牛奶中矿物质含量为0.6％～0.7％，富含钙、磷、钾。其中钙含量尤为丰富，另外，磷、钾、镁等多种矿物质的搭配也十分合理，容易被消化吸收。牛奶中铁含量很低，如以牛奶喂养婴儿，应注意铁的补充。

（5）牛奶中所含维生素较多的为维生素A（24μg/dL），维生素B_1和维生素C含量很少，每100mL中分别含0.03mg和1mg，奶中维生素含量随季节有一定变化。

（6）牛奶的相对密度为1.028～1.032，其大小与牛奶中的固体物质有关。牛奶的各种成分除脂肪外，含量均较稳定，因此脂肪含量和比重可作为评定鲜奶质量的指标。

2. 食用功效

牛奶中富含维生素A、维生素B_2和蛋白质等，可以防止皮肤干燥及暗沉，可以防止色素沉着，使皮肤白皙、有光泽。经常饮用牛奶可减少高血压病的患病率，降低心脑血管病的发生率。牛奶中的钙最容易被吸收，而且磷、钾、镁等多种矿物质搭配也十分合理，孕妇应多喝牛奶，绝经期前后的中年妇女常喝牛奶可减缓骨质流失，睡前饮用牛奶能帮助睡眠。

3. 注意事项

胃肠功能较弱的人不宜一次饮用大量牛奶，以免出现腹部不适；肾病患者也不宜一次饮用大量牛奶，以免加重肾脏负担。另外，最好不要空腹喝牛奶。

（二）羊奶

1. 营养特点

羊奶为山羊或绵羊泌出的乳汁，在国际上被称为"奶中之王"，美国、欧洲的部分国家均把羊奶视为营养佳品。羊奶的脂肪颗粒体积为牛奶的三分之一，更利于人体吸收。婴儿对羊奶的消化率可达94％以上，并且长期饮用羊奶不会引起发胖。羊奶中的蛋白质、矿物质尤其是钙、磷的含量都比牛奶略高；维生素A和B族维生素含量也高于牛奶，对保护视力、恢复体能均有好处。

2. 食用功效

羊奶是体虚者的天然补品，适宜营养不良、虚劳羸弱、消渴反胃、肺痨咳嗽、咯血、慢性肾炎者食用。

3. 注意事项

慢性肠炎及腹部手术患者不宜喝羊奶，避生胀气，影响伤口愈合；急性肾炎和肾功能衰竭患者不适宜喝羊奶，以免加重肾脏负担。

二、常见乳制品的营养价值

鲜牛奶经过加工，可制成许多产品，主要包括酸奶、炼乳、奶酪和奶粉等。

（一）酸奶

1. 营养特点

酸奶是以牛奶为原料，经过巴氏杀菌后再向牛奶中添加嗜酸乳酸杆菌等发酵剂，在30℃左右环境中培养，经4～6h发酵，再冷却灌装的一种牛奶制品。酸奶中的乳糖在发酵过程中大部分被分解为乳酸，且在发酵过程中，酸奶中的可溶性蛋白、氨基酸、游离脂肪酸、维生素C、维生素B_1和维生素B_2等的含量提高，更易被人体所吸收。

2. 食用功效

酸奶中的乳酸能提高食欲、促进消化。乳酸菌在肠道繁殖，能产生抗菌物质，可抑制腐败菌的繁殖，调整肠道菌丛，防止腐败胺类对人体产生不利的影响。酸奶既含有可抑制体内合成胆固醇还原酶的活性物质，又能刺激机体免疫系统，增强机体的免疫力，减少心血管病的发病率，有效地预防癌症。在妇女怀孕期间，酸奶除提供必要的能量外，还提供维生素、叶酸和磷酸；在妇女更年期时，还可以抑制由于缺钙引起的骨质疏松症；在老年时期，每天饮用酸奶可矫正由于偏食引起的营养缺乏。牛奶中的乳糖在酸奶中已被发酵成乳酸，适合"乳糖不耐受症"的人饮用。

3. 注意事项

酸奶在饭后2h内饮用，效果最佳，而空腹不宜饮用。酸奶不能加热。酸奶中的某些菌种及所含的酸性物质对牙齿有一定的危害，容易导致龋齿，所以饮后要及时用白开水漱口。酸奶在制作过程中会添加蔗糖作为发酵促进剂，所以糖尿病患者不能多饮。

（二）奶酪

1. 营养特点

奶酪是一种发酵的牛奶制品，近似固体食物，其性质与常见的酸牛奶有相似之处，都是通过发酵过程制作的，也都含有可以保健的乳酸菌，但是奶酪的浓度比酸奶更高，营养价值也因此更加丰富。每千克奶酪制品都是由10kg的牛奶浓缩而成，其含有丰富的蛋白质、钙、脂肪、磷和维生素等营养成分。就工艺而言，奶酪是发酵的牛奶；就营养而言，奶酪是浓缩的牛奶。其独特的发酵工艺使其营养成分更易吸收。

2. 食用功效

奶酪中的蛋白质、钙和磷等人体所需的营养物质能增进人体抵抗疾病的能力、促进代谢、增强机体活力、保护眼睛健康并促进肌肤健美。奶制品是食物补钙的最佳选择，奶酪正是含钙最多的奶制品，而且这些钙很容易被吸收。就钙的含量而言，250mL牛奶＝200mL酸奶＝40g奶酪。奶酪中的乳酸菌及其代谢产物对人体有一定的保健作用，有利于维持人体肠道内正常菌群的稳定和平衡，防治便秘和腹泻。含有奶酪的食物能大大增加牙齿表层的含钙量，从而抑制龋齿的发生。

3. 注意事项

奶酪中的脂肪和热能都比较多，多吃容易发胖。

（三）炼乳

1. 营养特点

炼乳是一种牛奶制品，是用鲜牛奶或羊奶经过消毒浓缩制成的饮料，它的特点是可贮存较长时间。市场上的炼乳通常是将鲜乳经真空浓缩或其他方法除去大部分的水分，浓缩至原体积 25%～40%左右的乳制品，如果再加入 40%的蔗糖装罐便为"甜炼乳"，否则为"淡炼乳"。炼乳一般是用来做菜或者作为佐餐的调味料。

炼乳加工时由于所用的原料和添加的辅料不同，可以分为加糖炼乳、淡炼乳、脱脂炼乳、半脱脂炼乳、花色炼乳、强化炼乳和调制炼乳等。炼乳中的碳水化合物和维生素 C 比奶粉多，而其他成分如蛋白质、脂肪、矿物质、维生素 A 等，皆比奶粉少。炼乳并不是发酵制品，所以其营养成分不易被人体消化和吸收。近年来，随着中国奶业的发展，炼乳已退出乳制品的大众消费市场。

2. 食用功效

炼乳含有丰富的营养素，可为身体补充能量，具有维护视力及皮肤健康、补充钙质、强化骨骼的作用。

3. 注意事项

老人、儿童、消化能力弱者、糖尿病患者不宜食用。

第十节　食用油脂的营养价值

食用油脂也称为"食用油"，是指在制作食品过程中使用的动物或者植物油脂。油脂是由甘油和不同脂肪酸组成的。油脂的主要营养价值是提供能量。植物油含不饱和脂肪酸多，熔点低，常温下呈液态，消化吸收率高，此外还含有丰富的维生素 E。动物油以饱和脂肪酸为主，熔点较高，常温下呈固态，消化吸收率不如植物油高，含有少量维生素 A，所含的维生素 E 不如植物油高。另外，植物油是必需脂肪酸的重要来源。为了满足人体需要，膳食中的植物油不应低于总脂肪来源的 50%。植物油易发生酸败，不宜长时间存储，动物油存储时间也不宜过长。

（一）菜籽油

1. 营养特点

菜籽油就是我们俗称的菜油，是以十字花科植物芸薹（即油菜）的种子榨制所得的透明或半透明状的液体。菜籽油色泽金黄或棕黄，有一定的刺激气味，这种气体是其中的芥子苷所致，但特优品种的油菜籽则不含这种物质。菜籽油是我国主要食用油之一，主产于长江流域及西南、西北等地，产量居世界首位。

优质菜籽油不饱和脂肪酸中的油酸含量仅次于橄榄油，平均含量在 61%左右，菜籽油所含有的对人体有益的油酸及亚油酸含量居各种植物油之冠。人体对菜籽油的吸收率很高，因此它所含的亚油酸等不饱和脂肪酸和维生素 E 等营养成分能很好地被机体吸收。菜籽油中的胆固醇很少或几乎不含，所以控制胆固醇摄入量的人可以放心食用。粗制菜籽油是一种芥酸含量特别高的油，芥酸是否会引起心肌脂肪沉积和使心脏受损目前尚有争议。但是，特优品种的油菜籽则不含这种物质，可放心食用。

2. 食用功效

菜籽油含丰富的单不饱和脂肪酸，可以有效调节血脂、防止动脉粥样硬化，具有一定的软化血管、延缓衰老的功效。由于榨油的原料是植物的种实，所以一般会含有一定的种子磷脂，对血管、神经、大脑的发育十分重要。

3. 注意事项

菜籽油每天不应超过 30g，以免引起肥胖及心血管疾病。

（二）芝麻油

1. 营养特点

芝麻油也叫麻油，俗称香油，是以芝麻为原料加工制取的食用植物油，属半干性油，是消费者喜爱的调味品。芝麻油主要营养成分脂肪酸与花生油相似，并且其中还含有 1％左右的芝麻酚以及芝麻素等天然抗氧化剂。芝麻油还含有丰富的维生素 E 和人体必需的铁、锌、铜等微量元素。芝麻油具有浓郁、显著的香味，能促进人们的食欲，有利于食物的消化吸收，深受消费者的喜爱。

2. 食用功效

芝麻油中含丰富的维生素 E，具有促进细胞分裂和延缓衰老的功能。芝麻油中含有 40％左右的亚油酸、棕榈酸等不饱和脂肪酸，容易被人体分解吸收和利用，可促进胆固醇的代谢，并有助于消除动脉血管壁上的沉积物。芝麻油还有润肠通便的作用，对口腔溃疡、牙周炎、牙龈出血、声音嘶哑、咽喉发炎也有很好的改善作用。芝麻油中所含的卵磷脂有益寿延年、抗衰老的作用。芝麻油还是一种促凝血药，可用于辅助治疗血小板减少性紫癜。

（三）花生油

1. 营养特点

花生油是我国主要的食用植物油之一，为豆科植物花生的种子榨出的脂肪油，具有花生的香味，可提供给人体大量营养，并含多种脂肪酸的甘油酯，可增加食品的美味。花生油成分中 80％以上都是不饱和脂肪酸，包括人体所必需的亚油酸、亚麻酸、花生油四烯酸等多种不饱和脂肪酸。花生油中微量元素锌的含量也是食用油类中最高的，所以以食用花生油特别适宜于大众补锌。花生油含有 6％~7％的长碳链脂肪酸，因此花生油在冬季或冰箱中一般呈固体或者半固体。花生油中还含有甾醇、麦胚酚、磷脂、维生素 E、胆碱、白藜芦醇和 β-谷固醇等对人体有益的物质。

2. 食用功效

花生油中的胆碱，可改善记忆力，有延缓脑功能衰退的作用。花生油含有的白藜芦醇、单不饱和脂肪酸和 β-谷固醇可预防肿瘤、降低血小板聚集、防治动脉粥样硬化。花生油熟食，有润肠通便之功效，可治疗蛔虫性肠梗阻。

（四）大豆油

1. 营养特点

大豆油取自大豆种子，是世界上产量最多的油脂。大豆油中含有大量的亚油酸、卵磷脂和不饱和脂肪酸，易于消化吸收。大豆油的单不饱和脂肪酸含量相对较低，约为 20％。此外，大豆油还含有维生素 E、维生素 D 等，这些物质对人体健康非常有益。

2. 食用功效

大豆油中的卵磷脂可以增强脑细胞活性，帮助维持脑细胞的结构，减缓记忆力衰退。大豆油中的不饱和脂肪酸可以降血脂、降低胆固醇、保持血液循环畅通。大豆油中含有的亚油酸具有重要的生理功能，如果幼儿缺乏亚油酸，皮肤会变得干燥，鳞屑增厚，发育生长迟缓；老年人缺乏亚油酸，则会引起白内障及心脑血管病变。

（五）玉米胚芽油

1. 营养特点

玉米胚芽油是从玉米胚芽中提炼出的油。在欧美国家，玉米油作为一种高级食用油被广泛食用，享有"健康油""放心油""长寿油"等美称。玉米胚芽油中不饱和脂肪酸含量达80%以上，如亚油酸和油酸，极易消化，人体吸收率高达97%。其中亚油酸的含量又较多。玉米胚芽油还富含维生素，如维生素 A、维生素 D、维生素 E 和维生素 B_2。

2. 食用功效

玉米胚芽油具有降胆固醇、降血脂、软化血管等功效，对心脑血管病患者起到保健作用。玉米胚芽油可防治眼干燥症、夜盲症、皮炎、支气管扩张症等多种疾病，并具有一定的抗癌作用。玉米胚芽油富含维生素，具有增强机体抵抗能力、改善血液循环、帮助抵御寒冷、促进骨骼发育的作用。

（六）葵花子油

1. 营养特点

葵花子油颜色金黄，澄清透明，气味清香，是一种高级营养油。葵花子油90%是不饱和脂肪酸，其中亚油酸占66%左右，且亚油酸和 α-亚麻酸在体内可合成与脑营养有关的DHA，孕妇食用可有利于胎儿脑发育。葵花子油含有维生素 E、植物固醇、磷脂、胡萝卜素等多种对人类有益的物质，其中天然维生素 E 含量在所有植物油中含量最高，胡萝卜素含量比花生油、麻油和豆油都多。葵花子油还含有维生素 A、维生素 B_3 等，且含有一定量的蛋白质及钾、磷、铁、镁等矿物质。葵花子油还含有葡萄糖、蔗糖等营养物质，其热量也高于豆油、花生油、麻油、玉米油等。其熔点也较低，易于被人体吸收。

2. 食用功效

葵花子油可以促进人体细胞的再生和成长，保护皮肤健康，并能减少胆固醇在血液中的淤积，降低甘油三酯水平，降低血压。葵花子油含有丰富的必需脂肪酸和维生素，有软化血管，预防心脑血管疾病，延缓衰老，防止干眼症、夜盲症、皮肤干燥的作用。葵花子油中还含有较多的维生素 B_3，对治疗神经衰弱和抑郁症等精神疾病疗效明显。它含有一定量的蛋白质及钾、磷、铁、镁等矿物质，对糖尿病、缺铁性贫血病的治疗都很有效，对促进青少年骨骼和牙齿的健康成长具有重要意义。

（七）茶油

1. 营养特点

茶油即油茶籽油，又名山茶油、山茶籽油，是从山茶科山茶属植物油茶的成熟种子中提取的纯天然高级食用植物油，色泽金黄或浅黄，品质纯净，澄清透明，气味清香，味道纯正。茶油单不饱和脂肪酸的含量高，高达79%，与橄榄油相当；茶油富含丰富的天然维生素 E，是橄榄油的两倍；茶油富含角鲨烯、茶多酚、黄酮类物质等多种对人体有益的物质。

2. 食用功效

经常食用山茶油可以保护心血管。茶油含有角鲨烯与黄酮类物质，对抗癌、抗炎有着极佳的作用。孕妇在孕期食用茶油不仅可以增加母乳，而且对胎儿的正常发育十分有益；婴幼儿及儿童食用茶油可通便、消火、助消化，对促进骨骼等发育很有帮助；老年人食用茶油可以去火、延缓衰老、长寿健康。

（八）橄榄油

1. 营养特点

橄榄油是由新鲜的油橄榄果实直接冷榨而成的，不经加热和化学处理，保留了天然营养成分。橄榄油被认为是迄今所发现的油脂中最适合人体营养的油脂，在西方被誉为"液体黄金""植物油皇后""地中海甘露"。橄榄油的突出特点是含有大量的单不饱和脂肪酸——油酸。橄榄油还有维生素 A、维生素 B、维生素 D、维生素 E、维生素 K 及抗氧化物等。

2. 食用功效

橄榄油能调整人体血浆中高、低密度脂蛋白胆固醇的比例，能增加人体内的高密度脂蛋白（HDL）的水平和降低低密度脂蛋白（LDL）的水平，从而能防止人体内胆固醇过量。橄榄油能减少癌症的发生和增强癌症患者化疗和放疗的治疗效果。橄榄油能减慢老年人神经细胞功能退化和大脑萎缩，进而能预防和推迟发生老年性痴呆。此外，橄榄油还有防辐射、增强骨骼对矿物质的吸收、促进婴幼儿神经和骨骼发育、增强皮肤弹性、润肤美容等功效。

（九）猪油

1. 营养特点

猪油，中国人也将其称为荤油或者大油，是从猪肉中提炼出，初始状态是略黄色半透明液体的食用油。猪油具有特殊香味，深受人们欢迎。猪油的饱和脂肪酸含量很高，是一种饱和油脂。猪油中含有多种脂肪酸和胆固醇，饱和脂肪酸和不饱和脂肪酸的含量相当，具有一定的营养，并且能提供极高的热量。

2. 食用功效

猪油具有补虚、润燥、解毒等功效，适用于大便不利、燥咳、皮肤皲裂等症。

3. 注意事项

猪油中的饱和脂肪酸可提高心血管疾病的发病率，老年人、肥胖和心脑血管病患者都不宜食用，一般人食用也不要过量。猪油不宜用于凉拌和炸食，用猪油调味的食品要趁热食用，因为放凉后会有一种油腥气，影响人的食欲。猪油熬好后，趁其未凝结时，加进一点白糖或食盐，搅拌后密封，可延长其贮存期。

（十）奶油

1. 营养特点

奶油又称淇淋、激凌、克林姆，是从牛奶、羊奶中提取的黄色或白色脂肪性半固体食品，是由未均质化之前的生牛、羊乳顶层（牛、羊奶脂肪含量较高的一层）制得的乳制品。奶油有两种，一种是从牛（羊）奶中分离出来的脂肪，形成半固态白色乳膏状，这种奶油也叫稀奶油或淡奶油；另一种是蛋清、牛奶、色拉油加入糖后经过高速搅动，形成的半固态白色乳膏，这种也称植物奶油。

奶油含有人体必需的脂肪酸及丰富的维生素 A 和维生素 D，并有卵磷脂，这都是牛油、猪油和羊油等畜类的体脂所没有的。奶油热量很高，62％的脂肪都由饱和脂肪酸组成。奶油含有胆固醇，每 30mL 奶油的胆固醇含量在 10～38mg。

2. 食用功效

奶油在人体的消化吸收率较高，可达 95％以上。而且，奶油含有较高的蛋白质、氨基酸、维生素 A 和维生素 D，可为身体和骨骼的发育补充大量营养。奶油所含的脂肪比例小于黄油，较适于儿童和缺乏维生素 A 的人。

3. 注意事项

很多奶油制品含有大量的糖，所以也不宜吃得太多，糖尿病患者更应注意。

（十一）黄油

1. 营养特点

黄油又叫乳脂、白脱油，是用牛奶加工出来的一种固态油脂，是把新鲜牛奶加以搅拌之后，将上层的浓稠状物体滤去部分水分之后的产物。黄油含丰富的蛋白质、氨基酸、维生素、矿物质、脂肪酸、磷脂、胆固醇等，主要用作调味品，营养丰富但含脂量很高，所以不要过多食用。黄油与奶油的最大区别在于，黄油的脂肪含量更高，可高达 90％，而稀奶油的脂肪含量为 30％～36％。

2. 食用功效

黄油为身体和骨骼的发育补充大量营养，是十分适合青少年的营养食材。

3. 注意事项

黄油是高热量食品，常吃易发胖，人们不宜过度食用。

第十一节　食品营养标签

一、预包装食品标签

为了保证消费者的健康和营养，促进食品的经营和贸易，食品标签成为一种世界通用的技术性贸易措施。根据《食品安全国家标准　预包装食品营养标签通则》（GB 28050—2011）规定，预包装食品是指预先定量包装或者制作在包装材料和容器中的食品，包括预先定量包装以及预先定量制作在包装材料和容器中并且在一定量限范围内具有统一的质量或体积标识的食品。预包装食品应当有食品标签，即食品包装上的文字、图形、符号及一切说明物，它直接向消费者提供的标示内容包括：

① 食品名称、生产日期和保质日期。

② 配料表，要求各种配料（原料、辅料和食品添加剂）应按制造或加工食品时加入量的递减顺序排列，如调配型含乳饮料的配料含量依次为水＞乳粉＞白砂糖，而鲜牛奶的配料仅为生牛乳；加入量不超过 2％的配料可以不按递减顺序排列；特别强调添加了或含有一种或多种有价值、有特性的配料或成分，或一种或多种配料或成分的含量较低或无时，应标示所强调配料或成分的添加量或在成品中的含量。

③ 净含量和规格。固态食品，用质量克（g）、千克（kg）表示；液态、半固态或黏性食品，可根据情况用体积升（L）（l）、毫升（mL）（ml），或用质量克（g）、千克（kg）来

表示。

④ 生产者、经销者的名称、地址和联系方式。

⑤ 贮存条件。如食品贮存过程中适宜的温度、相对湿度、气体成分等。

⑥ 食品生产许可证编号和产品标准代号，标示形式按照相关规定执行；辐照食品、转基因食品及需要特殊审批的食品，其标签标识按照相关规定执行。

⑦ 其他：包括营养标签、食用方法、致敏物质（如花生及其制品、蛋类及其制品）等。

二、食品营养标签

食品营养标签是食品标签重要组成部分。营养标签指预包装食品（肉类、果蔬及其他加工食品等）标签上向消费者提供食品营养信息和特性的说明，包括营养成分表、营养声称和营养成分功能声称。食品营养标签是帮助消费者直观了解食品营养组分、特征的有效方式。营养标签应标在向消费者提供的最小销售单元的包装上。

下列预包装食品可不标示营养标签：

——生鲜食品，如包装的生肉、生鱼、生蔬菜和水果、禽蛋等；

——乙醇含量≥0.5％的饮料酒类；

——包装总表面积≤100cm^2 或最大表面面积≤20cm^2 的食品；

——现制现售的食品；

——包装的饮用水；

——每日食用量≤10g 或 10mL 的预包装食品；

——其他法律法规标准规定可以不标示营养标签的预包装食品。

三、营养成分表

营养成分表指标有食品能量、营养成分名称、含量和占营养素参考值（NRV）百分比的规范性表格，可帮助消费者了解肉类、果蔬及其他加工食品等所含的热量及营养素含量。

根据我国《食品安全国家标准 预包装食品营养标签通则》（GB 28050—2011），营养成分表强制性标示内容为能量、核心营养素（蛋白质、脂肪、碳水化合物和钠）及 NRV。NRV 是消费者选择食品时的一种营养参考尺度，依据我国居民膳食营养素推荐摄入量（RNI）和适宜摄入量（AI）而制定。按照一个轻体力劳动者所需约 2000kcal 能量来计算，NRV 是指每 100g（mL）和（或）每份预包装食品中总能量以及各种营养素占一天人体所需要总量的百分比。消费者可通过 NRV 直观了解到从预包装食品中摄取的能量或营养素有多少，避免一天中总能量或营养素摄入不足或超标。其中，包装的总面积小于 100cm^2 的食品，允许省略 NRV 标示，用文字形式进行营养成分标示，如营养成分/100g：能量××kJ，蛋白质××g，脂肪××g，碳水化合物××g，钠××mg。

当食品配料含有或生产过程中使用了氢化和（或）部分氢化油脂时，必须在营养成分表中标示出反式脂肪酸的含量。当预包装食品在生产过程中使用了营养强化剂，必须在营养成分表中标示强化后食品中该营养成分的含量值及 NRV。

四、营养声称和营养成分功能声称

1. 营养声称

营养声称指对食品营养特性的描述和声明，包括含量声称和比较声称，属于可选择表示的内容。

（1）含量声称　描述食品中能量或营养成分含量水平的声称，用语包括"含有""高""低"或"无"等。

（2）比较声称　指与消费者熟知的同类食品的营养成分含量或能量值进行比较以后的声称，用语包括"增加"和"减少"等。参考食品通常指消费者熟知的、容易理解的同类或同一属类食品，特点如下：

① 与被比较的食品是同组（或同类）或类似的食品。

② 大众熟悉，存在形式可被容易、清楚地识别。

③ 被比较的成分可以代表同组（或同类）或类似食品的基础水平，而不是人工加入或减少了某一成分含量的食品。例如：不能以脱脂牛奶为参考食品，比较其他牛奶的脂肪含量高低。

一般来说，当产品营养素含量条件符合含量声称要求时，可以首先选择含量声称。因为含量声称的条件和要求明确，更加容易使用和理解。当产品不能满足含量声称条件，或者参考食品被广大消费者熟知，用比较声称更能说明营养特点的时候，可以用比较声称。

2. 营养成分功能声称

营养成分功能声称指某营养成分可以维持人体正常生长、发育和正常生理功能等作用的声称，属于可选择表示的内容，具有以下特点：

① 声称不能包含"诊断""治疗""改善""预防"等字样。如添加了膳食纤维的高纤维饼干只能声称"膳食纤维有助于维持正常的肠道功能"。

② 被声称的营养成分的功能作用有公认的科学依据，并具有营养素参考值（NRV）。

③ 应使用《食品营养声称和营养成分功能声称准则》。

④ 只有当能量或营养成分含量符合营养声称的要求和条件时，才可根据食品的预包装食品营养标签通则中的营养特性，选用相应的一条或多条功能声称标准用语。例如：只有当食品中的钙含量满足"钙来源""高钙"或"增加钙"等条件和要求后，才能标示"钙有助于骨骼和牙齿的发育"等功能声称用语。

营养标签对全民营养教育和健康促进发挥着重要作用，它能提供食品营养信息，帮助公众结合自身情况做出合理膳食（减少饱和脂肪、胆固醇、糖和钠的摄入，增加膳食纤维的摄入）选择，从而预防膳食相关慢性病。

【讨论与思考】

1. 评价各类食品营养价值的意义。

2. 喝牛奶好还是喝豆浆好？

3. 如何通过营养标签挑选预包装食品？

【章节小测验】

1. 与食品营养价值无关的是（　　　）

A. 营养素种类　　B. 营养素数量　　C. 营养素间相互比例

D. 消化、吸收和利用率　　　　E. 食品来源

2. 经检测，某食品每百克中视黄醇当量为 $310\mu g$，能量 577kJ。现已知推荐每日膳食中营养素供给量，成年轻体力劳动者视黄醇当量为 $800\mu g$，能量为 2600kcal，则营养素密度为

（　　　）

A. 5.373×10⁻³　　B. 0.2219　　　　C. 0.3875　　　　D. 0.5373　　　　E. 2.5806

3. 谷类中富含的维生素是（　　　）

A. B族维生素　　B. 维生素A　　　C. 叶酸　　　　　D. 维生素E　　　　E. 维生素C

4. 绿色、橙黄色蔬菜较浅色蔬菜富含（　　　）

A. 类胡萝卜素　　B. 碳水化合物　　C. 纤维素　　　　D. 蛋白质　　　　E. 维生素A

5. 下列食物中最好的补钙食品是（　　　）

A. 谷类　　　　　　　　　　　　　　B. 大豆及豆制品

C. 蛋类及其制品　　　　　　　　　　D. 畜肉、家禽肉

E. 奶类及其制品

6. 对于鸡蛋中铁的叙述正确的是（　　　）

A. 含量较低　　　　　　　　　　　　B. 主要与卵黄高磷蛋白结合

C. 人体吸收率较高　　　　　　　　　D. 主要存在于蛋清中

E. 主要以血红素铁的形式存在

7 下列含必需脂肪酸较高的油为（　　　）

A. 大豆油　　　　B. 猪油　　　　　C. 牛油　　　　　D. 羊油　　　　　E. 棕榈油

8. 鱼类食品具有一定的预防动脉粥样硬化和冠心病的作用，这是因为鱼类食品中含有

（　　　）

A. 优质蛋白质　　B. 较多的钙　　　C. 较多的多不饱和脂肪酸

D. 丰富的铁　　　E. 维生素A和维生素D

9. 下面哪种食物不是补充钙的良好途径（　　　）

A. 乳及乳制品　　B. 小虾米　　　　C. 海带　　　　　D 骨头汤　　　　　E. 菠菜

10. 以下哪种食物胆固醇含量最高（　　　）

A. 猪肝　　　　　B. 瘦猪肉　　　　C. 鸡腿肉　　　　D. 牛奶　　　　　E. 带鱼

11. 下列食物中维生素A含量丰富的是（　　　）

A. 米饭　　　　　B. 面包　　　　　C. 鸡腿　　　　　D. 猪肝　　　　　E. 玉米

12. 下列食物中维生素E含量丰富的是（　　　）

A. 卷心菜　　　　B. 鸡蛋　　　　　C. 苹果　　　　　D. 葵花子　　　　E. 肉类

第六章　特殊人群营养

处于不同生理条件的人群，由于身体机能不同，其对营养素的需求也不尽相同。人的一生中主要有婴幼儿、学龄前、学龄、青少年、老年等几个特殊的生理阶段。另外，从事不同行业的人群，由于工作性质与环境不同，其对营养素的需求也不尽相同。这章主要介绍不同阶段人群的营养需要及膳食特点。

第一节　婴幼儿营养

婴幼儿（0～3岁）生长发育迅速，是人体生长发育的重要时期。婴幼儿时期的营养对体格生长发育、智力发育、免疫功能等近期健康状况及成年后的远期健康状况产生至关重要的影响。

一、婴幼儿的生长发育特点

（一）婴儿的生长发育特点

自出生至1岁是婴儿期。

1. 生长发育迅速

婴儿期是人类生长发育的第一个高峰期。12月龄时婴儿体重将增加至出生时的3倍，身长增加至出生时的1.5倍。婴儿期的前6个月，脑细胞数目持续增加，至6月龄时脑重增加至出生时的2倍；后6个月脑部发育以细胞体积增大及树突增多和延长为主，神经髓鞘形成并进一步发育；至1岁时，脑重接近成人脑重的2/3。婴儿期头围平均每月增加1cm。

2. 各器官功能幼稚

婴儿消化功能不完善，不恰当的喂养易导致胃肠道功能紊乱和营养不良。婴儿胃贲门处肌肉约束力较弱，而幽门处肌肉较紧张，易出现溢奶、吐奶的状况。婴儿的肝肾功能尚有限，过早或过多地添加辅食都可能加重肝肾的负担。

3. 动作发展规律

婴幼儿动作发育是神经系统发育的一个重要标志，是与心理、智能密切相关的。动作发育规律主要是从上而下（如：抬头→坐→站→走），从近到远（如：抬肩→伸手→手指取物），从不协调到协调，先正面动作后反面动作（如：先能握物，后能随意放下）。刚出生的新生儿具有一些简单的动作反射。婴儿的动作包括躯体大运动和手指精细动作。躯体大运动指人体姿势和全身运动，如抬头、坐、爬、走等。一般情况下，大运动发育顺序为：1个月，俯卧位时短暂抬头动作；2个月，俯卧位时抬头45°，竖头片刻；3个月，俯卧位时抬头45°～90°，可用肘支撑抬起胸部，竖头较稳，可自如地转头；4个月，开始翻身，从仰卧位到侧卧位；5个月，背靠物能坐片刻，翻身从仰卧位到俯卧位；6个月，能独坐片刻，从俯卧位到仰卧位；7个月，能坐得很稳，能连续翻滚；8个月，会爬行；9个月，扶大人的手或扶物站立；10个月，开始扶物迈步；11个月，独站片刻；12个月，牵手会走路，有的能独走几步。精细动作是儿童手和手指的运动以及协调操作物体的能力，如用手抓积木、饼干，握笔画图等。一般情况下，手的动作发育顺序为：1个月，婴儿双手经常呈握拳头状，偶尔稍有松开；2个月，双手握拳，时常松开；3个月，双手握拳松开时间延长，拇指一般不呈内收状，可握住较大的球状物；4个月，见物会伸手抓，会把玩具放入口中；5个月，会用两手抓物，会用手摸、晃、敲打东西；6个月，开始会把玩具互相换手；7～8个月，会玩拍手游戏，能抛掷、滚动玩具，拇指和其他四指能分开对捏；9～10个月，会用拇指和食指对捏，取小件物品；10～12个月，会用手盖上或打开盖子，用手翻书。

4. 语言发展

正常儿童语言的发展经过发音、理解和表达三个阶段。新生儿最初的语言是哭声，一个新生儿能通过哭声，向成人表达饥饿、排泄、疼痛或身体不舒服。0～3个月为婴儿的简单发音阶段，如"啊""哦""噢"等；4～6个月为婴儿发连续音节阶段，出现重复、连续的音节，会咿呀学语，但并无所指；7～9个月为语言与动作联系阶段，可用动作表示对语言的理解，如对自己的名字有反应，说"欢迎"会拍手，说"再见"会摆手等；10～12个月为学说话萌芽阶段，会模仿成人发言，能有意识地叫"爸爸""妈妈"，能听懂的词越来越多。

5. 认知能力和情感的发展

婴儿在出生后的1个月内就能对说话声有反应，对人脸特别注意；到2个月左右，婴儿开始对人发出社会性微笑，即当照料者亲近他或满足其某种需求时而发出的微笑；到第4个月时婴儿开始能听懂一些父母的语言，可有意识地支配自己的行为，并对外界事物及人形成初步的认识，产生一定的记忆；半年后，婴儿能明显地显示出依恋环境中特定人物的迹象，其首要的依恋目标通常是母亲，婴儿对母亲的依恋到满1岁时将达到高峰，这个时候婴儿能产生认生感，即对陌生人产生恐惧。

（二）幼儿的生长发育特点

自满1周岁～3周岁为幼儿期。

1. 生长发育较快，但器官功能尚未成熟

幼儿的消化功能虽然较婴儿有较大的发展，但功能尚未成熟。1周岁以后，乳牙会逐渐出齐，消化、咀嚼能力增强，饮食从以乳类为主，逐渐过渡为以谷类、肉、蛋和蔬菜等食物为主。但此时消化器官还没有完全成熟，消化能力较弱，饮食应以清淡、易消化的食物为主，这时如果饮食调配不当，就会影响消化吸收，以至影响到生长发育。1岁半时，身体发育速度依然处于较快阶段。到1岁10个月时，出牙快的小儿已经有20颗牙齿了，出牙较慢的小儿也有16颗牙齿了，这样小儿的咀嚼功能也将日趋完善，随着咀嚼、消化能力的提高，其饮食也进一步成人化。

2. 动作发展趋向自主运动

幼儿生长速度较婴儿期放慢，但是仍保持着较快的生长，体重及身高绝对值的增加明显。运动方面，幼儿由被动活动逐渐转为自主运动。婴儿从出生开始接受抚触、按摩、肢体动作等活动，性质上属于被动运动，"有意识"的主动动作很少。待2～3岁时，神经系统发育已趋成熟，运动方式渐渐地以自主运动为主。满2岁时，在大动作方面有了新的进展，跑、跳等动作较以前更加成熟，而且增加了随意性，可比较自如地调整自己的动作，可以较以前更为协调地行走，还能攀登、奔跑、跳跃。此时适量的进行户外运动，可增进食欲、增强体质。满2岁时，小肌肉动作逐渐精细，更加灵活，这时已经可以捏、扔、拿、推、拉以及摆弄各种玩具。小儿多用手能促进智力的发展。

3. 语言发展迅速

随着月龄的不断提高，语言的发育速度也非常快。语言能力强的小儿1岁半时，已能说出100多个词语，听和说的积极性非常的高，且语言模仿能力也令人惊讶。此后语言词汇量可以说是突飞猛进，到2岁时，一般的小儿也能说出近千个词语，能理解简单的指示并对此做出反应，语言中简单完整的句子更多，与成人交流已基本没困难。

4. 认知能力和情感的发展日渐完善

幼儿在认知方面已经有了理解空间和时间的能力：能分清前后、左右、上下、内外，能区分白天和晚上；能识别一些简单的图形，如圆形、方形、三角形等；认识两种以上颜色，会进行配对；能基于形状、大小、颜色等特点简单地分类物体。

二、婴幼儿的营养需要

（一）婴儿的营养需要

婴儿期是小儿出生后生长最快的时期，各器官、系统继续发育完善，因此需要摄入更多的热量和营养素，尤其是对蛋白质的"量"和"质"的要求特别高，如不能满足生长发育的需要，则易引起营养不良。

1. 能量

与成人不同，婴儿能量消耗有5个方面：基础代谢、食物特殊动力作用、婴儿的各种动作、生长所需和排泄消耗。基础代谢是维持机体最基本生命活动中能量的消耗，婴儿基础代谢包括生长发育所需的能量，约占总能量消耗的60%。食物特殊动力作用是因为摄食过程引起的热能消耗，婴儿占能量消耗的7%～8%，较大儿童为5%左右。婴儿的各种动作主要包括吸奶、啼哭、手足活动等。生长所需为婴儿所特有的能量消耗，它与生长速率成正比，如能量供给不足，可导致生长发育迟缓。排泄消耗为部分未消化吸收的食物排出体外所需的能量，约占基础代谢的10%。

2. 蛋白质

婴儿愈小，生长发育愈迅速，所需要的蛋白质也愈多。不同喂养方式的婴儿所需蛋白质的供给量也不一样，如母乳喂养者蛋白质的供给量为 1.5g/kg，牛乳喂养者为 3g/kg，混合喂养者为 4g/kg。

3. 脂肪

每 100g 母乳中脂肪含量约为 4g，以不饱和脂肪酸为主，并含有脂肪酶，可将母乳中的脂肪乳化为细小颗粒，极易消化吸收。母乳含有丰富的必需脂肪酸——亚油酸及 α-亚麻酸，还含有一定量的花生四烯酸和二十二碳六烯酸（DHA），可满足婴儿脑部及视网膜发育的需要。

4. 钙

母乳中钙的含量低于牛乳，这对婴儿功能尚未充分发育的肾脏是有利的。母乳中钙磷比例适宜，加上乳糖作用，可以满足婴儿对钙的需要。

5. 铁

出生 4 个月内的婴儿体内有贮存铁，可以满足自身的需要。但由于母乳中含铁量较低，婴儿体内贮存的铁会被逐渐耗尽，因此婴儿应在出生 4 个月后开始添加含铁丰富的辅食，如肝泥、蛋黄、菜泥、肉泥及强化铁的食物等。

6. 维生素

乳母膳食营养充足时，婴儿在前 6 个月所需要的维生素基本上可以从母体中得到满足，但维生素 D 难以通过乳腺进入乳汁，母乳喂养的婴儿应在出生 2～4 周后补充维生素 D（鱼肝油）和多晒太阳。

（二）幼儿的营养需要

1～3 岁的幼儿生长旺盛，体重每年增加约 2kg，身长第二年增长 11～13cm，第三年增长 8～9cm。若能量摄入长期不足，可使生长迟停；而能量摄入过多可导致肥胖。通常按幼儿的健康状况、是否出现饥饿的症状以及幼儿的体重增加情况判断能量供给量是否适宜。幼儿对能量、矿物质和维生素的每千克需要量是高于成人的。中国营养学会推荐幼儿每日能量摄入量：1～2 岁男女分别为 3.77MJ（900kal）、3.35MJ（800kal），2～3 岁男女分别为 4.60MJ（1100kal）、4.18MJ（1000kal）。1～3 岁幼儿蛋白质的 RNI 为 25g/d，膳食脂肪供能占总能量的 35%。幼儿必需而又容易缺乏的维生素主要有维生素 A，矿物质主要有钙、铁、锌。中国营养学会推荐 1～3 岁幼儿钙的 RNI 为 1500mg/d，铁的 AI 为 9mg/d，锌的 AI 为 4mg/d，维生素 A 的 RNI 为 310μg RAE/d。

三、婴儿膳食

母乳是世界上唯一的营养最全面的食物。对婴儿而言，应鼓励母乳喂养。母乳营养均衡，而且具有免疫物质，有利于婴儿的正常生长发育。母乳喂养也有利于母子双方的亲近和身心健康。孕妇早在孕期就应做好哺乳的准备，做好乳房的保健，注意营养，保证乳房的正常发育。产后应尽早开奶，母婴同室，坚持喂养。

（一）膳食指南

1. 6 月龄内婴儿母乳喂养指南

（1）产后尽早开奶，坚持新生儿第一口食物是母乳。

（2）坚持 6 月龄内纯母乳喂养。

（3）顺应喂养，建立良好的生活规律。

（4）出生后数日开始补充维生素 D，不需补钙。

（5）婴儿配方奶是不能纯母乳喂养时的无奈选择。

（6）监测体格指标，保持健康生长。

2. 7～24 月龄婴幼儿喂养指南

（1）继续母乳喂养，满 6 月龄起添加辅食。

（2）从富含铁的糊状食物开始，逐步添加达到食物多样。

（3）提倡顺应喂养，鼓励但不强迫进食。

（4）辅食不加调味品，尽量减少糖和盐的摄入。

（5）注重饮食卫生和进食安全。

（6）定期监测体格指标，追求健康生长。

（二）母乳喂养的优点

母乳喂养的优点主要有以下几点：

（1）母乳中营养素齐全，能满足婴儿生长发育的需要。充足的母乳喂养所提供的热能及各种营养素的种类、数量、比例都优于任何代乳品，并能满足 6 月龄以内婴儿生长发育的需要。母乳中的营养素与婴儿消化功能相适应，亦不增加婴儿肾脏负担，是婴儿的最佳食物。

① 含优质蛋白质：母乳虽然蛋白质总量低于牛乳，但其中的白蛋白比例高，酪蛋白比例低，在胃内形成较稀软之凝乳，易于消化吸收。另外，母乳中含有较多的牛磺酸，有利于婴儿生长发育。

② 含丰富的必需脂肪酸：母乳中所含脂肪高于牛乳，且含有脂肪酶而易于婴儿消化吸收。母乳含有大量的亚油酸及 α-亚麻酸，可防止婴儿湿疹的发生。母乳中还含有花生四烯酸和 DHA，可满足婴儿脑部及视网膜发育的需要。

③ 含丰富的乳糖：乳糖进入婴儿体内，有利于矿物质的吸收，还有利于肠道“益生菌”的生长，从而有利于婴儿肠道的健康。

④ 含适量矿物质：母乳中钙含量低于牛乳，但易于婴儿吸收，并足以满足婴儿对钙的需要。母乳及牛乳铁含量均较低，但母乳中铁的吸收率高达 75％。母乳中钠、钾、磷、氯均低于牛乳，但足够婴儿的需要，而且不会加重肾脏的负担。

⑤ 含适量维生素：乳母膳食营养充足时，婴儿前 6 个月内所需的维生素如维生素 B_1、维生素 B_2 等基本上可从母乳中得到满足。维生素 D 在母乳中含量较少，但若能经常晒太阳亦很少发生佝偻病。母乳中的维生素 C 含量高于牛乳，而且牛乳中的维生素 C 常因加热被破坏。

（2）母乳中丰富的免疫物质可增加母乳喂养儿的抗病能力。

① 母乳中的特异性免疫物质：母乳尤其是初乳中含有多种免疫物质，其中特异性免疫物质包括淋巴细胞与抗体 IgA、IgM 等。

② 母乳中的非特异性免疫物质：包括吞噬细胞、乳铁蛋白、溶菌酶、乳过氧化物酶、补体因子 C3 及双歧杆菌因子等。

（3）哺乳行为可增进母子间情感的交流，促进婴儿智力发育。哺乳是一种有益于母子双方身心健康的活动。哺乳有利于婴儿智力及正常情感的发育和形成。哺乳期间母子间亲密接触和频繁的语言交流，可促进婴儿智力的发育。另一方面，哺乳可使母亲心情愉悦，加深母亲哺喂子女的责任感。婴儿对乳头的吮吸可反射性地引起催乳素分泌，有利于母亲子宫的收缩和恢复。哺乳6个月以上，可逐渐消耗妊娠期储备的脂肪3～4kg，使乳母的体形逐渐恢复至孕前状态。

（4）母乳既卫生又经济方便，温度适度。母乳可在任何婴儿饥饿的时间供给婴儿，尤其是在夜间亦十分方便。由于母乳是来自于母亲体内，所以温度不会过高，也不会过低，特别适合婴儿。

（三）辅食添加

不能母乳喂养或母乳不足的婴幼儿，应选择配方奶作为母乳的补充。随婴儿生长至6个月时，母乳的量和质都无法满足他们的需要，同时婴儿的消化吸收功能日趋完善、乳牙萌出、咀嚼能力增强，已可逐渐适应半固体和固体食物，所以自6个月起就可添加一些辅助食品，补充婴儿的营养需要，也为断乳做好准备。过早或过迟补充辅助食品都会影响婴儿发育，但任何辅助食物均应在优先、充分喂哺母乳的前提下供给。

（1）添加断乳食品的作用

① 补充母乳中营养素的不足：随着婴儿的生长发育，对营养素需要量的增加，仅靠母乳或牛奶不能供给充足的营养素。

② 增强消化功能：添加辅食可增加婴儿唾液及其他消化液的分泌量，可增强消化酶的活性，促进牙齿的发育和增强消化功能。

③ 确立良好的饮食习惯：断乳期是婴儿对食物形成第一印象的重要时期，在辅食的选择以及制作方法等方面，要注意营养丰富、易于消化和卫生。

④ 促进神经系统的发育：及时添加辅食，可以刺激婴儿的味觉、嗅觉、触觉和视觉，将有助于其神经系统的发育。

（2）添加断乳食品的原则

① 从一种到多种：要一种一种地逐一添加，当婴儿适应一种食物后再开始添加另一种新食物。

② 由谷类、蔬菜、水果到鱼、蛋、肉：辅助食物往往从谷类，尤以大米、面糊或汤开始，以后逐步添加菜泥、果泥、奶及奶制品、蛋黄、肝泥及肉泥等。

③ 由少量到多量：辅食添加要根据婴儿的营养需要和消化道的成熟程度，按一定顺序进行。开始添加的食品可先每天一次，以后逐渐增加次数。在通常情况下，婴儿有可能对一些食物产生过敏反应或不耐受反应，如皮疹、腹泻等。因此，每开始供给孩子一种食物，都应从很少量开始，观察3天以上，然后才逐渐增加分量。

④ 给予的食物应从稀逐渐到稠：从流质开始，逐渐过渡到半流质，再到软固体的食物，最后喂固体食物。

⑤ 注意观察婴儿的消化能力：添加一种新的食物，如有呕吐、腹泻等消化不良反应时，可以暂缓添加，待症状消失后再从小量开始添加，切不可因为婴儿的一时反应，而永远地放弃该种食物。

⑥ 当婴儿不愿吃某种新食品时，切勿强迫：可多采取一些方式，如改变烹调方式、与其他食物混合食用等。

⑦ 婴儿的辅食应单独制作：食物应该加入适量的食用油，但少用盐和避免用调味品，

添加的食物应新鲜，制作过程要注意食物与食具的清洁卫生。

四、幼儿膳食

（一）平衡膳食

幼儿膳食是从婴儿期以乳类为主，过渡到以奶、蛋、鱼、禽、畜及蔬菜、水果为辅的混合膳食，最后为以谷类为主的平衡膳食。幼儿的饮食中必须有足够的热能和各种营养素，各种营养素之间应保持平衡关系。如断乳后只给幼儿白粥或蔬菜汤，则蛋白质、脂肪供应不足，生长发育增长迟缓，抗病力也低；如只供给幼儿蛋、乳、肉类高等蛋白食物，则碳水化合物供应不足，往往不能保证能量需要；有些幼儿很少吃蔬菜、水果，则会引起钙、铁等矿物质和维生素缺乏。总之，幼儿饮食构成应做到数量足、品种多、营养全、品质高，每日食物应包括谷类、乳类、蛋类、肉类、豆类、蔬菜、菌藻和水果等。另外，冬春季节空气较干燥，注意多给宝宝喝水。

根据营养需要，膳食中需要增加富含钙、铁的食物及增加维生素 A、维生素 D、维生素 C 等的摄入，必要时补充强化含铁食物、水果汁、鱼肝油及维生素片。2 岁后，如身体健康且能得到包括蔬菜、水果在内的较好膳食，则不需额外补充维生素。幼儿的每周食谱中应安排一次动物肝、动物血及至少一次海产品。

（二）合理烹调

幼儿膳食烹调方法应与成人有别，以与幼儿的消化、代谢能力相适应，故幼儿膳食以软食、碎食为主。硬果及种子类食物应磨碎制成泥糊状，以免呛入气管。合理烹调就是要照顾到幼儿的进食和消化吸收能力，在食物烹调上下功夫，可以多改变食物花样和烹调方法，以引起幼儿食用这种食物的兴趣。幼儿的食物应单独制作，注意质地的细、小、烂、碎、软，烹调方式宜采用清蒸、水煮、烩、煲、炖，口味要清淡，不要太咸，不宜添加酸、麻椒、辣椒、胡椒粉、咖喱、咖啡等刺激性的调味品，避免腌制食品，也避免放味精、鸡精和糖精。

（三）培养饮食习惯

幼儿期应开始培养孩子良好的饮食习惯。良好的饮食习惯主要包括按时进餐和不挑食、不偏食。由于幼儿消化力较弱、胃容量较小、肝糖原贮存量较少、耐饿能力差，因此建议每日 5～6 餐，形式为"三餐两点"或"三餐三点"制。父母时间精力充裕的话，更建议采用"三餐三点"制。加餐以零食或点心的方式提供，晚饭后除水果或牛奶外应逐渐养成不再进食的良好习惯，尤其睡前忌食甜食，以保证良好的睡眠，预防龋齿。

注意食物种类与色泽的搭配，培养幼儿对食物的兴趣，养成良好的饮食习惯。培养幼儿吃多样化食物的习惯，避免偏食。如果孩子进食时间超过 30min，经过多次耐心劝导还故意拖延时间，可直接将饭菜拿走，并且在下一次进食前，不给他吃任何食物，以保证下餐的顺畅。而最终孩子吃不吃或者是吃多少，让孩子自己决定，不要强迫孩子吃。

（四）饮食注意事项

1. 营造幽静、舒适的进餐环境

安静、舒适、秩序良好的进餐环境，可使幼儿专心进食。环境嘈杂，尤其是吃饭时看电

视，会转移幼儿的注意力，并使其情绪兴奋或紧张，从而抑制食物中枢，影响食欲与消化。另外，在就餐时或就餐前不应责骂或打骂幼儿，因为悲伤或愤怒的情绪会影响消化液的分泌从而降低食欲和消化能力。进餐时，应有固定的场所，并选择适于幼儿身体特点的幼儿桌椅和餐具。

2. 注意饮食卫生

幼儿抵抗力差，容易感染，因此对幼儿的饮食卫生应特别注意。餐前、便后要洗手，不吃不洁的食物，少吃生冷的食物，瓜果应洗净才吃，动物性食品应彻底煮熟煮透。从小培养幼儿良好的卫生习惯。

3. 加餐的注意事项

不能随意给孩子加餐，否则时间长后会造成孩子对正餐没有概念，认为进食是随时随意的。另外，加餐要适量，不能过多，而且时间不能距正餐太近，以免影响正餐食欲。

4. 水果不能代替蔬菜

幼儿应该多吃蔬菜、水果。水果相较于蔬菜，由于含果糖、有机酸更多，更容易被孩子接受。但是，水果不能完全代替蔬菜，因为蔬菜含糖量没有水果高，不易引起肥胖，而且蔬菜可选择的品种更多，所含营养素更全面。

5. 注意食物的种类和份量

为了避免偏食，要让幼儿多尝试不同的食物。如果孩子不愿吃某种食物，不要强迫他立刻吃，过一阵子再试试，多尝试几次。但是也要注意，食物不可过量，过量的食物很可能让孩子没有胃口，所以尽量把食物做成小份的，一份吃完后再给一份。

6. 保持口腔卫生

牙齿的好坏是影响幼儿身体健康的一项重要因素，并将关乎其一生的健康。随着人们生活水平的提高，越来越多的幼儿存在着很严重的口腔卫生问题，所以在幼儿的饮食方面，家长一定要做好相应的规划，让孩子进食健康的饮食，才能够更好地保持口腔卫生。幼儿一定要做到不吃或少吃只含热量的食物，如糕点、饼干和糖果等。

生命早期营养供给是否充足合理，对母子双方的近期和远期健康都将产生至关重要的影响。生命早期营养不仅对婴幼儿的体力、智力发育有直接明显的影响，而且对其成年后的身体素质和疾病的发生也有重要影响。同样，孕妇和乳母的营养状况不仅影响其近期的身体健康，还可影响产后身体的恢复和远期的健康状况。

（五）幼儿膳食食谱

下面以幼儿每日的平均营养需要量为基础，分别举例1～2岁和2～3岁幼儿的一日食谱，分别见表6-1、表6-2。

表6-1 1～2岁幼儿一日食谱举例

餐次	菜谱	食物种类及重量
早餐	母乳(或配方牛奶)	母乳(或配方牛奶)200mL
	鲜肉馄饨	猪肉糜20g、大白菜25g、豆薯5g、馄饨皮20g
早点	胡萝卜鸡蛋饼	胡萝卜15g、面粉10g、鸡蛋20g
	水果	时令新鲜水果50g

餐次	菜谱	食物种类及重量
午餐	三鲜汤	嫩豆腐10g、猪肉糜25g、鸡蛋30g、西红柿20g
	清炒丝瓜	丝瓜25g
	米饭一碗	大米30g
午点	蜜豆面包	红豆10g、面粉10g
	水果	时令新鲜水果50g
晚餐	萝卜烧肉	萝卜30g、瘦猪肉25g
	蚝油生菜	生菜30g
	米饭一碗	大米30g
睡前	水果	时令新鲜水果50g
	母乳(或配方牛奶)	母乳(或配方牛奶)200mL

表6-2　2～3岁幼儿一日食谱举例

餐次	菜谱	食物种类及重量
早餐	配方牛奶	配方牛奶200mL
	豆花	豆花60g
	小烧饼	香菇15g、瘦猪肉20g、糯米15g、面粉10g
早点	鸡蛋韭菜合子	韭菜40g、鸡蛋20g、面粉10g
	水果	时令新鲜水果60g
午餐	红烧黄鱼	小黄鱼25g
	炒青菜	青菜30g
	西红柿鸡蛋汤	西红柿30g、鸡蛋30g
	米饭一碗	大米30g
午点	枣泥包	红枣15g、面粉10g
	水果	时令新鲜水果50g
晚餐	炒绿豆芽	绿豆芽30g
	胡萝卜猪肉大包子	猪肉糜25g、胡萝卜30g、面粉30g
	餐后水果	时令新鲜水果50g
睡前	一杯奶	配方牛奶200mL

注：1. 每种食物的量不用每天追求那么精确，可以是一段时间内的平均量。

2. 每个孩子都是独特的个体，身高体重不同，饮食和生活习惯也不相同，应该根据孩子的特点，在以上餐食安排的基础上做适当地改变，以满足孩子的营养需要。

3. 食谱中的食物重量是建议摄取量，而不是菜谱中原料的配菜重量。

4. 水果可根据个人喜好选择，切不可单一，宜多样。

5. 睡前一杯奶最好是在睡前1h饮用，不宜在饮用奶后立即睡觉。

五、婴幼儿常见营养缺乏病及其预防

1. 蛋白质缺乏病

婴幼儿喂养不当，可发生蛋白质缺乏病，从而影响婴幼儿的生长发育，甚至影响神经系统的发育。这种对神经系统的影响是永久的和不可逆的，将不同程度地影响智力的发展。轻度的营养不良较常见，多由于喂养不当、膳食不合理和慢性疾病引起。最初表现为体重不增或减轻，皮下脂肪减少，逐渐消瘦，体格生长减慢，直至停顿。预防营养不良的主要方法是普及科学育儿知识，强调合理喂养、平衡饮食的重要性。保证餐桌食物品种多样、感官形状好，能引起孩子食欲。选择适合婴幼儿消化能力和符合营养需要的食物，尽可能选择高蛋白、高热能食物，如乳制品、动物食物（蛋、鱼、肉、禽）、豆制品及新鲜蔬菜和水果。

2. 佝偻病

佝偻病是婴幼儿时期比较常见的一种维生素缺乏病。由于缺乏维生素 D 时，钙不能被吸收，使钙磷代谢失常，产生骨骼病变。以 3～18 个月的小儿最多见。婴幼儿发生佝偻病的主要原因有维生素 D 摄入不足、日光照射不够、生长速度过快造成维生素 D 需要量增加等。佝偻病主要表现为神经精神症状，如患儿爱哭、出汗多、睡眠不安、枕秃等；骨骼改变如方颅、出牙晚、肋缘外翻等症状。预防措施主要是添加鱼肝油，从 1 滴开始逐渐增加到 6 滴，亦可饮用强化维生素 D 的牛奶，同时多晒太阳。冬天中午前后阳光充足，户外活动时应让幼儿露出手、脸；夏天则应在阴凉处，避免晒伤。注意不要让孩子隔着玻璃晒太阳，因为玻璃可以阻挡紫外线。

3. 锌缺乏病

锌是人体重要的营养素，参与体内数十种酶的合成，调节能量、蛋白质、核酸和激素等的合成代谢，促进细胞分裂、生长和再生。锌对婴幼儿体格生长、智力发育和生殖功能发育都有很大的影响。婴幼儿锌缺乏多数为边缘性缺乏，主要表现为生长迟缓，食欲缺乏，味觉减退，血锌、发锌含量低于正常值。

4. 缺铁性贫血

缺铁性贫血是由于体内贮存铁缺乏致使血红蛋白合成减少而引起的一种低色素小细胞性贫血。患儿常表现为口唇、口腔黏膜、甲床、手掌、足底等的苍白。对缺铁性贫血，最重要的是预防，尤其要做好婴幼儿的合理喂养，如婴儿应在 4 个月左右开始逐步添加含铁多的食物（如蛋黄、猪肝泥、肉泥、菜泥等）。婴幼儿还应该定期进行健康检查。

第二节　学龄前儿童营养

儿童从满 3 周岁以后到入小学前（6～7 岁）这个阶段称为学龄前期，也称幼儿园年龄期。在这个阶段，儿童体格发育速度和其婴幼儿期相比较已经减慢，大脑和神经系统的发育逐渐成熟。但是与成年时期相比较，儿童的生长发育速度还是要快得多，因此需要供给其足够的热能和营养素。由于学龄前期儿童的性格表现为活泼好动、好奇心强、自制力差等，故针对其特点，应给予正确指导，帮助儿童养成良好的饮食习惯，为儿童形成一个良好的生活习惯奠定基础。

一、学龄前儿童的生长发育特点

1. 体重增加减慢，身高增加加快

3～6 岁的儿童每年体重增加 1.5～2kg；身高的增长速度比体重相对要快一些，每年增长 5～8cm；头围的增长速度减慢，每年增加不超过 1cm。

2. 咀嚼及消化能力有限

满 3 周岁的儿童 20 颗乳牙已出齐,咀嚼能力逐渐增强,但只达成人的 40%,消化吸收能力仍然有限,所以不能给予成人食物,以免发生消化不良的现象。大多数孩子在 5~6 岁时开始换牙,也有的从 4 岁开始,个别孩子会推迟到 7 岁才换第一颗乳牙。孩子换牙的时间略早或略晚些,都属正常。

3. 视力发育的关键期

3~6 岁是儿童视觉发育的关键时期,是预防儿童眼病和治疗视力的最佳时机。家长一定要注意孩子视力发育的情况,保护好孩子的眼睛,使孩子的视觉正常发育。如果家长在该期能及早发现孩子视觉异常,及时进行治疗,儿童的许多视力不正常情况都可以得到纠正。错过这个时期,不仅治疗困难,而且甚至会酿成不可挽回的后果。

4. 运动协调能力日趋完善

满 3 岁的孩子几乎可以自如地控制自己的整个身体,跑、跳、跨等大动作技能基本完成。在日常生活中,会自己洗脸、洗手,穿脱简单的衣服、鞋袜;能区分冬天和夏天的不同,认识两种季节所穿的衣服及特有的食物;区分不同职业;能背诵几首儿歌、唐诗、广告词及小段故事。孩子开始喜欢集体游戏,在玩的过程中,常常改变规则,创造新花样;可以模仿大人的样子,使用碗筷,做些简单的家务活,如扫地、擦桌子,但干什么活都没有耐性。在这一期间,家长应尽量给孩子创造良好的活动场所,经常带他们到儿童游乐园及较宽敞的活动场所玩耍跑跳,有意识地提高他们的运动能力。

二、学龄前儿童的营养需要

1. 热能

3~6 岁儿童基础代谢耗能约为总热能消耗的 60%,儿童总的热能消耗每日每千克体重约为 305kJ(73kcal)。活泼好动儿童的热能消耗比安静儿童可能要高出 3~4 倍。近年来,由于儿童户外活动减少,能量消耗降低,儿童肥胖发生率持续增加。

2. 蛋白质

学龄前儿童体重每增加 1kg,体内就要合成 160g 蛋白质,以满足身体细胞、组织增长的需要。因此,给学龄前儿童补充的蛋白质质量要求较高,且必需氨基酸的种类和数量需达到一定的比例。一般情况下,必需氨基酸需要量占总氨基酸需要量的 36%。学龄前儿童蛋白质供给量较婴儿期稍低,每日每千克体重需要 2.5~3g,一般每日供给量 45~55g,占总热能的 10%~15%。

3. 脂肪

脂肪,尤其是必需脂肪酸是儿童大脑和神经系统发育的必需营养素。由于学龄前儿童胃的容量比成人要小,而对热能的需要相对较高,因此其膳食中脂肪供能比要高于成人,宜占热能的 30%~35%,学龄前儿童每日每千克体重需总脂肪 4~6g;亚油酸供能不应低于总热能的 3%;亚麻酸供能不低于总热能的 0.5%。

4. 碳水化合物

学龄前儿童每日每千克体重约需碳水化合物 15g,占膳食总热能的 50%~60%。膳食应以富含碳水化合物的谷类为主,如大米、面条等。学龄前儿童每日需补充适量的膳食纤维,如粗麦面包、麦片粥、蔬菜、水果等。但过量的膳食纤维在肠道易膨胀,引起胃肠胀气、不适或腹泻,影响食欲和营养素的吸收。

5．维生素

（1）维生素 A　发展中国家的居民普遍存在维生素 A 缺乏的营养问题。维生素 A 摄入充足有利于学龄前儿童的生长发育，尤其是对其骨骼生长有着非常重要的作用。《中国居民膳食营养素参考摄入量》建议学龄前儿童维生素 A 的 RNI 为 $360\mu g$ RAE/d，多选肝、肾、鱼肝油、奶类与蛋黄类食物。

（2）B 族维生素　儿童体内的热能代谢及生长发育与维生素 B_1、维生素 B_2 及烟酸这三种水溶性维生素密切相关。这三种 B 族维生素在体内可协同发挥作用，如果摄入不足，缺乏病可能混合出现。维生素 B_1 亚临床缺乏可使儿童的食欲下降，影响儿童的消化功能。

（3）维生素 C　目前，典型的维生素 C 缺乏病在临床上已很难见到。维生素 C 可以增加机体的免疫功能以及具有预防慢性病的作用。维生素 C 主要存在于山楂、橘子等新鲜水果、蔬菜中。

6．矿物质

（1）钙　由于骨骼生长的需要，学龄前儿童机体内平均每日骨骼钙的贮留量为 100～150mg，3 岁儿童钙需要量为 350mg/d，4～6 岁儿童为 450mg/d。考虑到食物钙的平均吸收率为 35%，《中国居民膳食营养素参考摄入量》推荐 5～6 岁儿童钙的 AI 为 800mg/d，UL 为 2000mg/d。为保证学龄前儿童钙的适宜摄入水平，每日奶的摄入量应不低于 300mL/d，但也不宜超过 600mL/d。

（2）碘　碘缺乏会导致儿童生长发育障碍，《中国居民膳食营养素参考摄入量》提出学龄前儿童碘的 RNI 为 $90\mu g/d$，UL 是 $200\mu g/d$。含碘较高的食物主要是海产品，如海带、紫菜、海鱼、虾、贝类等。

（3）铁　儿童生长发育快，需要从膳食中补充足量的铁，每千克体重约需要 1mg 的铁。缺铁导致的缺铁性贫血是儿童最常见的疾病之一。铁缺乏可导致儿童行为异常，如注意力不集中、脾气急躁、容易生气等，还可导致儿童听力减弱、视力减弱、学习成绩不佳。《中国居民膳食营养素参考摄入量》建议学龄前儿童铁的 RNI 为 10mg/d，UL 为 30mg/d。动物肝脏、动物全血、瘦肉是膳食铁的良好来源。

（4）锌　缺锌可导致儿童出现食欲下降、异食症、抵抗力差等现象，并容易患感冒、肺炎等感染性疾病。《中国居民膳食营养素参考摄入量》建议学龄前儿童锌的 RNI 为 5.5mg/d。富含锌的食物有海鱼、牡蛎、禽、蛋、肉等食物，而且人体对这些食物中锌的利用率也较高。

三、学龄前儿童的合理膳食

1．食物要多样化

学龄前儿童每日膳食品种应多样化，避免单一。每日摄入的膳食应包括谷类、乳类、肉类（或蛋类、鱼类）、蔬菜和水果类四大类食物，且各类食物的进食数量应相对稳定，使学龄前儿童营养全面平衡。

2．食物要易于消化

学龄前儿童的咀嚼及消化功能都不及成人，他们的膳食应该要专门制作，瘦肉加工成肉饼或细小的肉丁，蔬菜切碎烹调，烹调菜肴时尽量少放食盐和调味品，烹调成质地细软、容易消化的膳食，随着年龄的增长逐渐增加食物的种类和数量，向成人膳食过渡。

3. 饮食安排要合理

3 周岁儿童可采用"三餐三点"制供给食物，4～6 岁儿童宜采用"三餐二点"制供给食物，正餐的进餐时间最好不要超过 30min。

7:30～8:30 早餐，约占 1 日食物总量的 20%。

10:00～10:30 点心或水果，约占 1 日食物总量的 10%。

11:30～12:00 午餐，约占 1 日食物总量的 30%。

15:00～15:30 点心，约占 1 日食物总量的 10%。

18:00～18:30 晚餐，约占 1 日食物总量的 20%。

20:30～21:00 点心，约占 1 日食物总量的 10%（含晚上 8 点的少量水果或牛奶）。

四、学龄前儿童每日供给食物建议

（1）以谷类食物为主食，每日需 125～200g。

（2）1 个鸡蛋，100g 无骨鱼、禽肉或瘦肉，15～25g 豆制品。

（3）每日供给 200～300mL 牛奶，最多不要超过 600mL。

（4）每日供给 100～250g 蔬菜或水果 1～2 个。

（5）每周进食一次猪肝或猪血，每周进食一次富含碘、锌的海产品。

下面以学龄前儿童每日的平均营养需要量为基础，举例一日食谱，见表 6-3。

表 6-3 学龄前儿童一日食谱举例

餐次	菜谱	食物种类及重量
早餐	配方牛奶	鲜牛奶或纯牛奶 200mL
	海带排骨汤	海带 50g、排骨 40g
	馒头	面粉 30g
早点	红糖糯米藕	糯米 15g、莲藕 30g
	水果	时令新鲜水果 80g
午餐	红烧肉丸	猪肉糜 30g、黑木耳 15g、莲藕 10g
	素三丝	胡萝卜 20g、莴笋 30g、甜椒 10g
	米饭	大米 40g
午点	蔬菜蛋饼	南瓜 5g、土豆 5g、鸡蛋 20g、胡萝卜 5g、菠菜 5g、豌豆苗 5g、奶酪 10g
	水果	时令新鲜水果 80g
晚餐	清蒸鲈鱼	鲈鱼 20g
	紫菜豆腐鸡蛋汤	泡发紫菜 30g、鸡蛋 30g、豆腐 25g
	清炒木耳菜	木耳菜 30g
	米饭	大米 40g
	餐后水果	时令新鲜水果 60g
睡前	一杯奶	鲜牛奶或纯牛奶 200mL

注：1. 每种食物的量不用每天追求那么精确，可以是一段时间内的平均量。

2. 每个孩子都是独特的个体，身高体重不同，饮食和生活习惯也不相同，应该根据孩子的特点，在以上餐食安排的基础上做适当地改变，以满足孩子的营养需要。

3. 食谱中的食物重量是建议摄取量，而不是菜谱中原料的配菜重量。

4. 水果可根据个人喜好选择，切不可单一，宜多样。

5. 睡前一杯奶最好是在睡前 1h 饮用，不宜在饮用奶后立即睡觉。

第三节 学龄儿童营养

从入小学起（6～7岁）到青春期开始前（女12岁，男13岁）称为学龄期。此时期儿童体格生长发育仍稳步增长，到该期末，除生殖系统外，其他系统的生长发育已接近成人水平。学龄儿童的求知欲强，知识面迅速扩大，语言和思维能力进一步发展。

一、学龄儿童的生长发育特点

学龄儿童的脑发育趋向成熟，脑重量为1250～1350g，基本接近成人的脑重量。大脑皮质发展到抑制过程强于兴奋过程阶段，表现出自我控制能力增强，睡眠时间相应减少。学龄儿童生长发育的速度仍然较快，体重每年增加2～3kg，身高每年可增长4～7cm。学龄儿童虽然生长发育速度较平稳，但体力活动增大，智力迅速发育，所需的热能和各种营养素的量相对比成人高。

在这一时期，学龄儿童的心理能力、气质和个性获得充分的培养和发展，可出现不同气质、不同性格的学龄儿童，如有的热情奔放，有的文静内向等。学龄儿童由于人际交往的日益增多、活动范围的扩大，社会经验与日俱增，对客观事物的综合分析能力不断增强，促进了想象能力的发展。

二、学龄儿童的营养需要

1. 热能

学龄儿童热能消耗处于正平衡状态，由于要为即将到来的青春期快速生长发育储备所需的营养，因此，其对热能的需求相对或绝对高于成人。学龄儿童每日需要消耗的热能为6.70～10.04MJ（1600～2400kcal）。

2. 蛋白质

为满足生长发育和智力发育的需要，学龄儿童每日蛋白质的需要量为55～75g。膳食蛋白质提供的热能应占膳食总热能的10%～15%。

3. 脂肪

学龄儿童脂肪适宜摄入量以占总热能的25%～30%为宜，其中饱和脂肪酸、多不饱和脂肪酸和单不饱和脂肪酸的比例为1:1:1。在脂肪种类的选择上要注意选择富含必需脂肪酸的植物油。

4. 碳水化合物

学龄儿童碳水化合物适宜摄入量以占膳食总热能的50%～65%为宜，其膳食中碳水化合物的主要来源应该是谷类和薯类，水果、蔬菜也提供一定量的碳水化合物。学龄儿童保证适量碳水化合物摄入，不仅可以避免脂肪摄入过多，同时谷类和薯类以及水果、蔬菜摄入会增加膳食纤维的摄入量，对预防肥胖及心血管疾病都有重要意义。

5. 维生素

（1）维生素A 学龄儿童维生素A缺乏的发生率远高于成人。学龄儿童每日维生素A的RNI为500μg RAE/d，最多不能超过1500μg RAE/d。动物肝脏中含有丰富的维生素A，深绿色或红黄色的蔬菜和水果富含维生素A原类胡萝卜素。

（2）维生素 B_1　由于学龄儿童平时吃精加工的谷类食品较多，所以容易出现维生素 B_1 缺乏的现象。学龄儿童维生素 B_1 的 RNI 为 7～10 岁 1.0mg/d，11～13 岁 1.2mg/d。维生素 B_1 广泛存在于动物内脏、肉类、豆类和没有经过加工的谷类食物中。

（3）维生素 B_2　儿童紧张的学习生活，使其易发生维生素 B_2 缺乏病。学龄儿童膳食维生素 B_2 的 RNI 为 7～10 岁 1.0mg/d，11～13 岁 1.2mg/d。富含维生素 B_2 的食物主要是奶类、蛋类、肝脏，谷类、蔬菜、水果含量较少。

（4）维生素 C　学龄儿童膳食维生素 C 的 RNI 为 7～10 岁 65mg/d，11～13 岁 90mg/d。新鲜的蔬菜、水果是维生素 C 重要的食物来源，150g 油菜（菜心）约可提供 100mg 的维生素 C。

6. 矿物质

（1）钙　6～10 岁儿童钙的 AI 为 800mg/d。进入青春期后，身体有一个突增高峰，为满足突增高峰的需求，11～13 岁儿童钙的 AI 为 1000mg/d。钙的摄入量不能超过 2000mg/d。

（2）铁　学龄儿童铁缺乏除引起贫血外，也可能降低学习能力、免疫力和抗感染能力。7～10 岁儿童铁的 RNI 为 13mg/d；11～13 岁男孩为 15mg/d，11～13 岁女孩为 18mg/d。动物血、肝脏是铁的良好来源，含铁高，吸收好。豆类、黑木耳、芝麻酱中含铁也较丰富。

（3）锌　儿童缺锌会导致食欲差、味觉迟钝甚至丧失，严重时会影响生长发育，引起性发育不良及免疫功能下降。7～10 岁儿童锌的 RNI 为 7mg/d；11～13 岁男孩为 10mg/d，11～13 岁女孩为 9mg/d。牡蛎、瘦肉、动物内脏等都是锌的良好来源，干果类和花生酱也富含锌。

（4）碘　碘缺乏可引起甲状腺肿，需注意预防。6～10 岁儿童碘的 RNI 为 90μg/d，11～13 岁为 110μg/d。海带、紫菜、海鱼等富含碘。应坚持食用碘盐，并注意碘盐的保存和烹调方法。

三、学龄儿童的合理膳食

（1）学龄儿童应食物多样，平衡膳食；应摄入粗细搭配的多种食物，保证鱼、禽、蛋、畜、奶类及豆类等食物的供应。

（2）安排好一日三餐，早餐、午餐、晚餐的营养素供给量应该分别占全日供给量的 30％、40％、30％。

（3）重视学龄儿童的早餐营养，让孩子吃饱和吃好一日三餐，尤其是早餐，进食量应相当于一天总量的 1/3。

（4）注意饮食习惯培养，合理选择零食，足量饮水，饮用清淡饮料，控制食糖摄入。

（5）不偏食节食、不暴饮暴食，保持适宜体重增长。

（6）重视户外活动。由于一些孩子进食量大而运动量少，故应调节进食量和重视户外活动以避免发胖。

四、学龄儿童每日供给食物建议

（1）250～500mL 牛奶或豆浆，以提供优质蛋白质、维生素 A 及钙质。

（2）1 个鸡蛋，100～150g 动物性食物（鱼、禽或瘦肉），以提供优质蛋白质、维生素 A、维生素 B_2 及铁等矿物质。

（3）150～350g 谷类和 15～25g 豆类食物。

（4）200～300g 蔬菜或 100～150g 水果，它们可以提供足够的热能和较多的 B 族维生素。

（5）植物油 10～15g，食糖少于 15g。

第四节　青少年营养

女孩和男孩青春发育期开始的年龄是不同的，女孩比男孩早，一般在 10 岁左右开始，17 岁左右结束；男孩一般在 12 岁前后开始，18 岁左右结束，这个阶段称为青春期。我国城市青少年青春发育开始年龄要早于农村。

一、青少年的生长发育特点

青少年在此时期体格生长突然加快，体重、身高增长幅度加大。通常体重每年增加 2～5kg，个别可达 8～10kg，所增加的体重占其成人时体重的一半；身高每年可增高 2～8cm，个别可达 10～12cm，所增加身高占其成人时身高的 15%～20%。青少年必须获得足够量的各种营养素，以满足快速生长的需要，保证体格的健壮。此时期生殖系统开始发育，第二性征逐渐明显。有研究表明，青春期前营养不足的儿童，在青春期供给充足的营养，可使其赶上正常发育的青少年，而青春期营养不良，可使青春期推迟 1～2 年。

青少年期是由儿童向成人过渡的时期。青少年从完全依赖家长和老师的帮助向独立自主地完成学习和其他活动任务、独立地选择人生道路过渡。青少年感到自己已长大成人，这种"成人感"使中学生强烈要求自主独立，对成人过多的干涉表示反感。但是青少年完全独立是不可能的，这就形成了青少年独立意识与独立能力之间的不同步现象，在心理发展上构成了十分尖锐的矛盾。青少年能自觉地完成学习任务，但控制情感和行为的能力以及自我监督的能力还不强。青春期是一个人的个性迅速发展并趋于稳定的时期，青少年从没有自己的个性向形成稳定的个性过渡，青少年的兴趣、理想、性格等逐步形成明显的个性差异。

二、青少年的营养需要

1. 热能

在儿童时期，男孩和女孩对营养素需要的差别很小，从青春期生长开始，男孩和女孩的营养需要出现较大的差异。青春期由于生长代谢的需要和热能消耗的增加，青少年对热能的需要量也达到高峰，其膳食热能推荐摄入量为男孩 2400～2900kcal/d、女孩 2200～2400kcal/d。

2. 蛋白质

青春期生长发育速度加快，组织生长需要大量的蛋白质，特别是在性成熟阶段和男孩肌肉发展过程中。因此，青少年膳食蛋白质应占总热能的 10%～15%，每天男孩膳食蛋白质的推荐摄入量为 75～85g，女孩为 75～80g。

3. 脂类

青春期是生长发育的高峰期，对热能的需要大大增加，因此一般不过度限制青少年对膳食脂肪的摄入。但脂肪摄入量过多将增加肥胖及成年后心血管疾病、高血压病和某些癌症发生的危险性，因此，青少年脂肪适宜摄入量以占总热能的 25%～30% 为宜，其中饱和脂肪酸、多不饱和脂肪酸和单不饱和脂肪酸的比例为 1:1:1。

4. 碳水化合物

青少年膳食中碳水化合物适宜摄入量以占总热能的 50％～65％为宜。保证适量碳水化合物摄入，不仅可以避免脂肪的过度摄入，同时会增强膳食纤维及具有健康效用的低聚糖的摄入，对预防肥胖及心血管疾病都有重要意义。同时青少年应注意避免摄入过多的纯糖食品，特别是含糖饮料。

5. 矿物质

（1）钙　青春期是生长突增高峰期，为了满足骨骼突增高峰的需要，需要补充大量的钙。青少年钙的适宜摄入量为 1000mg/d，每日钙的摄入量最多不能超过 2000mg/d。奶和奶制品是钙的最好食物来源。

（2）铁　贫血是青春期女孩常见的疾病，女孩在月经期间，会丢失大量的铁，如不注意补充，容易出现缺铁性贫血，因此应特别注意。动物血、肝脏及红肉是铁的良好来源。豆类、黑木耳、芝麻酱中含铁也较丰富。

（3）锌　缺锌会导致食欲下降，严重时引起生长迟缓、性发育不良，因此，青少年应注意通过膳食补充锌。

（4）碘　碘缺乏可导致甲状腺肿，尤其是青春期甲状腺肿发病率较高，应特别注意预防。青少年膳食碘推荐摄入量为 11～13 岁 110μg/d，14～18 岁 120μg/d。碘摄入过多会对身体有害，引起高碘性甲状腺肿，青少年每日碘的摄入量最多不能超过 500μg。

6. 维生素

（1）维生素 A　11～13 岁青少年膳食维生素 A 的推荐摄入量男孩为 670μg RAE/d，女孩为 630μg RAE/d；14～18 岁的青少年，男孩为 820μg RAE/d、女孩为 630μg RAE/d。每日维生素 A 摄入量最多不能超过 2000μg RAE。

（2）维生素 B_1　11～13 岁青少年维生素 B_1 推荐摄入量男孩为 1.3mg/d，女孩为 1.1mg/d；14～18 岁青少年维生素 B_1 推荐摄入量男孩为 1.6mg/d，女孩为 1.3mg/d。维生素 B_1 的摄入量每日最多不能超过 50mg。维生素 B_1 食物来源广泛，动物内脏如肝、心、肾、肉类、豆类和没有加工的粮谷类都含有丰富的维生素 B_1。

（3）维生素 B_2　青少年由于学习生活非常紧张，容易出现维生素 B_2 的缺乏。11～13 岁青少年膳食维生素 B_2 推荐摄入量男孩为 1.3mg/d，女孩为 1.1mg/d；14～18 岁青少年膳食维生素 B_2 推荐摄入量男孩为 1.5mg/d，女孩为 1.2mg/d。

（4）维生素 C　11～13 岁青少年膳食维生素 C 推荐摄入量为 90mg/d，14～18 岁青少年膳食维生素 C 推荐摄入量为 100mg/d。新鲜蔬菜、水果富含维生素 C，是维生素 C 丰富的食物来源。

（5）维生素 D　11～13 岁青少年膳食维生素 D 推荐摄入量为 10μg/d，14～18 岁青少年膳食维生素 D 推荐摄入量为 10μg/d。每日维生素 D 的摄入量最多不能超过 50μg。

三、青少年的合理膳食

（1）青少年应食物多样，平衡膳食。应摄入粗细搭配的多种食物，保证鱼、禽、蛋、畜、奶类及豆类等食物的供应。青少年因能量需要量大，可根据活动量大小提供食物。

（2）三餐规律，特别要重视早餐营养。健康早餐的选择原则为：以选择水分高、纤维素高的谷类食物为主，如全麦面包，以达到充饥、补充水分和热能的目的；再搭配蔬菜、水果及适量的肉类，如两个包子、一杯奶、一个煮鸡蛋等，以摄取足够的营养素。避免选择高热能、高脂肪、高糖或高盐分的食物。

（3）足量饮水，合理选择零食，控制油脂、精糖等纯能量食物的摄入。

（4）鼓励参加体力活动，避免盲目节食。青少年应多参加户外活动，并控制高能量食物的摄入，保持适宜体重。另外，青少年开始注重外表及体型，要避免部分青少年盲目节食，预防厌食症的发生。厌食症以青春期少女最多见，其次为年轻女性。

四、青少年每日供给食物建议

（1）谷类是青少年膳食中的主食，每天宜摄入 350～600g。

（2）保证足量的动物性食物及豆类食物的供给，鱼、禽、肉每日供给 150～200g，鸡蛋 1 个，豆类 25～35g。

（3）牛奶或豆浆 300～500mL/d。

（4）保证蔬菜、水果的供给。每天蔬菜供给 300～500g，其中绿叶蔬菜不低于 300g，水果 200～350g。

（5）食糖少于 10g，烹调油 25～30g。

第五节 孕妇营养

妊娠是一个复杂的生理过程，孕妇在妊娠期间需进行一系列生理调整，以适应胎儿在体内的生长发育和本身的生理变化。妊娠分为三期，每 3 个月为一期。怀孕头 3 个月为第一期，是胚胎发育的初期，此时孕妇体重增长较慢，故所需营养与非孕时近似。第二期即第 4 个月起体重增长迅速，母体开始贮存脂肪及部分蛋白质，此时胎儿、胎盘、羊水、子宫、乳房、血容量等都迅速增长，体重增加 4～6kg。第三期为孕末 3 个月，约增加 5～6.5kg。整个孕期总体重增加约 12kg。

一、孕妇的生理特点

1. 内分泌系统

人绒毛膜促性腺激素刺激母体黄体分泌孕酮，通过降低淋巴细胞的活性，防止母体对胎儿产生排斥反应，达到安胎效果。人绒毛膜生长激素可降低母体对葡萄糖的利用并将葡萄糖转给胎儿；能促进脂肪分解，使血中游离脂肪酸增多，促进蛋白质和 DNA 的合成。雌激素能促进前列腺素的产生而增加子宫和胎盘之间的血流量，并可促进母体乳房发育。孕酮可维持子宫内膜和蜕膜及乳腺小叶的发育，抑制淋巴细胞活性和阻止乳腺在孕期分泌乳汁。

2. 子宫与胎盘

子宫增大，子宫的重量由未孕时的 50g 增加到足月妊娠时的 1000g。胎盘生长，血流增加，体积由未孕时的 7cm×5cm×3cm 增至 35cm×25cm×22cm；容量也扩大至 4000～5000mL，比未孕时增加 1000 倍。随着子宫的增长，子宫内的血管也增多，子宫内的血流量比平时增加 4～6 倍。

3. 乳腺

孕期乳腺在雌激素的作用下，可增大 2～3 倍，为泌乳做准备。

4. 血容量及血液成分

从第 6 周开始血容量增加，比妊娠前增加 35%～40%，约为 1500mL。血浆容积增加较多，为 45%～50%，红细胞增加较少，为 15%～20%，出现相对贫血，即生理性贫血。白细胞从妊娠 7 周开始升高，妊娠 30 周达顶峰，主要是中性粒细胞增多。血浆总白蛋白由于血液稀释，呈现下降，主要是白蛋白下降。除血脂及维生素 E 外，几乎血浆中所有营养素都于孕期降低。胎盘起着生化阀的作用，脂溶性维生素只能部分通过胎盘，因此孕妇血中的含量较高。

5. 肾脏

肾脏负担加重，肾小球滤过率和肾血浆流量均增加，并保持较高水平，但重吸收能力又没有相应增加，结果导致尿中葡萄糖、氨基酸、水溶性维生素的排出量增加。

6. 消化系统

牙龈肥厚。胃肠平滑肌张力下降、贲门括约肌松弛、消化液分泌量减少、胃排空时间延长，易出现恶心、消化不良、呕吐、反酸等妊娠反应，但对某些营养素的吸收却增强，尤其是在妊娠的后半期。

7. 体重

妊娠期母体的体重增加 11～12.5kg（约 7kg 水分，3kg 脂肪，1kg 蛋白质），妊娠早期增重较少，妊娠中期和妊娠晚期每周增重 350～400g。妊娠期体重增长原因包括两部分：一是妊娠的产物，如胎儿、羊水和胎盘；二是母体组织的增长，如血液和细胞外液的增加、子宫和乳腺的增大及脂肪组织的贮存。

8. 新陈代谢

妊娠第 4 个月起，胎儿生长迅速，母体的代谢也相应加快。基础代谢增加 15%～20%；母体对胰岛素的要求增加，可能导致妊娠性糖尿病；蛋白质代谢呈正氮平衡，以供胎儿、子宫、乳腺生长；脂肪吸收增加，为哺乳、分娩做准备。

二、孕妇的营养需要

1. 能量

妊娠 4 个月以后，一般每天增补能量 200kcal。能量摄入过多可能导致新生儿超重；过少可能导致低体重出生儿。

2. 蛋白质

妊娠 4～6 个月时增加补充蛋白质 15g/d；7～9 个月时增加补充蛋白质 30g/d。极轻体力劳动孕妇，在妊娠早期每天摄入 80g，妊娠后期每天摄入 90g 蛋白质，必须保证有 1/3 的蛋白质是优质蛋白质。

3. 脂类

妊娠期需要增加脂肪的摄入量，但是不要过多，以脂肪的热能占总热能的 25%～30% 为宜。

4. 矿物质和维生素

孕妇的营养素供给量是由正常生理条件下的供给量加上孕期的额外需要量而得出的，包括由于妊娠内分泌改变，引起营养素的消耗量增加；母体营养素向婴儿的转移；婴儿生长的需要引起的增加以及分娩过程造成的营养素丢失。

（1）钙　胎儿生长需要的钙从母体得到，妊娠 3～4 个月时胎儿乳牙开始钙化，出生 3～

4个月时恒牙开始钙化（钙的来源很可能是母乳），使母体每月丢失30g钙（超过平时的40%～50%），因此乳母和孕妇都需要补充足量的钙。母体维生素D不足，可引起胎儿缺钙、骨骼和牙齿发育不良、对环境的适应能力降低等。

（2）铁　母体对铁的需要量增加总量约为1000mg，其中350mg满足胎儿和胎盘生长发育的需要，450mg满足妊娠期红细胞增加的需要，其余部分以满足分娩时的丢失。目前认为早产、低出生体重与怀孕早期缺铁有关，缺铁性贫血与孕妇体重增长不足有关。因为铁的吸收率低，妊娠期膳食铁RNI在非孕妇女20mg/d基础上：妊娠早期不增加，妊娠中期和妊娠晚期分别增加4mg/d和9mg/d。

（3）锌　锌对孕早期胎儿的器官形成极为重要，动物实验提供了大量关于母体锌摄入充足促进胎崽生长发育和预防先天性畸形的研究结果。锌还对人的分娩过程起着极为重要的作用。锌对分娩的影响主要是可增强子宫有关酶的活性，促进子宫肌收缩，帮助胎儿娩生。因此，孕妇缺锌，会增加分娩的痛苦。妊娠期膳食锌RNI在非孕妇女7.5mg/d基础上整个妊娠期均增加2mg/d。所以孕妇要多进食一些含锌丰富的食物，如猪肝、牡蛎、蛤蜊等，特别是牡蛎，含锌最高，每百克含锌为100mg，堪称"锌元素宝库"。

（4）碘　在妊娠的头三个月，通过纠正母亲的碘缺乏，可以预防胎儿的甲状腺功能低下和由此引起的智力发育迟缓、生长发育迟缓，即"呆小症"。孕妇碘的每日推荐供给量为175μg，可通过多食用含碘高的食物来补充，如海带、紫菜等。

（5）叶酸　叶酸参与胸腺嘧啶核苷酸的合成以及一些氨基酸的互相转化，对于合成许多重要物质（RNA、DNA）和蛋白质起着重要作用。叶酸缺乏可以导致流产、早产、死产、高危妊娠、产后出血，以及先天性神经管畸形。由于畸形发生在怀孕28天内，即神经管形成的闭合期，此时多数孕妇未意识到怀孕，因此补充叶酸应该在怀孕前1个月到怀孕后3个月。叶酸的每日推荐摄入量为400μg，孕期增加200μg/d。孕期叶酸缺乏还可引起胎盘早剥以及新生儿低出生体重。

（6）维生素A　足量的维生素A有利于胎体的正常生长发育和维持自身的健康。早产、发育迟缓以及低出生体重可能与维生素A缺乏有关。维生素A过量可引起中毒，还有导致先天畸形的可能。所以，选择保健品补充维生素A时，应严格控制总量。

（7）维生素D　妊娠期妇女缺乏维生素D可导致胎儿骨骼和牙齿发育不良，并可导致新生儿手足抽搐和低钙血症及母体骨质软化症的发生。但是，维生素D过多摄入可引起中毒。

妊娠期足够的维生素和矿物质可以保证胎儿的正常发育和生长，但也不是越多越好，切不可滥补。

三、孕妇的合理膳食

1. 自妊娠第4个月起，保证充足的能量

自妊娠第4个月起，孕妇必须增加能量和各种营养素的摄入，以满足合成代谢的需要。我国推荐膳食营养素供给量中规定孕中期能量每日增加200kcal，蛋白质4～6个月时增加15g，钙增加至1000mg，铁增加至24mg，其他营养素如碘、锌、维生素A、维生素D、维生素E、维生素B_1、维生素B_2、维生素C等也相应增加。

2. 妊娠后期保持体重的正常增长

孕期营养低下使孕妇机体组织器官增长缓慢、营养物质贮存不良、胎儿的生长发育延缓、早产儿发生率增高。但孕妇体重增长过度、营养过剩对母亲和胎儿也不利，一则易出现巨大儿，增加难产的危险性；二则孕妇体内可能有大量水潴留，易发生糖尿病、慢性高血压及妊娠高血压综合征。

3. 增加鱼、肉、蛋、奶、海产品、蔬菜、水果的摄入

膳食中应增加鱼、肉、蛋等富含优质蛋白质的动物性食物，含钙丰富的奶类食物，含矿物质和维生素丰富的蔬菜、水果等。蔬菜、水果还富含膳食纤维，可促进肠蠕动，防止孕妇便秘。孕妇应以正常妊娠体重增长的规律合理调整膳食，并要做有益的体力活动。

四、孕妇每日供给食物建议

1. 孕早期

妊娠 6 周左右出现早孕反应，第 12 周左右自行消失。妊娠早期膳食应以清淡、易消化、口感好为主要原则。建议适当补充叶酸和维生素 B_{12} 等。

2. 孕中期

（1）275～325g 谷类。

（2）20g 豆类及豆制品，主要以大豆类为主；10g 坚果。

（3）100～150g 肉、禽、鱼等动物性食品，1 个鸡蛋。

（4）300～500mL 鲜奶，也可以相当量的酸奶代替。

（5）300～500g 蔬菜及 200～400g 水果。

（6）25～30g 植物油及调味品。

3. 孕晚期

（1）300～350g 谷类。

（2）20g 豆类及豆制品，主要以大豆类为主；10g 坚果。

（3）150～200g 肉、禽、鱼等动物性食品，1 个鸡蛋。

（4）300～500mL 鲜奶，也可以相当量的酸奶代替。

（5）300～500g 蔬菜及 200～400g 水果。

（6）25～30g 植物油及调味品。

五、妊娠期营养不良的影响

（一）对母体的影响

1. 营养性贫血

营养性贫血包括缺铁性贫血和巨幼细胞贫血。妊娠期妇女贫血患病率以妊娠末期最高。缺铁是造成贫血最常见的原因，孕妇缺铁的原因主要有两个：一是随孕周增加，血液容量增加，血液相对稀释；二是胎儿在母体内生长发育对铁的需要量增加，母体铁营养相对不足，而致贫血。轻度贫血对孕妇影响不大。重度贫血易诱发孕产妇发生妊娠高血压综合征，还可降低孕产妇抵抗力，易并发产褥感染，甚至危及生命。轻度缺铁性贫血可通过改善饮食、多吃富含铁的食物来治疗。动物性食物如肝脏、血豆腐及肉类中铁的含量高、吸收好。对于中度以上贫血，口服铁剂治疗也是十分必要的。孕期贫血除服铁剂以外，还需服用小剂量的叶酸（每日 400μg）。孕妇服用小剂量叶酸不仅有利于预防贫血，还有利于预防先天性神经管畸形。

2. 骨质软化症

孕妇骨质软化症主要是因膳食中缺乏维生素 D 和钙所致。为了满足胎儿生长发育所需要的钙，机体必须动用母体骨骼中的钙，结果使母体骨钙不足，哺乳期妇女也可发生此病。其症状是髋关节和背部疼痛，严重的可出现骨盆和脊柱畸形，易发生骨折，并可导致难产。此外，妇女生育年龄多集中在 25～32 岁，该时期正值骨密度峰值形成期，妊娠期若钙摄入量低，可能对母亲骨密度造成影响，而且这种影响是永久性的。

3. 营养不良性水肿

孕期营养不良性水肿，主要是由于蛋白质严重缺乏而引起，常发生于贫困地区。蛋白质缺乏轻者仅出现下肢水肿，严重者可出现全身水肿。此外，维生素 B_1 严重缺乏者亦可引起水肿。

4. 妊娠合并症

妊娠合并症与妊娠期营养有关。孕妇营养不良，如贫血、低蛋白血症、缺钙以及 BMI＞24 均是妊娠高血压综合征的致患因素。

（二）对胎儿发育的影响

1. 胎儿生长发育迟缓

妊娠期，尤其是中、晚期的能量、蛋白质和其他营养素摄入不足，易使胎儿生长发育迟缓，产出低出生体重儿。而胎儿生长发育迟缓与成年期的许多慢性病有关，如心脑血管疾病、高脂血症、糖尿病等。

2. 先天性畸形

妊娠早期妇女因某些微量元素、维生素摄入不足或摄入过量，常可导致产出各种各样的先天畸形儿。例如叶酸缺乏可能导致神经管畸形，主要表现为无脑儿和脊柱裂；维生素 A 缺乏或过多可能导致无眼、小头等先天畸形。

3. 脑发育受损

胎儿脑细胞数的快速增殖期是从妊娠后期至出生后 1 年左右，随后脑细胞数量不再增加而只是细胞体积增大。因此，妊娠期的营养状况，尤其是妊娠后期母体蛋白质、叶酸、碘、DHA 和能量的摄入量是否充足，直接关系到胎儿的脑发育，影响智力发育。

4. 低出生体重及围生期新生儿死亡率增高

低出生体重是指新生儿出生体重小于 2500g。低出生体重儿围生期死亡率为正常婴儿的 4～6 倍，不仅影响婴幼儿期的生长发育，还可影响儿童期和青春期的体能与智能发育。低出生体重还与成年后慢性病（如心血管疾病、糖尿病等）的发生率增加有关。

5. 巨大儿

巨大儿是指新生儿出生体重大于 4000g。巨大儿发生率在我国呈逐渐上升趋势，有些地区已达 8％左右。有研究表明妊娠后期血糖升高可引起巨大儿。孕妇盲目进食或进补，可能造成能量与某些营养素摄入过多，妊娠期增重过多，也可导致胎儿生长过度。巨大儿不仅在分娩中易造成产伤，给分娩带来困难，还与婴儿成年后慢性病（如肥胖、高血压病和糖尿病）的发生密切相关。

第六节　哺乳期女性营养

一、哺乳期女性的生理特点

胎儿娩出后，产妇便进入以自身乳汁哺育婴儿的哺乳期。影响乳汁分泌的主要因素包括内分泌因素、哺乳期母亲的营养状况、哺乳期母亲的情绪状态。

1. 内分泌

妊娠期间乳房较正常增大 2～3 倍，一旦分娩，乳汁的分泌受两个反射控制。一为产奶反射，当婴儿开始吸吮乳头时，刺激垂体产生催乳素引起乳腺腺泡分泌乳汁，并存集于乳腺导管内。二为下奶反射，婴儿吸吮乳头时，刺激垂体产生催产素，引起腺泡周围的肌肉收缩，促使乳汁沿乳腺导管流向乳头。催产素还作用于子宫，引起子宫肌肉收缩，从而帮助停止产后出血，促进子宫恢复。

2. 营养对泌乳量的影响

（1）初乳　产后第一周分泌的乳汁为初乳，呈淡黄色，质地黏稠。初乳蛋白质含量高，约为 10%，而成熟乳为 1%。初乳中含有较多的分泌型免疫球蛋白、乳铁蛋白、白细胞、溶菌因子等免疫物质，而且还含有较多的维生素 A、锌、铜，而脂肪和乳糖含量较成熟乳少。产后第一天的泌乳量约为 50mL，第二天约分泌 100mL，到第 1 周结束逐渐增加到 500mL/d 左右。

（2）过渡乳　产后第二周分泌的乳汁量在 500mL/d 左右，称为过渡乳。过渡乳中乳糖和脂肪含量逐渐增多，而蛋白质含量有所下降。

（3）成熟乳　第二周以后分泌的乳汁，呈白色，富含蛋白质、乳糖、脂肪等多种营养素。泌乳量少是母亲营养不良的一个指征。正常情况下，产后 3 个月每日泌乳量为 700～800mL。通常根据婴儿体重的增长率作为奶量是否足够的较好指标。

乳母的营养状况好坏将直接影响乳汁的营养素含量，从而影响婴儿健康状况。

二、哺乳对母亲健康的影响

1. 促进身体恢复，预防肥胖

哺乳过程中婴儿对乳头的不断吸吮，可刺激母体催产素的分泌而引起子宫收缩，有助于促进子宫恢复到孕前状态。另外，乳母在哺乳期分泌乳汁要消耗大量的能量，这将促使孕期所储存的脂肪被消耗，有利于乳母体重尽快复原，预防产后肥胖。

2. 预防乳腺疾病

哺乳可以促进母体乳房中乳汁的排空，避免发生乳房肿胀和乳腺炎。大量研究结果表明，哺乳可降低乳母发生乳腺癌和卵巢癌的危险性。

3. 延长恢复排卵的时间间隔，可以有效避孕

母乳喂养能够延长分娩后至恢复排卵的时间间隔，延迟生育。婴儿吸吮乳汁的过程抑制了下丘脑促性腺激素释放激素的规律性释放，而促性腺激素释放激素对垂体黄体生成素的规律释放是必需的。黄体生成素对卵泡的成熟以及排卵是必需的。

4. 预防骨质疏松症

按每天泌乳 750mL 计算，持续 6 个月哺乳的妇女乳汁中的钙丢失量约为 50g，约占母体全身总钙量的 5%。虽有研究表明哺乳期间母体钙的吸收率可能有所增加，但仍有约 30g 钙通过乳汁从母体转运至婴儿，因此重新构建母体的钙储存，对于降低母体患骨质疏松症的危险性具有潜在意义。

三、哺乳期女性的营养需要

1. 热能

乳母的产乳效率约为 80%，即摄入 418.4kJ（100kcal）能量可分泌相当 334.7kJ（80kcal）的乳汁。乳母每日分泌的乳汁约含能量 2384.9kJ（570kcal），则需摄入 2981.1kJ（713kcal）。虽然孕期储存的一些脂肪，可用于补充部分能量，但由于哺育婴儿的操劳，及乳母基础代谢率稍高，以及乳腺泌乳活动所需能量，我国建议乳母每日应多摄入能量 500kcal。

2. 蛋白质

乳母在分泌乳汁过程中，体内氮代谢加速，故需增加蛋白质的摄入量。全日乳中含蛋白质约 12.8g，如以产乳效率 80% 计算，则需 16g 蛋白质，又因膳食蛋白质的利用率有一定的差异，有些食物蛋白质利用率较低，再加上 30% 的安全系数，则需 20.8g 蛋白质。考虑到乳母个体的差异，我国建议每日给乳母增加 25g 的优质蛋白质。

3. 脂肪

脂类与婴儿脑发育有关，尤其是类脂质对中枢神经系统的发育特别重要。人乳中脂肪含量变化较大，婴儿吮乳活动可使乳中脂肪含量增加，哺乳后，乳中脂肪量为哺乳前的 3 倍。膳食中的能量、蛋白质、脂肪的高低亦可影响乳中脂肪的含量，如乳母摄入不饱和脂肪酸较多，其乳中含量也增加。我国建议应使乳母脂肪所提供的能量达到膳食总能量的 20%～30%，并要考虑到必需脂肪酸的含量要适宜。

4. 矿物质

乳母需要充足的钙质以满足其本身及乳汁的需要。乳汁中钙的含量一般较稳定，如乳母食物中钙不足或不能有效吸收，乳母体内的钙将移出，以稳定乳汁中的钙，但此时体内出现钙的负平衡，这种情况延续下去可发生骨质软化症。WHO 建议乳母钙的供给量每天为 1200mg，我国建议钙的 RNI 值是 1000mg/d。乳汁中铁的含量约为 $50\mu g/dL$，每日从乳汁中的分泌量为 0.4mg，而铁的吸收率为 10%，则每天需多供给 4mg，乳母铁的 RNI 值为 24mg/d。乳汁中碘的含量为 $4\sim9\mu g/dL$，高于母体血浆的浓度，这可能与婴儿的生理需要量有关。乳母碘的 RNI 值为 $240\mu g/d$。另外，乳母锌、硒的需要量，我国建议分别供给 12mg/d 和 $78\mu g/d$。

5. 维生素

乳汁中维生素 A 的含量约为 $61\mu g/dL$，比较稳定，因此我国建议乳母维生素 A 的 RNI 值为 $1300\mu g$ RAE/d。乳母在正常膳食条件下，乳汁中维生素 C 的含量约为 5.2mg/dL，如蔬菜、水果摄入不足，乳汁中维生素 C 则明显降低，我国规定乳母维生素 C 的 RNI 值为 150mg/d。另外，乳母也要注意摄入含维生素 E、维生素 B_1、维生素 B_2、维生素 B_6、维生素 B_{12}、烟酸、叶酸丰富的食物。

四、哺乳期女性的合理膳食

乳母的平衡营养有利于母体自身健康的恢复，也有利于保证乳母有充足的乳汁喂养婴儿。乳母每天分泌700~800mL的乳汁来喂养婴儿,当营养供应不足时,即会破坏本身的组织来满足婴儿对乳汁的需要,所以为了保护乳母和保证分泌乳汁的需要,必须供给乳母充足的营养,饮食必须做到营养均衡而且充足。

1. 产褥期膳食

产褥期是指从胎儿、胎盘娩出至产妇全身器官(除乳腺)恢复或接近正常未孕状态的一段时间,一般为6周。由于分娩时体力消耗大,产后身体内各器官要恢复,且产妇的消化能力减弱,又要分泌乳汁供新生儿生长,所以饮食营养非常重要。产后1h可让产妇进流质饮食或清淡半流质饮食,以后可进普通饮食。食物应富有营养以及保证足够的热量和水分。应多进食蛋白质含量高的食物和多吃汤汁食物,并适当补充维生素和铁剂。食品要多样化,富于营养,容易消化,不能过于油腻。尤其产后最初几天内,要多吃些高热量、高蛋白、高维生素的食品,多饮水及汤类,促进乳汁分泌。

2. 乳母的合理膳食原则

(1)食物品种多样,不偏食:保证摄入全面足够的营养素,同时,摄入食物的数量也要相应增加。

(2)供给充足的优质蛋白质:乳母每天摄入的蛋白质应保证1/3以上是来源于动物性食物的优质蛋白质。增加富含维生素A的动物性食物有利于提高母乳中维生素A的水平。

(3)多食含钙丰富食品:乳母对钙的需要量增加,应注意钙的补充。奶制品、豆类、小鱼和小虾含有丰富的钙质。

(4)增加新鲜蔬菜、水果的摄入:新鲜的蔬菜水果中含有多种维生素、矿物质、膳食纤维等,可促进食欲,防止便秘,并促进乳汁分泌。

(5)少吃盐、腌制品和刺激性强的食物:以免某些有害成分通过乳汁进入婴儿体内,对婴儿产生不利影响。

(6)注意烹饪方式:烹调方法应多用炖、煮、炒,少用油煎、油炸。如畜禽肉类、鱼类以炖或煮为宜,食用时要同时喝汤,这样既可增加营养,还可促进乳汁分泌。烹调用盐应选用加碘盐。

五、哺乳期女性每日供给食物建议

(1)300~350g谷类,可相对多选用面食,因为面食有催乳的作用。

(2)25g豆类及豆制品,主要为大豆类;10g坚果。

(3)150~200g肉、禽、鱼等动物性食品;1个鸡蛋。

(4)300~500mL鲜奶,也可以一定量的酸奶代替。

(5)400~500g蔬菜及200~400g水果。

(6)25~30g植物油。

下面以身高160cm、体重60kg的哺乳期女性为例,举例一日食谱,见表6-4。

表6-4 哺乳期女性一日食谱举例

餐次	食物名称	食物种类及重量
早餐	牛奶	牛奶300mL
	馒头	面粉100g
	鸡蛋	鸡蛋50g

餐次	食物名称	食物种类及重量
早点	西瓜	西瓜 150g
	玉米糊	糯米粉 10g、玉米面 10g
午餐	米饭	大米 130g
	清蒸鲈鱼	鲈鱼 100g
	爆炒三丝	洋葱 50g、酱干 50g、瘦肉丝 20g
	油淋空心菜	空心菜 100g
	清炒平菇	平菇 100g
午点	红豆汤	红豆 20g、白糖 10g
晚餐	米饭	大米 100g
	虾仁炒青豆	虾仁 20g、青豆 30g
	红烧茄子	茄子 50g
	宫保鸡丁	鸡肉 50g、花生 20g、莴苣 50g
	凉拌黄瓜	黄瓜 100g
晚点	酒糟汤圆	酒糟 50g、糯米 50g
	苹果	苹果 200g
睡前	牛奶	牛奶 200mL

第七节　老年人营养

人类的生命过程中，40 岁以前是发育、成熟时期，身体和精力都日渐旺盛；40～50 岁身体的形象与功能逐渐老化；60 岁以后衰老现象更为明显，身体各器官的功能以及精神状态都急剧改变。根据 WHO 对年龄的划分，＜44 岁为青年，44～59 岁为中年，60～74 岁为年轻老人，＞75 岁为老年人，＞90 岁为长寿老人。我国习惯认为 60 岁以上为老年人。世界普遍认为 60 岁以上人口占 10％或 65 岁以上人口占 7％为老年型社会。按 2002 年的统计，中国 60 岁以上的老龄人口已占总人口的 10％以上，可以认为中国已开始进入老龄社会。2019 年，我国 65 岁及以上人口比重达到 12.6％，人口老龄化程度持续加深。

人们很关注如何加强老年保健、延缓衰老进程和防治各种老年常见病，老年营养是其中至关重要的一部分，合理的营养有助于延缓衰老，而营养不良或营养过剩、紊乱则有可能加快衰老的速度。

一、老年人的生理特点

随着年龄增加，老年人器官功能可出现不同程度的衰退：

（1）细胞数量下降，主要表现为肌肉组织的重量减少，出现肌肉萎缩。脂肪组织相对增加。

（2）身体水分减少，细胞内液减少，影响体温调节，降低老年人对环境温度改变的适应能力。

（3）骨组织矿物质和骨基质均减少，骨密度降低，骨强度下降。据报道，30～35岁骨密度到达峰值，随后逐渐下降，70岁时可减低20%～30%。妇女在绝经期后，因为雌激素分泌不足，骨质很快减低，10年内骨密度可减少10%～15%，易出现骨质疏松症，可能导致骨折。

（4）基础代谢降低，基础代谢大约比中年人降低15%～20%，60岁时比青少年减低20%，70岁时减少30%。

（5）合成代谢降低，分解代谢增高，合成与分解代谢失去平衡。

（6）因牙齿脱落而影响对食物的咀嚼和消化。消化液、消化酶及胃酸分泌减少，胃肠扩张和蠕动能力减弱，易发生便秘。感觉功能减退，味、嗅、视等感觉减退，食欲减退。

（7）心率减慢，心输出量减少，血管逐渐硬化，血管壁的弹性减低，造成外周阻力增大，血压升高，高血压病患病率随年龄增加而升高。

（8）脑、肾和肝脏功能及代谢能力均随年龄增加而有不同程度的降低。

（9）葡萄糖耐量随着年龄的增高而下降。胰岛素分泌能力减弱，组织对胰岛素的反应能力降低。

二、老年人的营养需要

1. 能量

老年人基础代谢降低，体力活动减少，能量摄入量也相应减少。50岁以后比青年人减少10%，60岁以后减少20%，70岁以后减少30%，每日热能摄入1600～2000kcal即可满足机体需要。平时有体力劳动的或参加体育活动的应该适当增加能量的摄入量。

2. 蛋白质

老年人的分解代谢大于合成代谢，蛋白质的合成能力差，对蛋白质消化、吸收的能力减弱，蛋白质的实质摄入量不足。老年人摄取的蛋白质应该满足质优、足量，每日摄入量以（1.0～1.2）g/kg为宜，优质蛋白质应占总蛋白质摄入量的50%。老年人的肝肾功能降低，过多的蛋白质可能增加肝肾的负担，故无必要摄入过多蛋白质。应该选择生物利用率高的优质蛋白质，每日选择蛋、奶、鱼、肉等动物性食物。鱼类是老年人动物性蛋白质的最好来源之一，氨基酸模式较好，生物学价值高，营养全面。大豆及其制品也是老年人最佳的选择之一，大豆类及其制品品种很多，可选择性很大，也比较容易消化，但是患痛风的老年人不宜选用豆类及其制品。

3. 脂类

脂肪在全日总能量中的百分比宜为20%～30%，即脂肪供能约450kcal。我国人民习惯以植物油作为烹调油，必需脂肪酸的摄取可以从中达到要求。饱和脂肪酸不宜多于总能量的10%。鱼类，尤以海洋鱼类含有多种脂类，适用于老年人的脂肪需要，同时也可以提供优良的蛋白质。老年人每日食物中的胆固醇含量不宜多于300mg，要控制含胆固醇多的食物摄入，如动物内脏、动物脂肪、鱼卵、奶油等。

4. 碳水化合物

老年人摄入的碳水化合物应占膳食总能量的50%～65%，建议以淀粉类为主食，多选择粗杂粮，不宜使用蔗糖等简单的糖类。果糖易被吸收利用，而且果糖转变为脂肪的能力小于葡萄糖，故老年人宜多吃水果、蜂蜜等含果糖较多的食品。老年人还应该多吃蔬菜、水果，增加膳食纤维的摄入，有利于增强肠蠕动，防止便秘。

5．矿物质

（1）钙　老年人对钙的吸收利用率一般在 20％左右，钙摄入不足使老年人出现钙的负平衡，以致发生骨质疏松症，尤其是老年女性。钙的推荐摄入量为 1000mg/d，钙的补充不宜过多，每日摄入钙的总量不应超过 2g，且应以食物钙为主，牛奶及奶制品是最好的钙来源，其次为大豆及豆制品、海带、虾皮等。

（2）铁　老年人对铁的吸收利用能力下降，造血功能减退，血红蛋白含量减少，易出现缺铁性贫血。铁的推荐摄入量为 12mg/d。血红素铁吸收率在 20％左右，大大高于植物中铁的吸收率，所以应选择血红素铁含量高的食品（如动物肝脏等），同时还应多食用富含维生素 C 的蔬菜、水果，以利于铁的吸收。

6．维生素

（1）维生素 A　老年人维生素 A 的 RNI，男性为 800μg RAE/d，女性为 700μg RAE/d。胡萝卜素是我国居民膳食维生素 A 的主要来源，应注意多食用红、黄、绿色蔬菜和水果。

（2）维生素 D　老年人户外活动减少，由皮肤形成的维生素 D 量降低，而且由肝、肾转化为活性 1,25-$(OH)_2$$D_3$ 的能力下降，易出现维生素 D 缺乏而影响钙、磷吸收及骨骼矿化，出现骨质疏松症。老年人维生素 D 的 RNI 为 10μg/d。

（3）维生素 E　老年人维生素 E 的 AI 为 14mg α-TE/d。每摄入 1g 多不饱和脂肪酸，应摄入 0.6mg 的维生素 E。

（4）维生素 B_1、维生素 B_2　老年人对维生素 B_1、维生素 B_2 利用率降低，老年人维生素 B_1、维生素 B_2 的 RNI 均为 1.2mg/d。

（5）维生素 C　维生素 C 可促进胶原蛋白的合成，保持毛细血管的弹性，减少脆性，防止老年血管硬化，并可降低胆固醇、增强免疫力、抗氧化，因此老年人应摄入充足的维生素 C。维生素 C 的 RNI 为 100mg/d。

三、老年人的合理膳食

1．少量多餐，饮食多样化

食物要粗细搭配，保证一定量的粗粮、杂粮摄入，且制作宜细软。粗粮、杂粮比精粮含有更多的维生素、矿物质和膳食纤维。吃多种多样的食物才能利用食物营养素互补的作用，达到全面营养的目的。

2．选择易消化的食物，以利于吸收利用

不要因为牙齿不好而减少或拒绝食用蔬菜和水果，可以将蔬菜、水果切细、煮软，使之容易咀嚼和消化。膳食纤维能增加肠蠕动，起到预防老年性便秘的作用。膳食纤维还能改善肠道菌群，使食物容易被消化吸收。

3．积极参加适度体力活动，保持能量平衡

老年人基础代谢下降，容易发生超重或肥胖，肥胖将会增加非传染性慢性病的可能。老年人要积极参加适宜的体力活动或运动，改善其各种生理功能。条件允许的情况下，老年人应多进行户外活动，接受阳光照射，有利于体内维生素 D 的合成和延缓骨质疏松的发展。注意每次运动要量力而行，强度不要过大，运动持续时间不要过长，可以分多次运动。

4．每天饮用牛奶或食用奶制品

牛奶及其制品是钙的最好食物来源，摄入充足的奶类有利于预防骨质疏松症和骨折。虽然豆浆在植物中含钙量较多，但远不及牛奶，因此不能以豆浆代替牛奶。

5. 吃大豆或其制品

大豆不但含蛋白质丰富，而且含有丰富的生物活性物质大豆异黄酮和大豆皂苷，可抑制体内脂质过氧化，减少骨丢失，增加冠状动脉和脑血流量，预防和治疗心脑血管疾病和骨质疏松症。

6. 适量食用动物性食品

禽肉和鱼类脂肪含量较低，且易消化，适于老年人食用。

7. 饮食宜清淡、少盐

选择用油少的烹调方式如蒸、煮、炖，避免摄入过多的脂肪，以免导致肥胖。少用各种含钠高的酱料，避免过多的钠摄入引起高血压病。

【讨论与思考】

1. 与非孕期妇女相比，孕期妇女在生理方面有哪些变化？
2. 婴儿的喂养方式有哪三种？其中哪一种是婴儿最理想的喂养方式，为什么？
3. 学生不吃早餐的危害有哪些？如何吃好早餐？
4. 思考营养因素对机体衰老的影响，老年人的营养需要特点有哪些。

【章节小测验】

1. 孕妇摄入的营养素中与新生儿先天畸形有关的是（　　　）

A. 叶酸、维生素 B_6、铁　　　　　B. 维生素 A、碘、钙

C. 维生素 C、锌、碘　　　　　D. 锌、叶酸、维生素 A

E. 维生素 C、叶酸、维生素 A

2. 乳母长期营养不良，乳汁成分中含量改变较显著的是（　　　）

A. 铁　　　　B. 钙　　　　C. 脂肪　　　　D. 乳糖　　　　E. 蛋白质

3. 下列哪组营养素是孕妇最容易缺乏的（　　　）

A. 能量、蛋白质、钙、铁、锌、叶酸

B. 脂肪、碳水化合物、维生素 B_2、铜

C. 蛋白质、脂肪、钾、钙

D. 必需氨基酸、必需脂肪酸、维生素 B_{12}

E. 能量、钙、维生素 A、铁、氟、碘

4. 关于断乳食物的定义正确的是（　　　）

A. 就是断乳期以后婴儿的食品

B. 又称婴儿辅助食品

C. 就是为断乳准备的人工代乳品

D. 是断乳婴儿的安慰食品

E. 以上都不对

5. 一般乳母每日乳汁的平均分泌量约为（　　　）

A. 500mL　　　B. 800mL　　　C. 1500mL　　　D. 5000mL　　　E. 8000mL

6. 初乳中含量最高的免疫物质是（　　　）

A. IgG　　　B. IgM　　　C. IgA　　　D. IgD　　　E. IgE

7. 学龄前儿童膳食中脂肪供能比（　　　）

A. 稍高于成人　　B. 稍低于成人　　C. 高于婴儿　　　D. 高达 40%　　　E. 低至 15%

8. 儿童生长发育迟缓、食欲减退或有异食癖，最可能缺乏的营养素是（　　　）

A. 蛋白质和能量　　　　　　　　B. 钙

C. 维生素 D　　　D. 锌　　　　E. 维生素 B_1

9. 提倡老年人应多吃些鱼，主要是因为鱼（　　　）

A. 蛋白质含量高　　　　　　　　B. 饱和脂肪酸较多

C. 不饱和脂肪酸较多　　　　　　D. 口感好，且易消化

E. 脂肪含量高

10. 下列哪项不是老年人膳食特点（　　　）

A. 食物种类多样化，营养平衡

B. 多营养价值较高的乳类、鱼和豆制品

C. 多新鲜蔬菜水果，少动物脂肪

D. 易于咀嚼与消化

E. 多吃油炸、煎烤的食物

第七章　运动营养与健康

　　运动营养是指人体根据不同的运动项目特点从外界摄入各种营养素，以满足由于运动而对各种营养素的需求。运动营养是主要面向运动人群的营养学科，所谓运动人群既包括专业运动员，也涵盖普通健身人群。运动营养学是营养学的一个分支，是营养学在体育实践中的应用，因而也有人将运动营养学视为应用营养学或特殊营养学。

　　营养与运动关系密切，对锻炼效果有着很大的影响。运用各种体育手段，可发展身体，增进健康，增强体质，调节精神。人的膳食营养提供了维持人体的热量和保证了正常的生理需要。合理的营养膳食是运动健身效果的有力保证，运动锻炼和营养膳食两者的有机结合才是增进健康的最佳方式。如果缺乏合理营养保证，消耗得不到补充，机体处于一种能量与营养素消耗状态，久而久之，对机体健康不利，会使锻炼者生理功能及运动能力下降，出现乏力、疲劳甚至疾病状态。

　　合理营养与运动锻炼是维持和促进健康的两个重要条件。以科学合理的营养为物质基础，以适宜的运动锻炼为手段，促进机体新陈代谢，可以提高身体各个组织器官的功能。换句话说，合理营养加运动锻炼，不仅可以保证机体获得足够的营养，还可以提高身体素质，使健康上升到一个新的高度。适量地运动、合理地饮食才是最健康的生活方式。

第一节　健身运动者的合理膳食营养

　　健身运动的方式是多种多样的，如跑步、游泳、跳健身操、打太极拳、跳广场舞、大球类运动、小球类运动等。健身运动简单易行，适当运动能有效地增强人们的体质，增进人们的健康，发达全身肌力，增强力量，提高生产劳动效率，还能改善人们的体型、体态，陶冶情操，深受人民大众的喜爱。

一、健身运动者对膳食营养的需求

良好的运动能力受运动水平、遗传、营养、心理素质等多方面的影响，其中膳食营养对健康及运动能力的影响越来越引起人们的重视。

1. 能量

任何形式的运动都以能量消耗为基础，然而人体可以快速动用的能源储备是有限的。因此，运动锻炼前后应注意摄取营养丰富的食物，提高肌糖原和肝糖原储备，以保证体内有充足的能量供给。作为健身者每天都需要摄入一定的碳水化合物用来维持身体运动所需的能量。一般来说，碳水化合物的来源主要是粗粮、水果、坚果以及植物种子。每天摄入的蛋白质要适量，缺少蛋白质身体机能将受到影响，但是过量的蛋白质不仅不能被吸收利用，还会增加身体负担。因此，健身者可以在食用水果时搭配一些坚果，或在食用糙米时加一些鱼、坚果等。

2. 蛋白质

运动者对蛋白质的需求量增加。普通人平常生活时蛋白质需要量为 $0.8\sim1.0g/kg$。运动越是专业，蛋白质需要量越高。健身运动者蛋白质的供给量应为总能量的 $12\%\sim15\%$，约为 $1.2\sim2.0g/kg$。长期的健身可有效地改变身体组织的比例，增加肌肉等瘦体组织的含量，而减少脂肪等"肥"组织的比例。但如果补充过多的蛋白质不能无限制地增加肌肉组织，相反可能造成其他器官功能损害，如肾功能损害。如有些健身运动者过于依赖蛋白粉、增肌粉之类的功能性饮品，这是不值得提倡的。蛋白粉、增肌粉这些食品能少用就尽量少用。

蛋白质的食物来源分为动物性和植物性两大类。动物性蛋白质的氨基酸比例更接近于人类，因而利用率更高。在补充蛋白质的同时，也必须补充适量的蔬菜、水果等成碱性食物，防止蛋白质代谢产物使血液变为酸性而产生疲劳感。

3. 矿物质

健身运动者的矿物质需要量与正常健康人无显著差别，但在大运动量和高温环境中锻炼时，应当注意无机盐不足引起的无力和运动能力下降等表现。一般健身者每人每天食盐需要量为 $6\sim10g$，钙为 $1000\sim1200mg$，铁为 $20\sim25mg$。

4. 维生素

高强度运动特别是有氧运动过程中，人体需要的能量、氧的摄入量和消耗量均有所增加，进而导致体内自由基生成增多。健身者在高强度运动前后最好补充适量的维生素C、维生素E和食用富含B族维生素的食品。

5. 水分

人在剧烈运动时，由于消耗能量而发热，使体温上升，出汗成为调节机体热平衡主要的途径。运动强度越大，排汗率越高。此外，外界气温、湿度、健身者的训练水平和对热适应的能力等情况都会影响排汗量。如足球健身者，踢球 $1h$，体内水分约减少 10%，而这些水分主要来自血浆（细胞间液）和细胞内液体。因此，如不及时补充液体，不仅会发生脱水现象，还会增加心血管负担，引起循环功能障碍，导致肾功能损害。运动前、中、后合理的补糖、补液，可以预防运动中脱水、纠正电解质紊乱和防止低血糖的发生，从而有助于延缓运动性疲劳的发生。

二、健身运动者合理营养的重要性

合理营养可以提供全面而均衡的营养素，使体内有充足的营养储备，维持良好的运动能力。

1. 在提供充足能量的同时，更好地维持体重和体脂比

健身运动可以增加能量的消耗，而体内能快速动用的能源储备有限，如果无充足的能源补充，即体内糖原水平降低时，就不能维持高效的ATP合成速率。适宜的体重和较低的体脂，是比赛训练表现良好的保障，而能量的平衡是维持良好的体重和体脂比例的关键。

2. 有助于延缓疲劳和加速运动后的恢复

机体能源物质的大量消耗和代谢产物的堆积是引起疲劳的主要原因。代谢能力的恢复主要靠合理营养措施实现，运动后及时的营养物质补充有助于能源物质的快速恢复和储备。

3. 有利于改善免疫功能

通过合理的膳食营养，尤其大负荷训练期合理的营养补充能够调节机体的免疫功能。长期有规律地进行健身运动能加强身体的免疫功能和抵抗力。但是大负荷运动训练、不合理的膳食营养可抑制机体的免疫功能，增加感染的危险性。

三、健身运动者的合理膳食

运动项目要求复杂，活动强度大，能量消耗高。由于健身运动者性别、年龄的差异，以及从事运动项目的不同，其营养需求必然存在差异。健身运动者的合理膳食是指运动者一日三餐所吃食物所提供的热量和多种营养素与其完成每日锻炼的运动量所需消耗的能量和各种营养素之间保持平衡。

1. 食物的数量和质量应满足需要

食物的数量应满足运动锻炼能量消耗的需要，使运动者能保持适宜的体重和体脂；食物的质量应该保证全面营养需要和适合的配比。从营养素来讲，要有充足的热能，蛋白质、脂肪、糖类的含量和比例要适当，有充足的矿物质、维生素和水分。也就是说，每日各种食物种类和数量的选择要得当、充足。

2. 食物应种类齐全且多样化

食物种类应包括谷类、蔬菜、水果、奶及奶制品、水产品、鱼、畜、禽、蛋、豆及豆制品等。食物要具有良好的感官性状，色、香、味俱全，能够引起食用者的食欲。

3. 养成良好的进餐习惯

进食的时间和餐次应有规律，定时进餐可使大脑皮质的兴奋性有规律性升高，促进食物的消化吸收。一般进餐后2~2.5h再进行运动为宜，因为进餐后的一段时间内，胃的充盈抑制了膈肌的活动，影响呼吸，不利于运动；另外，若进餐后立即运动，由于血液的重新分配，导致消化系统的血流量减少，致使消化吸收能力下降，也会影响运动能力的发挥。运动结束后的一段时间内，胃肠道的血液分布才会逐步恢复正常，因此运动后最好休息30min以上再进餐，大运动量后要休息45min以上。

4. 注重运动前后合理的进餐方式和食物搭配

运动前一餐应注重碳水化合物、能量的摄取，食物要求能量密度高、体积不宜过大，且易于消化吸收，应该以谷类为主，动物性食物为辅。运动后可以适当增加蔬菜、水果的摄取，满足维生素、矿物质和膳食纤维的需要。运动后不宜大量食用鱼、肉等成酸性食物，以免食物搭配不当引起生理上的酸碱失调。因为运动后人体内的糖类、脂肪、蛋白质被大量分解，产生乳酸、磷酸等酸性物质，这些酸性物质会刺激人体组织器官，使人感到肌肉、关节酸胀和精神疲乏。鱼、肉等食物均属于成酸性食物，运动后即食用这些成酸性食物，会使人的体液更加酸性化，不利于肌肉、关节和身体功能的恢复，严重时还会引起酸中毒而影响健康。因此，运动后应多食一些蔬菜、豆制品、水果等成碱性食物，以保持人体内的酸碱平衡，从而达到消除运动疲劳的目的，保持健康的体魄。

5. 膳食制度要安排适当

健身者要根据自己每天的锻炼量，合理选择三餐食物种类和数量。两餐的间隔以4～6h为宜，早、中、晚三餐的供能占全日总热能的比例为3：4：3，各餐数量的分配要适合锻炼的需要和生理状况。早餐摄入充足的蛋白质和维生素，有利于整个上午的生理机能保持较高的水平；午餐可以摄入多一点碳水化合物，以便最大限度地满足工作所需的能量。晚餐量不宜过大，尤其脂肪和蛋白质不宜多，也不宜有难消化和刺激性的食物，以免影响睡眠和次日的食欲。

6. 应饮食适度

健身者要使热能和蛋白质的摄入与消耗相适应，这可以避免超重和消瘦的现象发生。注意油脂要摄入适量，过多摄入饱和脂肪酸会使血液中的胆固醇明显增多；适度增加膳食纤维含量较高的食物，能刺激肠道蠕动，减少便秘，对心血管疾病、糖尿病等有一定的预防作用；少吃甜食。

7. 合理补水

健身者的水分摄取量应以满足机体失水量、保持水分平衡为原则，不能单凭有无口渴来判断。健身者在日常锻炼无明显出汗的情况下，每日水分的需要量为2000～3000mL。大量出汗时，应采取少量多次补给；长时间大量出汗时，应每隔30min补液150～250mL；运动前也应补液400～700mL，因为运动中水分的最大吸收速率是800mL/h。

在运动过程中，应及时补充水分，如果运动时间不超过1h，每15min应饮水150～300mL；如果运动时间在1～3h，应及时饮用糖水，以免出现低血糖。但切记，运动时一定不要饮用冰水，因为剧烈运动时，饮用冰水会引起人体消化系统的不良反应。

四、常见健身项目锻炼者的膳食营养特点

在群众性运动锻炼活动中，因各个项目代谢特点不同而对营养有着不同的需求。健身者应安排适合于该锻炼项目的平衡膳食，因为良好的营养对健身者的功能状态、体力适应过程、运动后的恢复及防治运动性疾病都有重要作用。

1. 跑步锻炼者的膳食营养特点

短跑是群众性运动竞赛活动中经常设立的一个项目，一般包括50米跑、60米跑、100米跑、200米跑，400米跑，4×100米接力跑，4×400米接力跑等几项，其运动特性是使短跑者最大限度地发挥人体能力，并以无氧代谢供能的方式供能。短跑是以力量素质为基础，运动时间短、强度大，要求有较好爆发力的一项运动。在此类运动膳食中要有丰富的动物性蛋白质，以增大肌肉体积，提高肌肉质量，蛋白质的摄入量每日应达2g/kg左右。另外，要求在膳食中增加磷和糖的含量，为脑组织提供营养，改善神经调控能力和增强神经传递作用；还要求在膳食中增加矿物质（如钙、镁、铁）及维生素B_1的含量，以改善肌肉收缩质量。

中长跑是以有氧耐力素质为基础，以有氧代谢供能为特点的一项运动，要求有较高的心肺功能及全身的抗疲劳能力。中长跑虽强度较小但时间较长，体力消耗较大。要求膳食中应提供较全面的营养成分，增加机体能量的储备，并注意补充铁、钙、磷、钠、维生素 C、维生素 B_1 和维生素 E 的含量，以提高机体的有氧耐力。

2. 操类项目锻炼者的膳食营养特点

群众喜爱的健美操以及在一些群众性体育活动中开展的竞技体操、艺术体操和技巧类项目，动作复杂而多样，要求有较强的力量与速度素质以及良好的灵敏与协调性，对神经系统有较高的要求。因此，要求参加操类项目的锻炼者有相对均衡的膳食营养，其营养特点是高蛋白质、高热量、低脂肪，注意补充维生素 B_1、维生素 C、铁、钙、磷等营养素。建议健身者运动后多食用一些成碱性食物（如蔬菜、水果），以维持体内酸碱平衡，促进有害代谢产物排出体外，尽快消除运动带来的疲劳。

3. 大球类项目锻炼者的膳食营养特点

篮球、排球、足球等大球类运动项目健身者需具备力量、灵敏性、速度、技巧等多方面的素质。此类项目具有运动强度较大、能量消耗高且运动时间长等特点。

此类健身者在锻炼时能量消耗大，如打一场篮球赛消耗人体能量约 4200kJ，踢一场足球赛消耗能量可高达 5000kJ，其膳食供给量应根据运动量的大小来保证充足的能量。应保证以碳水化合物类为中心，尤其在运动前的 3～4h 采用高碳水化合物饮食。

由于大球类运动大多数是在神经高度紧张的情况下运动的，所以应注意蛋白质的营养需要。因为蛋白质不但有供能的作用，还有调节人体生理功能、增强机体抵抗力、提高中枢神经系统兴奋性的作用，一些氨基酸（如蛋氨酸及赖氨酸）有助于条件反射的建立。建议大球类健身者蛋白质的需要量应占总能量的 12％～15％或按照 1.2～2.0g/kg 摄入，在注意蛋白质补给量的同时，更应注意蛋白质的质量，应选择含优质蛋白质的食物如动物肉类、大豆类。

脱水是间歇性高强度运动引起疲劳和运动能力下降的主要原因，而补液对大球类项目锻炼者有良好的作用，可减轻自觉的疲劳感，提高健身者耐力。一场比赛可失水 2L 左右，健身者应注意运动前、中、后及时补液，宜选用低糖、等渗的运动饮料，不要选用含咖啡因和乙醇的饮料。运动中不要使用含糖浓度高的饮料，以免引起胃不适和胃排空后延。运动中补液应以积极主动、少量多次为原则。

4. 小球类项目锻炼者的膳食营养特点

小球类项目是指乒乓球、羽毛球和网球等，这些项目对力量、速度、耐力、灵敏性、柔韧性等素质有较高的要求。食物中要含丰富的蛋白质、碳水化合物、维生素以及矿物质。球的体积越小，需要视觉能力越强，维生素 A 需要量也越高。小球类项目锻炼时体内物质代谢变化很大，大量出汗使能耗增加，并使钙、钠、钾及维生素大量消耗和丢失。所以，锻炼者应及时合理地补充水、电解质及水溶性维生素如维生素 B_1、维生素 C、叶酸等。

5. 游泳类项目锻炼者的膳食营养特点

游泳是一项历史悠久，深受人们喜爱的运动锻炼项目。与其他项目相比，游泳具有更强的健身性、健美性和社交性，而且是一项从一岁到百岁都可以开展的运动，被誉为"21世纪最佳运动"。游泳可以缓解压力、提高心肺功能、减脂塑形、增加免疫力，并改善身体的柔韧性。游泳是所有运动中运动损伤最小的，不容易造成关节损伤或肌肉劳损等。

经常进行游泳类项目的锻炼者应注意摄入的能量应该能够维持机体理想的体重。游泳锻炼要求一定的力量与耐力素质，要求在膳食中含有丰富的蛋白质、糖类和适量脂肪。摄入充足的碳水化合物，如米面类和粗粮，以占每天总能量供给的 $55\%\sim65\%$ 为宜；尽量少吃简单的糖，如葡萄糖、果糖等；蛋白质的摄入量以占一天总能量摄入的 $15\%\sim20\%$ 为宜；脂肪摄入的供能比例应为 $25\%\sim30\%$；喝足够的水，补充运动中丢失的液体。

游泳项目在水中进行，机体散热较多。老年人及在水温较低时的锻炼者出于抗寒冷需要，可适当增多脂肪的摄入量。维生素以维生素 B_1、维生素 C、维生素 E 的补充为主。矿物质中要增加碘的含量，以适应低温环境甲状腺素分泌增多的需要。

6. 冰雪类项目锻炼者的膳食营养特点

由于长时间在冰雪上活动，加之周围环境温度较低，机体产热过程增强以维持体温，所以蛋白质和脂肪消耗较多，膳食中必须给予补充。同时，应增加碳水化合物以协调蛋白质和脂肪的代谢。维生素的补充应以 B 族为主，并增加维生素 A 的摄入，以保护眼睛，适应冰雪场地的白色环境。另外，冬季户外活动少，接受日光直接照射的机会和时间较少，还应在膳食中补充维生素 D 和钙。从事这类项目的锻炼者也应注意水分的补充，补液的温度以 $8\sim14℃$ 为宜，在此温度下，补液的效果最好。如补液的温度过低（尤其不宜饮用冰冻饮料），会使胃肠血管骤然收缩、胃肠供血量突然减少，而引起胃肠疾病；如补液的温度过高，则易引起更多的排汗，反而导致机体水和盐的丢失。

7. 棋牌类项目锻炼者的膳食营养特点

棋牌类是以脑力活动为主的项目，脑细胞的能源物质完全依赖血糖提供。当血糖降低时，脑耗氧量下降，工作能力下降，随之产生一系列不适症状。所以，棋牌类项目对碳水化合物有着特殊的需求，可在下棋、打牌时随时补充。此外，膳食中应增加蛋白质和维生素 B_1、维生素 C、维生素 E、维生素 A 的供给，提高卵磷脂、钙、磷、铁的含量。膳食中应减少脂肪摄入量，以降低机体耗氧量，保证脑组织的氧供应。膳食搭配应清淡可口，以增加食欲，多吃一些蔬菜、水果，以增加矿物质、维生素的摄入。

8. 射击类项目锻炼者的膳食营养特点

射击类项目包括射击、射箭、飞镖、飞碟等，对健身者视力要求高，应特别注意保护眼睛视力，膳食需要提供一些富含维生素 A 的食物，如红薯、南瓜、胡萝卜、鳗鱼、鸡肝、猪肝、枸杞子、桑葚等。此外，射击、射箭健身者还需要有稳定的心理状态，当心理压力过大时，要尽可能多摄取富含维生素 C 的食物，如花椰菜、青椒、菠菜、柑橘、橙子、草莓、芒果等。同时，也可多食用一些坚果（核桃、花生等），以健脑、增强记忆力、消除大脑疲劳。

第二节　运动员的合理膳食营养

运动员需要有健壮的体魄、敏捷的反应和良好的体能，既需要艰苦的训练，也需要合理的膳食。合理营养与良好健康状态是运动员提高训练效果和竞技能力以及机体产生适应性功能调节的重要基础。合理的膳食营养还有助于消除疲劳、恢复体力，保障运动员更好地投入训练和比赛。

一、运动员的生理特点

运动员训练和比赛时，机体处于高度应激状态：大脑紧张、兴奋；肌肉强烈收缩；呼吸加深加快，需要大量摄取氧气，同时呼出二氧化碳；心脏活动加快加强，以输送更多的血液，运载更多的氧和营养素；能量代谢明显增加。随着运动量的增加，体内储存的碳水化合物、脂肪、蛋白质依次消耗，此外，各种营养素都大量消耗。有些长时间的运动项目（如马拉松）时间长达 2h 以上，营养素消耗更多。各种营养素消耗是疲劳的重要原因之一。大运动量的训练以及激烈的比赛，使得无氧代谢增加，乳酸堆积；大量的脂肪代谢，酮体蓄积，体液酸性增加。不同的运动项目对身体有不同的要求，对营养素的消耗也不同，因此营养供给也相应不同，应该分别相应地满足机体的需要。

二、运动员的营养需要

1. 能量

运动员的能量需要量主要取决于运动强度、运动频率和运动持续时间，当然还取决于运动员的个体情况（身高、体重、年龄）和环境状况。长跑、竞走等项目单位时间内的运动强度不大，但是动作频率高、持续时间长，总能量消耗很大；举重、投掷等项目单位时间内的爆发力大，运动强度在短时间内骤然增加，该时间能量消耗极大，但是持续时间短，总能量消耗不是很大，体力相对容易恢复。多数运动项目的能量消耗超过重体力劳动，甚至极重体力劳动。

2. 蛋白质

蛋白质不是能量供给的来源。在大运动量训练和比赛时，机体的能量代谢增加，使体内蛋白质分解代谢增加，甚至出现负氮平衡。提高运动成绩需要增加能量代谢，需要有更多的氧运输到机体的各个部位、器官，需要有更多的红细胞运输氧，需要更多的血红蛋白携带氧，而血红蛋白的主要成分是珠蛋白，是蛋白质。因此运动员的蛋白质摄入必须是足量的，应该补充足量的优质蛋白质。蛋白质的代谢产物是氨、尿素，过量的蛋白质摄入会增加肝、肾的代谢负担。运动员的蛋白质参考摄入量是 $1.5\sim2.0\text{g/kg}$。当运动员需要减轻或控制体重时，由蛋白质提供的能量百分比应该由平时的 $12\%\sim15\%$ 提高到 $15\%\sim18\%$。

3. 脂肪

脂肪含有的能量大，是能量的理想储存方式。轻度、中度运动时，脂肪提供 50% 的能量；持久运动时，脂肪提供 80% 的能量。但是脂肪消化、吸收差，耗氧量大，代谢产物为酸性，不利于体力的恢复。运动训练可以增强人体氧化利用脂肪酸和氧化酮体的能力，可以节约糖原消耗，提高耐久力。因此，膳食中脂肪供能的比例以占总能量的 $25\%\sim30\%$ 为宜，游泳、滑雪、滑冰可增加脂肪供能比例，但以不超过 35% 为宜。饱和脂肪酸、多不饱和脂肪酸、单不饱和脂肪酸的比例为 $1:1:1.5$，适当限制饱和脂肪酸的摄入。

4. 碳水化合物

碳水化合物是能量的主要食物来源，其氧化代谢产物是二氧化碳和水，氧化代谢彻底，代谢产物容易排泄。它可以在有氧、无氧情况下供能，满足不同运动项目的要求。碳水化合物在人体内主要以糖原形式储存，当运动项目需要立即提供能量时，能快速氧化提供能量。此外，碳水化合物还有抗生酮作用，能提高脂肪酸代谢的能力。运动员每天碳水化合物供能应占总能量比例的 $55\%\sim60\%$，大运动量训练和比赛前应该按每天 $9\sim10\text{g/kg}$ 提供碳水化合物，以保证足够的糖原储备。补充碳水化合物以淀粉类食物为主，如谷薯类。

5. 矿物质和维生素

比赛或大运动量的训练时，人体对维生素和矿物质的需要增加。及时补充矿物质和维生素是十分重要的。

（1）维生素 B_1、维生素 B_2 等可直接参与能量代谢，影响能量的三羧酸循环，但它们是水溶性维生素，容易缺乏，故需随时注意补充。

（2）强健的骨骼是强壮身体的基础，钙、磷和维生素 D 直接影响个体成长，需要及时摄入。我国推荐运动员的钙的适宜摄入量为 $1000\sim1500mg/d$。运动员可以增加摄入富含钙的食物，如奶类及其制品、海产品、大豆及其制品。必要时也可以考虑选择钙补充剂。

（3）铁、维生素 C、维生素 B_{12}、叶酸缺乏会影响血红蛋白的生成，容易出现贫血，直接影响运动成绩。一般情况下，我国推荐运动员铁的适宜摄入量为 $20mg/d$；在大运动量或高温环境下训练的运动员，铁的适宜摄入量为 $25mg/d$。

（4）锌与肌肉收缩的耐力和力量有关，运动员大运动量训练时血清锌水平显著降低。运动员可以通过选择富含锌的动物性食物来补充，必要时也可以考虑选择锌补充剂。

（5）铜与能量代谢有密切关系，是合成血红蛋白、肌红蛋白、细胞色素等的重要成分。大运动量训练时会引起铜的负平衡，应该注意避免。

（6）铬是葡萄糖耐量因子的组成成分，耐力运动可增加铬从尿中排出，应注意补充富含铬的食物如动物肉类及海产品。

（7）钾、钠、镁、钙等元素对于维持细胞内外容积、渗透压和神经肌肉的兴奋起着重要的作用，对血液的酸碱平衡更起着举足轻重的作用。而长时间、大运动量的运动可以使它们大量丢失，应该及时补充。运动员可通过饮用菜汤和含多种矿物质的运动饮料等进行补充。

6. 水

日常性的、大量的运动训练和比赛使运动人群的水代谢速率高于普通人。剧烈或大量运动，可使运动员因排出体热而大量出汗，且因通气量增加而从呼吸道丢失大量水分。失水量为体重的 2% 左右，以细胞外液即血液和细胞间液丢失为主。此时感觉不适，强烈口渴，食欲下降，尿量减少，并由于血容量减少，造成运动时心脏负担加重，进一步影响运动能力。防止运动性脱水的关键是及时补充水分，使机体水分达到平衡。

三、不同运动项目的营养需要

1. 力量型运动项目

举重、投掷、摔跤等项目需要爆发力，运动时能量消耗大，蛋白质也参与能量代谢。食物中蛋白质的量应该达到 $2g/kg$ 以上，优质蛋白质应该占总蛋白质供给量的 50% 以上。为增进蛋白质的利用，减少蛋白质作为能量消耗，应保证摄入足够量的碳水化合物、各种矿物质以及维生素。

2. 灵敏性高、技巧性强的项目

射击、乒乓球、体操等项目要求灵敏性和技巧，能量消耗虽然不是很大，膳食中也应该有充分的蛋白质、维生素和矿物质。对视力有要求的运动项目（如射击、乒乓球、击剑等），应该供给足够量的维生素 A 或胡萝卜素。

3. 长时间的耐力性项目

马拉松、长距离自行车、长跑、竞走等运动项目，一般强度不大，但运动时间长，而且运动中无间歇，能量消耗极大。耐力性项目在训练或比赛时主要是以糖和脂肪的有氧代谢供能为主，能量和各种营养素消耗大，运动员往往在运动后期，由于肌糖原耗竭、血糖下降、代谢平衡状态被破坏等引起运动性疲劳，耐力性项目运动员膳食中应该及时补充碳水化合物、脂肪、优质蛋白质、各种维生素和矿物质。脂肪产生的能量多，食物的体积小，能减轻胃肠道的负担，摄入量可以占总能量的30%～35%，膳食的碳水化合物应为总能量的60%以上。耐力项目运动员还应注意铁和钙的营养补充。

在耐力运动中出汗量大，容易发生脱水，运动前、中、后适量补液有利于维持体内环境稳定。当三餐摄入的能量不能满足需要时，可在三餐外安排1～2次加餐，如含糖饮料、点心、水果、蛋糕和巧克力等，但加餐的食物应考虑营养平衡和营养密度。

4. 综合性项目

球类运动项目能量消耗大，持续时间长，对运动员身体的要求全面，因此各种营养素都需要补充，尤其要注意补充富含碳水化合物的食物，并在运动前、中和后期，注意及时补充水分和糖。

四、运动员的膳食营养

1. 平衡膳食

运动员在平时训练和比赛时需要各种营养素，而不是哪一种或几种营养素，因此必须平衡膳食、合理搭配，使食物多样化，保证向机体提供全面、足量的营养素，全面满足运动员的身体需要，充分发挥机体的潜力，取得更好的运动成绩。平时膳食中应该包括粮谷类主食、乳类及乳制品、豆类及豆制品、动物性食物（畜类、禽类、鱼类、蛋类等）、新鲜蔬菜、水果、薯类、坚果类以及油脂等，以便向机体提供全面的营养素。

（1）蛋白质　占总能量的12%～15%，力量型运动项目可以增加到15%～16%。

（2）脂肪　一般运动员膳食的脂肪量应占总能量的30%，游泳和冰上项目可增加至35%，耐力运动项目（如登山、马拉松等）以20%～25%为宜。

2. 高碳水化合物膳食

碳水化合物是人体的重要能量来源，其代谢供能快、代谢完全，且产物容易排泄。糖原是人体内碳水化合物的储存方式，能够很快被代谢供能，体内糖原储存不足时人体会感到疲劳，因此要保证足量的碳水化合物摄入，增加体内糖原的储备。一般运动员膳食的碳水化合物量应占总能量的55%～60%，耐力项目可以增加到60%～70%。运动前后应该以补充复合型碳水化合物为主，增加体内糖原的储备；运动中可选用含葡萄糖、果糖、低聚糖的复合糖饮料，及时补充能量。

3. 高能量密度、高营养素密度膳食

运动员需要的能量较多，为了避免食物的体积过大而影响运动，应该选择高能量密度、高营养素密度的膳食。一日食物总量一般在2500g以内。

4. 科学补水

运动中机体的水分摄取量以满足失水量、保持水平衡为原则，同时还要考虑气候条件、运动项目和运动强度以及个体间的差异等。为了让运动员在比赛或训练中，获得较好的竞技状态，承受较大的生理负荷，在补水方式上，要采取少量多次补充的饮水方法。可在运动前、中、后期根据不同运动项目及时补水，因为机体中一次大量水分的摄入可引起血液稀释，血液循环量增加，红细胞运输氧的能力反而下降，加重心脏的负担；血液中过多的水分由肾脏和汗腺排出，既增加了肾脏的负担，又增加了能量消耗，并进一步引起盐的损失；大量的水进入胃后，稀释胃液影响消化与食欲，继续运动可引起腹痛与呕吐。在补水的同时还应补充钙，以促使体内水状态恢复加速，防止或推迟疲劳出现。

5. 科学烹调

科学的烹调可以减少加工时营养素的损失，使食物更容易消化吸收。注意保持主副食的色、香、味、形，使其能促进食欲。增加食物的多样性也能刺激运动员的食欲。

6. 合理的膳食次数

运动员的膳食中碳水化合物的比例较高，但碳水化合物在胃中的消化较快，为了避免过度饱餐和饥饿感，应该采用少食多餐的进餐制度，如三餐两点或三餐三点。高强度训练或比赛前的一餐至少提前 2h，运动后至少 0.5h 后进餐。

由于运动项目和运动个体的差异，要制定运动员的饮食建议，应该对每一个运动员进行详细的营养状况评定，包括运动员的最佳体重、饮食和生活方式、健康状况、心理和生理评定等，还要参照运动的专项训练目标及运动强度、时间等。

五、运动员营养素补充剂的合理使用

基于运动员的生理和营养需要的特点，为提高运动员的运动能力，可以针对不同的运动项目有选择性地使用一些营养素补充剂或制剂。运动员常见的营养素补充剂如下：

（1）必需营养素　①蛋白质类，乳清蛋白包括 β-乳球蛋白、α-乳白蛋白、免疫球蛋白、乳铁蛋白等。②氨基酸类，如支链氨基酸、精氨酸、鸟氨酸、赖氨酸以及牛磺酸等。③维生素类，如维生素 B_{12}、维生素 C、维生素 A、维生素 E 和胆碱等。④矿物质类，如钙、钾、镁、铁、铬等。

（2）必需营养素的中间代谢物　如亮氨酸的代谢产物 β-羟基-β-甲基丁酸盐等。

（3）条件性必需营养素　如谷氨酰胺、肌酸、左旋肉碱和铬元素等。

（4）天然植物化学物及其提取物或混合营养液　如人参、小麦胚芽油、中草药补液、食疗营养剂等。

运动员应在专业营养师的指导下，遵循适量、营养素之间平衡的补充原则，有针对性地选择合适的营养补充品。发生某种特定维生素或矿物质的不足或缺乏时，运动员应有针对性地单独补充，应尽可能补充配比合理的多种维生素或矿物质复合制剂，使各种维生素或矿物质之间比例平衡。为规范在运动营养食品中使用添加剂和营养强化剂，卫生部（2008 年）发布了《运动营养食品中食品添加剂和食品营养强化剂使用规定》，保障了我国运动员营养食品中的添加剂和强化剂使用的合理性和安全性。

【讨论与思考】

1. 健身运动者合理膳食营养的总体安排是怎样的？
2. 不同项目运动员在不同生理条件下，营养需要会一样吗？

【章节小测验】

1. 运动员减轻/控制体重时，由蛋白质提供的能量百分比应该是（　　）
A. 小于 10% 　B. 10%～14% 　C. 15%～18% 　D. 20%～25% 　E. 25% 以上
2. 一般训练水平的运动员，当失水量为体重的（　　）时，即可影响生理功能和运动能力
A. 2%～3% 　　B. 3%～4% 　　C. 4%～5% 　　D. 5%～6% 　　E. 8%～9%
3. 运动前、中、后补糖都是十分重要的，运动前补糖的主要目的是（　　）

A. 增加糖原储备   B. 加速糖异生

C. 节约糖原   D. 提高血糖水平

E. 降低血糖水平

4. 从事长时间耐力运动前后，能量的补充应以（　　　　）为主

A. 高蛋白   B. 高脂肪   C. 淀粉

D. 复合碳水化合物   E. 以上原因都不是

5. 运动员参加长跑前准备了以下食物，最合适的是（　　　　）

A. 水果糖   B. 牛肉干   C. 花生米   D. 牛奶   E. 巧克力

6. 蛋白质对运动员的作用，哪项是错误的（　　）

A. 加速疲劳恢复   B. 增强肌肉力量

C. 促进血红蛋白合成   D. 能量的主要来源

E. 以上原因都不是

第八章　合理营养与膳食指南

【学习目的】

掌握合理营养的定义及内容。

掌握膳食结构、我国居民膳食指南及平衡膳食宝塔。

掌握居民营养状况调查、营养调查的方法及内容、营养评价的方法。

熟悉营养配餐的概念及方法、食谱编制的方法。

掌握食品营养强化的概念、目的及要求。

第一节　合理营养

合理营养是指膳食提供给人体的营养素种类齐全、数量充足，能保证机体各种生理活动的需要。合理营养可维持人体的正常生理功能，促进健康和生长发育，提高机体的劳动能力、抵抗力和免疫力，有利于某些疾病的预防和治疗。缺乏合理营养将产生功能障碍以致发生营养缺乏病或营养过剩性疾病（肥胖症和冠状动脉粥样硬化等）。合理营养即平衡膳食，又称合理膳食或健康膳食，在营养学上指全面达到营养素供给量的膳食。这种膳食意味着：第一，使摄食者得到的热能和营养素都能达到生理需要量的要求；第二，要求摄入的各营养素间具有适当的比例，能达到生理上的平衡。获得平衡膳食是制订膳食营养素供给量标准的基本原则，也是研究人类营养学以达到提高全民健康水平的最终目标。

人们的生活环境不同，饮食习惯、健康状况等也千差万别，对营养的要求也就各不相同。在实际生活中只有根据合理营养的基本要求，按照每个人的性别、年龄、劳动状况、健康情况等方面综合考虑，安排好每日膳食，才能真正达到合理膳食的要求。合理营养的主要内容如下：

（1）食物应多样化　膳食中必须含有蛋白质、脂肪、糖类、维生素、无机盐及微量元素、水和膳食纤维等人体必需的营养素，且保持各营养素之间的数量平衡，避免有的缺乏、有的过剩。因此，食物应多样化，粗细混食，荤素混食，合理搭配，从而能供给用膳食者必需的热能和各种营养素。

（2）合理的膳食制度　将一天的食物总量按一定数量、质量、次数和时间分配到每一餐次的制度称膳食制度。膳食制度也必须与日常生活相协调，以便使能量和各种营养素的摄入量能适应人体的消耗，并保证各种营养成分能够充分地得到利用。制订膳食制度时，首先必须考虑进食者胃肠道的消化功能；其次要考虑每餐的间隔时间，以便一方面使进食者有良好的食欲，另一方面又不致发生明显的饥饿感。合理的膳食制度应一日三餐定时定量，可采取早晨吃好、中午吃饱、晚上吃少的原则。

（3）适当的烹调方法　合理的烹调是提高食欲、保证营养不被破坏的关键。烹调方法要以利于食物的消化吸收，且有良好的食品感官性状，能刺激食欲为原则。

（4）食品必须卫生且无毒　食物应对人体无毒无害，保证安全，食物不应含有对人体造成危害的各种有害因素，食物中的有害微生物、化学物质、农药残留、食品添加剂等应符合食品卫生国家标准的规定。

第二节　膳食结构

膳食结构是指一个国家、一个地区或个体日常膳食中各类食物的种类、数量及其在膳食中所占的比重。由于影响膳食结构的这些因素是在逐渐变化的，所以膳食结构不是一成不变的，人们可以通过均衡调节各类食物所占的比重，充分利用食品中的各种营养，以达到膳食平衡，促使其向更利于健康的方向发展。

一个国家或区域的膳食结构可以间接地反映当地的食物资源、饮食文化等特征。每一种膳食模式都有着其各自的优势或不足。可以根据各类食物所能提供的能量及各种营养素的数量和比例来衡量膳食结构的组成是否合理。

一、世界不同地区膳食结构的类型

随着时代的发展和进步，世界各国的膳食结构也发生了相应的改变。依据动、植物性食物在膳食构成中的比例，现在世界上典型的膳食结构主要包括以下四种类型。

1. 东方膳食结构

该膳食结构以植物性食物为主，动物性食物为辅，属于营养缺乏型膳食。一些发展中国家的贫困人口属此类型。该膳食结构的特点是植物性食物消费量大，动物性食物消费量小，植物性食物提供的能量占总能量的近90%，动物性蛋白质一般占蛋白质总量的10%～20%。平均每天能量摄入2000～2400kcal，蛋白质仅50g左右，脂肪仅30～40g，膳食纤维充足，来自动物性食物的营养素如铁、钙、维生素A的摄入量常不足。这种膳食容易出现蛋白质能量营养不良，以致体质较弱、健康状况不良、劳动能力降低，但心脑血管疾病（如冠心病、脑卒中）、2型糖尿病、肿瘤等慢性病的发病率较低。

2. 经济发达国家膳食结构

该膳食结构以动物性食物为主，是多数欧美发达国家的典型膳食结构，属于营养过剩型膳食。该膳食结构的特点是粮谷类食物消费量小，动物性食物及食糖的消费量大。人均每日摄入肉类300g左右，食糖甚至高达100g，奶和奶制品300g，蛋类50g。人均日摄入能量高达3300～3500kcal，蛋白质100g以上，脂肪130～150g，以高能量、高脂肪、高蛋白质、低膳食纤维为主要特点。这种膳食模式容易造成肥胖、高血压病、冠心病、糖尿病等营养过剩性慢性病发病率上升。

3. 日本膳食结构

该膳食结构是一种动植物食物较为平衡的膳食结构，以日本为代表。该膳食结构的特点是谷类的消费量平均每天 300～400g，动物性食物消费量平均每天 100～150g，其中海产品比例达到 50％，奶类 100g 左右，蛋类、豆类各 50g 左右。能量和脂肪的摄入量低于欧美发达国家，平均每天能量摄入为 2000kcal 左右，蛋白质为 70～80g，动物蛋白质占总蛋白的 50％左右，脂肪 50～60g，该膳食模式既保留了东方膳食的特点，又吸取了西方膳食的长处，来自于植物性食物的膳食纤维和来自于动物性食物的营养素如铁、钙等均比较充足，少油、少盐、多海产品，蛋白质、脂肪和碳水化合物的供能比合适，有利于避免营养缺乏病和营养过剩性疾病（心血管疾病、糖尿病和癌症）。

4. 地中海膳食结构

该膳食结构以地中海命名是因为该膳食结构的特点是居住在地中海地区的居民所特有的，意大利、希腊居民的膳食可作为该种膳食结构的代表。该膳食结构的特点是富含植物性食物，包括谷类（每天 350g 左右）、水果、蔬菜、豆类、果仁等；每天食用适量的鱼、禽、少量蛋、奶酪和酸奶；每月食用畜肉（猪、牛和羊肉及其产品）的次数不多；主要的食用油是橄榄油；大部分成年人有饮用葡萄酒的习惯；食物加工程度低，新鲜度较高；脂肪提供能量占膳食总能量的 25％～35％，其中饱和脂肪所占比例较低，为 7％～8％。此膳食结构的突出特点是饱和脂肪摄入量低，不饱和脂肪摄入量高，膳食含大量复合碳水化合物，蔬菜、水果摄入量较高。地中海地区居民心脑血管疾病、2 型糖尿病等的发生率低。

二、我国的膳食结构

近 30 年来，随着我国经济的高速发展，充足的食物供应和居民生活水平的不断提高，我国各地区、各民族以及城乡居民的膳食结构都发生了显著变化，总的来说，我国居民膳食结构向"富裕型"膳食结构的方向转变。当前我国居民主要存在 3 种膳食结构，即贫困和偏远地区居民仍然保持了东方膳食结构，主要以植物性食物为主；经济发达地区（大城市）的居民已经接近西方经济发达国家膳食结构，油脂及动物性食物摄入量大大增加；其他地区的居民则处于从原来的东方膳食结构向西方经济发达国家膳食结构的过渡阶段，动物性食物摄入量增加，但奶类的摄入量仍偏低，膳食多油多盐。目前困扰我国居民主要的营养问题是营养过剩引起的超重、肥胖、心脑血管疾病、糖尿病、癌症等慢性病迅速增加。目前我国正处于膳食结构变迁的关键期，正确引导居民改变膳食现状，建立科学合理的膳食结构，是一项紧迫而艰巨的任务。

第三节　中国居民膳食指南与膳食宝塔

膳食指南是由政府和科学团体根据营养科学的原则和人体的营养需要，结合当地食物生产供应情况及人群生活实践，专门针对食物选择和身体活动提出的指导意见。《中国居民膳食指南》是以营养科学为基础，针对当前主要的公共卫生问题，提出的我国食物选择和身体活动的指导意见。

一、《中国居民膳食指南》

最新版《中国居民膳食指南》是 2016 年 5 月 13 日由国家卫生计生委疾病预防控制局发布，为了提出符合我国居民营养健康状况和基本需求的膳食指导建议而制定的法规，自 2016 年 5 月 13 日起实施。《中国居民膳食指南》针对 2 岁以上的所有健康人群提出 6 条核心推荐，分别为：食物多样，谷类为主；吃动平衡，健康体重；多吃蔬果、奶类、大豆；适量吃鱼、禽、蛋、瘦肉；少盐少油，控糖限酒；杜绝浪费，兴新食尚。

1. 食物多样，谷类为主

每天的膳食应包括谷薯类、蔬菜水果类、畜禽鱼蛋奶类、大豆坚果类等食物。平均每天摄入 12 种以上食物，每周 25 种以上。每天摄入谷薯类食物 250～400g。食物多样、谷类为主是平衡膳食模式的重要特征。

2. 吃动平衡，健康体重

各年龄段人群都应天天运动、保持健康体重。食不过量，控制总能量摄入，保持能量平衡。坚持日常身体活动，每周至少进行 5 天中等强度身体活动，累计 150 分钟以上；主动身体活动最好每天 6000 步。减少久坐时间，每小时起来动一动。

3. 多吃蔬果、奶类、大豆

蔬菜水果是平衡膳食的重要组成部分，奶类富含钙，大豆富含优质蛋白质。餐餐有蔬菜，保证每天摄入 300～500g 蔬菜，深色蔬菜应占 1/2。天天吃水果，保证每天摄入 200～350g 新鲜水果，果汁不能代替鲜果。吃各种各样的奶制品，相当于每天液态奶 300g。经常吃豆制品，适量吃坚果。

4. 适量吃鱼、禽、蛋、瘦肉

鱼、禽、蛋和瘦肉摄入要适量。每周吃鱼 280～525g，畜禽肉 280～525g，蛋类 280～350g，平均每天摄入总量 120～200g。优先选择鱼和禽。吃鸡蛋不弃蛋黄。少吃肥肉、烟熏和腌制肉制品。

5. 少盐少油，控糖限酒

培养清淡饮食习惯，少吃高盐和油炸食品。成人每天食盐不超过 6g，每天烹调油 25～30g。控制添加糖的摄入量，每天摄入不超过 50g，最好控制在 25g 以下。每日反式脂肪酸摄入量不超过 2g。足量饮水，成年人每天 7～8 杯（1500～1700mL），提倡饮用白开水和茶水；不喝或少喝含糖饮料。儿童少年、孕妇、乳母不应饮酒。成人如饮酒，男性一天饮用酒的酒精量不超过 25g，女性不超过 15g。

6. 杜绝浪费，兴新食尚

珍惜食物，按需备餐，提倡分餐不浪费。选择新鲜卫生的食物和适宜的烹调方式。食物制备生熟分开、熟食二次加热要热透。学会阅读食品标签，合理选择食品。多回家吃饭，享受食物和亲情。传承优良文化，兴饮食文明新风。

二、《中国居民平衡膳食宝塔》

《中国居民平衡膳食宝塔（2016）》是根据《中国居民膳食指南（2016）》的核心内容和推荐，结合中国居民膳食的特点，把平衡膳食的原则转化为各类食物的重量，并以直观的宝塔形式表现出来，便于群众理解和在日常生活中应用。平衡膳食宝塔共分五层，包含我们每天应吃的主要食物种类。宝塔各层位置和面积不同，这在一定程度上反映出各类食物在膳食中的地位和应占的比重，体现了一个在营养上比较理想的膳食模式。

许多国家都制定了膳食指南来指导本国居民合理膳食，我国 1997 年发布了《中国居民膳食指南》和《中国居民平衡膳食宝塔》。随着我国社会和经济的发展，我国居民膳食消费和营养状况都发生了较大改变，为了指导广大居民更好地通过平衡膳食获得合理营养，提高国民健康水平，中国营养学会发布了新版的《中国居民膳食指南（2016）》和《中国居民平衡膳食宝塔（2016）》。与《中国居民平衡膳食宝塔（1997）》相比，膳食宝塔的塔基在原来谷类的基础上增加了薯类和全谷物、杂豆，宝塔的第四层则将豆类及豆制品改为了大豆及坚果类，塔尖增加了"盐＜6g"的内容，并上调了蔬菜、水果、鱼虾、奶类及奶制品、油的建议摄入量，下调了谷类、畜禽肉类的建议摄入量，膳食宝塔还增加了水杯图案以及"每天活动 6000 步"的建议。中国居民平衡膳食宝塔的结构见图 8-1 所示。

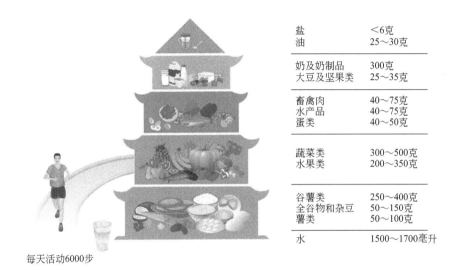

图 8-1　《中国居民平衡膳食宝塔（2016）》

1. 第一层

谷类食物位居底层，每人每天应该吃 250～400g，其中全谷物和杂豆 50～150g，薯类 50～100g。谷类是面粉、大米、玉米粉、小麦、高粱等的总和。杂豆类主要有绿豆、红豆、芸豆、蚕豆、豌豆等。薯类作物又称根茎类作物，主要包括甘薯、马铃薯、山药、芋类等。它们是膳食中能量的主要来源，在贫困地区也是膳食中蛋白质的主要来源。多种谷类掺着吃比单吃一种好，特别是以玉米或高粱为主要食物时应当更重视搭配一些其他的谷类或豆类食物。加工的谷类食品如面包、烙饼、切面等应折合成相当的面粉量来计算。

2. 第二层

蔬菜和水果占据第二层，每天分别应吃 300～500g 和 200～350g。蔬菜和水果经常放在一起，因为它们有许多共性，但蔬菜和水果终究是两类食物，各有优势，不能完全相互替代，尤其是儿童，不可只吃水果不吃蔬菜。蔬菜、水果的重量按市售鲜重计算。一般说来，红、绿、黄色较深的蔬菜和深黄水果含营养素比较丰富，所以应多选用深色蔬菜和水果，深色蔬菜应占总体蔬菜摄入量的 1/2 以上。蔬菜和水果是维生素、矿物质、膳食纤维的重要来源，也是植物化学物和风味成分的主要来源。蔬菜水果中还含有黄酮类物质，儿茶素、花青素、香豆素等多酚类物质，蒜素等含硫有机化合物，类胡萝卜素，植物固醇，以及存在于果皮中的柠檬烯等植物化学物质，它们具有特殊的生物活性，有益于机体健康。多种多样的芳香物质，赋予蔬菜水果丰富的色彩、馥郁的香气及特有的风味，能促进食欲，并呈现出特殊的生理活性。比如水果中含有丰富的有机酸如果酸、柠檬酸、苹果酸、酒石酸等，能刺激人体消化腺分泌，增进食欲，有利于食物的消化，同时有机酸对维生素 C 的稳定性有保护作用。

尽管蔬菜和水果在营养成分和对健康的影响方面有很多相似之处，但它们毕竟是两类不同的食物，一般来说，多数蔬菜（特别是深色蔬菜）的维生素、矿物质、膳食纤维和植物化学物质的含量高于水果，故水果不能代替蔬菜。在膳食中，水果可补充蔬菜摄入的不足。水果中的碳水化合物、有机酸和芳香物质比新鲜蔬菜多，而且水果食用前不需要加热，其营养成分不受烹调因素的影响，故蔬菜也不能代替水果。

3. 第三层

鱼、禽、肉、蛋等动物性食物位于第三层，每天应该吃 120～200g（水产品 40～75g，畜禽肉 40～75g，蛋类 40～50g）。鱼、禽、肉、蛋归为一类，主要提供动物性蛋白质和一些重要的矿物质和维生素，但它们彼此间也有明显区别。鱼、虾及其他水产品含脂肪很低，有条件可以多吃一些，这类食物的重量是按购买时的鲜重计算。肉类包含畜肉、禽肉及动物内脏，重量是按屠宰清洗后的重量来计算，这类食物尤其是猪肉含脂肪较高，且以饱和脂肪酸为主，所以不应该吃过多肉类。蛋类含胆固醇相当高，一般每天不超过一个为好。

4. 第四层

奶类和豆类食物占第四层，每天应吃奶及奶制品 300g，大豆及坚果类 25～35g。当前奶及奶制品主要包含鲜奶和奶粉，每天应摄入相当于鲜奶 300g 的乳类及其制品。坚果类每周 70g 左右。豆类及豆制品包括许多品种，根据其提供的蛋白质可折合为大豆 20g 或豆腐干 40g 等。

5. 第五层

每天烹调油不超过 25g～30g，食盐不超过 6g。膳食宝塔没有建议食糖的摄入量，因为我国居民平均吃糖的量还不多，对健康的影响还不大。但多吃糖有增加龋齿的危险，尤其是儿童、青少年不应吃太多的糖和含糖高的食品及饮料。

6. 其他

新的膳食宝塔图增加了水和身体活动的形象，强调足量饮水和增加身体活动的重要性。建议在温和气候条件下生活的轻体力活动的成年人每日饮水 1500～1700mL（约 7～8 杯），在高温或强体力劳动的条件下，应适当增加。饮水不足或过多都会对人体健康带来危害。饮水应少量多次，要主动，不要感到口渴时再喝水。提倡饮用白开水和茶水，不喝或少喝含糖饮料。我国大多数成年人身体活动不足或缺乏体育锻炼，应改变久坐少动的不良生活方式，养成天天运动的习惯，坚持每天多做一些消耗体力的活动。建议成年人每天进行累计相当于步行 6000 步以上的身体活动，如果身体条件允许，最好进行 30min 中等强度的运动，每周最好进行 150min 中等强度的运动。

为了更好地理解和传播中国居民膳食指南和平衡膳食的理念，除了对《中国居民平衡膳食宝塔》进行了修改和完善外，还同时推出两个新的可视化图形，分别是《中国居民平衡膳食餐盘（2016）》（图 8-2）和《中国儿童平衡膳食算盘》（图 8-3），指导大众在日常生活中进行具体实践。

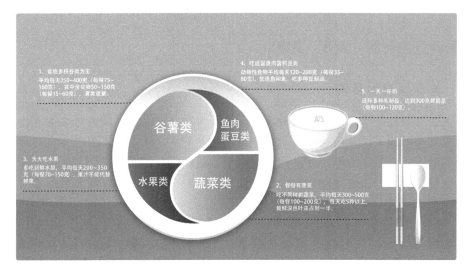

图 8-2 《中国居民平衡膳食餐盘（2016）》

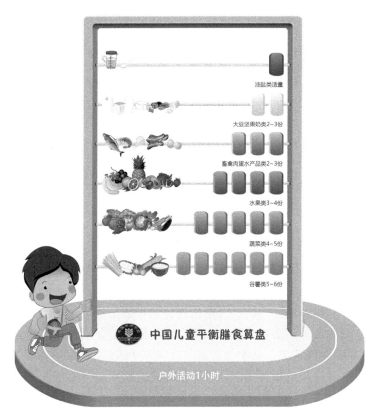

图 8-3 《中国儿童平衡膳食算盘》

第四节　营养调查

一、营养调查的目的、步骤、内容

（一）营养调查的目的

营养调查的目的是了解居民膳食摄取情况及其与营养供给量之间的对比情况；了解与营养状况有密切关系的居民体质与健康状态，发现营养不平衡的人群，为进一步进行营养监测和研究营养政策提供基础情况；做某些综合性或专题性的科学研究，如某些地方病、营养相关疾病与营养的关系，研究某些生理常数、营养水平判定指标、营养推荐供给量等。

（二）营养调查的步骤

营养调查一般包括下列步骤：①确定营养调查的目的。②根据调查目的确定调查对象和人群。③确定抽样方法。④制订调查工作内容、方法和质量控制措施。⑤调查前人员准备，包括组织动员调查对象以及调查员的培训。⑥现场调查、体格检查、样本采集及指标检测。⑦数据管理、统计分析及结果反馈。⑧形成调查报告。在营养调查工作中，调查计划的科学性、严谨性和可行性是保证调查质量的前提，同时调查对象的配合程度、调查人员的专业知识技能水平和工作态度以及各级领导的支持也是影响调查质量的重要因素。

（三）营养调查的工作内容

营养调查包括：①膳食调查。②人体营养水平的生化检验。③营养不足或缺乏的临床检验。④人体测量。并在此基础上对被调查者个体进行营养状况的综合判定和对人群营养条件、问题、改进措施进行研究分析。营养调查既可用于人群社会实践，也可用于营养学的科学研究。

二、营养调查方法

（一）膳食调查

1. 膳食调查的方法

了解在一定时间内调查对象通过膳食所摄取的热能和各种营养素的数量和质量，借此来评定被调查对象营养素需求和能量得到满足的程度。膳食调查是营养调查工作中的一个基本组成部分，它本身又是相对独立的内容。单独膳食调查结果就可以成为对所调查的单位或人群进行营养咨询、营养改善和膳食指导的主要工作依据。膳食调查常用的方法有称重法（或称量法）、记账法、膳食回顾法、化学分析法和食物频率法。

（1）称重法　称重法是运用日常的各种测量工具对食物进行称重或测定体积，从而了解被调查对象食物消耗的情况，进而应用食物成分表计算出所含有的营养素。

在调查时需要对每餐的各种食物称重，详细记录食物的名称、净重、熟重，并对剩余未吃完的食物称重。从每餐所用各种食物的生重，即烹调前每种食物原料可食部的重量，与烹调后熟食的重量，即食物的熟重，得出各种食物的生熟比值。在此基础上计算出净食量、摄入生食物的量，进一步统计出各种食物实际消耗量（生重）。

① 生熟比值：

$$生熟比值＝食物熟重/食物生重$$

例如，5kg 大米（粳米）烧熟成为米饭后为 9kg，生熟比值为：9kg/5kg＝1.8。食物实际消耗量＝（烹调后熟食物重量－食物剩余重量）/1.8。

详细统计每餐的用餐人数。当用餐者的生理状况基本相同时，以用餐人数除摄入食物实际消耗量，得到人均摄入生食物的量。

② 标准人系数：计算用餐人数时，必须引入标准人系数这个概念。

$$标准人系数＝研究对象的每日能量 RNI/标准人的每日能量 RNI$$

以成年男性、轻体力劳动者为标准人。

例如，成年男性、轻体力劳动者的能量摄入量 RNI 为 2400kcal/d，成年女性、轻体力劳动者的能量摄入量 RNI 为 2100kcal/d，则成年女性、轻体力劳动者的标准人系数为 2100/2400＝0.875，也就是说，成年女性、轻体力劳动者约相当于 0.88 个标准人。标准人系数见表 8-1。

表 8-1 标准人系数

年龄/岁	男	女	年龄/岁	男	女
10～	0.88	0.83	中体力劳动	1.13	0.96
11～	1.00	0.92	重体力劳动	1.33	1.13
14～	1.21	1.00	60～		
18～			轻体力劳动	0.79	0.75
轻体力劳动	1.00	0.88	中体力劳动	0.92	0.83

③ 标准人人均摄入生食物的量：以每次用餐的标准人数，计算每餐每标准人人均摄入生食物的量。

$$标准人人均摄入生食物的量＝各种食物实际消耗量（生重）/用餐的标准人数$$

调查时还要注意三餐之外所摄入的水果、糖果和点心、花生、瓜子等零食的称重记录。

调查个人食物消耗量时，食物摄入的多少可以用份额大小来描述，因此调查人员要熟悉家庭中常常使用的各种器皿，如碗、杯的容积或可以盛的食物重量，还要掌握食物名称。

称重法主要有以下优点：可以通过测定食物份额的大小或重量，获得可靠的食物摄入量；常把称重结果作为标准，评价其他方法的准确性；摄入的食物可量化，能计算营养素摄入量，能准确地分析每人每天食物摄入变化状况，是个体膳食摄入调查的较理想方法；能准确反映被调查对象的食物摄取情况，掌握一日三餐食物分配情况，适用于团体、个人、家庭的膳食调查。

称重法也存在局限性，如对调查人员的要求高，需要被调查对象能很好地合作配合，花费人力、时间较多，不适合大规模的营养调查等。

（2）记账法 适合有详细账目的集体单位的膳食调查。通过查账或记录一段时间内的各种食物消耗总量和该时间段的用餐人日数，即可计算出人均每日消耗食物量。

食物消耗量的记录，在开始调查前称量家庭积存或集体食堂库存的所有食物，然后详细记录每日购入的各种食物，在调查周期结束后称量剩余的食物（包括库存、厨房及冰箱内食物）。以每种食物的最初积存或库存量，加上每月购入量，减去每种食物的废弃量和最后剩余量，即为调查阶段该种食物的摄入量。调查期间，不要疏忽各种小杂粮和零食的登记，如绿豆、蛋类、糖果等。

登记集体食堂等单位时，需要记录调查时期的进餐人数，注意早、中、晚餐的人数，计算总人日数。家庭调查要记录每日每餐进食人数，计算总人日数。为了对调查对象所摄入的食物及营养素进行评价，还要了解进餐人的性别、年龄、劳动强度及生理状态，如孕妇、乳母等，计算标准人日数。

记账法操作较简单，费用低，人力少，可适用于大样本；在记录精确和每餐用餐人数统计确实的情况下，能够得到较准确的结果；食物遗漏少；伙食单位的工作人员经过短期培训可以掌握这种方法。

记账法的缺点是难以分析个体膳食摄入状况，不够精确。

（3）膳食回顾法　膳食回顾法又称膳食询问法，通过问答方式，回顾性了解被调查对象的膳食情况。成人对24h内的食物有很好的记忆，一般认为24h膳食回顾调查能够取得可靠资料。其特点是不够准确，常在无法用称重法、记账法时应用。

询问调查前一天的食物消耗情况，称为24h膳食回顾法。在实际工作中，常用3天连续调查方法（每天入户回顾24h进餐情况，连续进行3天）。通过调查员询问调查24h摄入食物的种类和数量来估算个体的一天食物摄入量。调查员提出一些启发性问题，帮助被调查者对食物的类型（如是否为脱脂奶）、烹调方法（油炸或清蒸）、食物数量（大碗或小碗）等进行全面的回顾。

调查员一定要认真培训，通过正确引导性的提问获得真实、可靠的资料，避免一些食物的遗忘。此法对调查员的要求较高，需要掌握一定的调查技巧；要了解市场上主副食供应的品种、食物生熟比值和体积之间的关系，即按食物的体积能准确估计其生重值；耐心询问每人摄入的比例，在掌握每盘菜所用原料的基础上，能够算出每人的实际摄入量。

24h膳食回顾法不适合于年龄<7岁的儿童与年龄≥75岁的老人，可用于家庭中个体的食物消耗状况调查。

连续3个24h回顾所得结果与全家食物称重记录法相比较，差别不明显。

此法一般需要15～40min即可完成。可以面对面进行调查，应答率较高，并且对于所摄入的食物可进行量化估计。

（4）化学分析法　化学分析法主要的目的不仅是调查食物的消耗量，而且要在实验室中测定调查对象一日内所用全部食物的营养成分，准确地获得各种营养素的摄入量。样品的收集方法是制作两份完全相同的饭菜，一份供食用，另一份作为分析样品。样品在数量和质量上与实际食用的食物一致。

化学分析法的优点在于能够最准确地得出食物中各种营养素的实际摄入量。缺点是操作复杂，目前已很少单独使用。由于代价高，仅适于较小规模的调查。

（5）食物频率法　食物频率法（又称食物频数法）是估计被调查者在指定的一段时期内摄入某些食物的频率的一种方法。这种方法以问卷形式进行膳食调查，以调查个体经常性的食物摄入种类，根据每日、每周、每月甚至每年所食各种食物的次数或食物的种类来评价膳食营养状况。

食物频率法的问卷包括两方面：食物名单和食物的频率，即在一定时期内所食某种食物的名称和次数。食物名单的确定要根据调查的目的，选择被调查者经常食用的食物、含有所要研究营养成分的食物或被调查者之间摄入状况差异较大的食物。如对高脂血症、高胆固醇血症者进行调查，要拟定适用于高脂血症、高胆固醇血症者的食物（具有降低血脂、降低胆固醇功效的食物，包括蔬菜、水果）名单；还有这些食物食用频率（每月、每周食用的次数）的分类。进行综合性膳食摄入状况评价时则采用被调查对象常用食物。

定性的食物频率法调查，通常是指调查每种食物特定时期内（例如过去 1 个月）所吃的次数，而不收集食物量、份额大小的资料。调查期的长短可包括 1 周、1 个月或是 3 个月到 1 年以上。被调查者可回答从 1 周到 1 年内的各种食物摄入次数，从每月吃 1 次到每天 1 次、每周 6 次或更多。

食物频率法的主要优点是能够迅速得到日常食物摄入种类和摄入量，反映长期营养素摄取模式，可以作为研究慢性病与膳食模式关系的依据，其结果也可作为在群众中进行膳食指导宣传教育的参考，在流行病学研究中可以用来研究膳食与疾病之间的关系。

食物频率法的缺点是需要对过去的食物进行回忆，应答者的负担取决于所列食物的数量、复杂性以及量化过程等；与其他方法相比，对食物份额大小的量化不准确。

2. 计算营养素

除化学分析法以外，膳食调查后得到的资料都是各种食物的每人每日消耗量，但调查资料要与参考摄入量比较才能知道营养素是否符合各类人的需求，参考摄入量是以各种营养素制订的，因此需要计算出各种营养素的摄入量。

用称重法调查得到的数据是食物下锅前称得的重量，是全部可食的部分，是净重；记账法或回顾法得到的数据是购进食物数量，是市售商品的数量，而蔬菜、水果、鱼等许多市售商品有部分是不能吃的，因此就有可食用部分，即"食部"问题；调查也可能得到熟的菜肴。计算营养素需要以"食物成分表"提供的数据为基础。如果调查的某种食物为市售商品的量（毛重），注意取该食物的可食部，用毛重乘以食部百分比，得到食物净重的数据，再乘以营养素含量（每 100g）。熟重要根据生熟比计算生重（净重），再计算营养素含量（每 100g）。

例如，500g 市售蚕豆×31%（食部）×0.01（其营养素以每 100g 可食部计）×8.8g（蛋白质）=13.64g（蛋白质）；500g 净重蚕豆×0.01（其营养素以每 100g 可食部计）×8.8g（蛋白质）=44.0g（蛋白质）；900g 大米饭/1.8（大米饭的生熟比值）×100%（食部）×0.01（其营养素以每 100g 可食部计）×7.7g（蛋白质）=38.5g（蛋白质）。

3. 膳食调查评价

（1）能量的食物来源　将食物分为谷薯类、豆类、动物性食物、纯热能食物和其他植物性食物五大类。按照五类食物分别计算各类食物提供的能量摄入量及能量总和，计算各类食物提供能量占总能量的百分比。

（2）能量的营养素来源　根据蛋白质、脂肪、碳水化合物的能量系数，分别计算出蛋白质、脂肪、碳水化合物三种营养素的能量及占总能量的比例。三大营养素占总能量的适宜比例是：蛋白质占 10%～15%，脂肪占 20%～30%，碳水化合物占 55%～60%。

（3）蛋白质的食物来源　将食物分为谷薯类、豆类、动物性食物和其他食物四大类。按照四类食物分别计算各类食物提供的蛋白质摄入量及蛋白质总和；各类食物提供蛋白质占总蛋白质的百分比，尤其是动物性蛋白质及豆类蛋白质占总蛋白质的比例。优质蛋白质包括动物性蛋白质和豆类蛋白质，优质蛋白质应占总蛋白质的 1/3 以上，儿童应占 1/2 以上。

（4）脂肪的食物来源　将食物分为植物性食物和动物性食物，分别计算它们提供的脂肪摄入量和脂肪总量。计算各类食物提供的脂肪占总脂肪的百分比。脂肪提供的能量应占总能量的 30% 以内。

（5）三餐提供能量的比例　分别计算早、中、晚餐各类食物的总能量和一天的总能量。计算早、中、晚餐提供能量的百分比。

（6）各种营养素摄入量　在计算各类食物的每种营养素摄入量的基础上，计算平均每人每日各种营养素的摄入量。按照中国营养学会的《中国居民膳食营养素参考摄入量》的标准分别比较各种营养素的实际摄入比。

（二）人体营养水平鉴定

人体营养水平鉴定指的是借助生化、生理实验手段，发现人体临床营养不足、营养储备水平低下或营养过剩，以便较早掌握营养失调征兆和变化动态，及时采取必要的预防措施。有时为了研究某些有关因素对人体营养状态的影响，也对营养水平进行研究测定。

实验室检查常用指标主要如下。

（1）蛋白质　如血清总蛋白、血清白蛋白、血清运铁蛋白等。

（2）脂类　如血清总脂、血清总胆固醇、血清高密度脂蛋白胆固醇、血清低密度脂蛋白胆固醇、血清极低密度脂蛋白胆固醇、血清甘油三酯等。

（3）碳水化合物　如血清葡萄糖、葡萄糖耐量实验、尿糖定量等。

（4）铁　血红蛋白、血清铁蛋白、血清运铁蛋白、血清铁、红细胞计数、血细胞比容、平均红细胞血红蛋白含量、平均红细胞血红蛋白浓度、平均红细胞体积等。

（5）锌　血清锌、红细胞锌、白细胞锌等。

（6）维生素 A　血浆维生素 A、血清 β-胡萝卜素、血浆视黄醇结合蛋白。

（7）维生素 D　血清碱性磷酸酶、血浆 $25-(OH)D_3$、血浆 $1,25-(OH)_2D_3$。

（8）维生素 C　血浆总维生素 C、全血维生素 C、尿维生素 C、4h 负荷尿抗坏血酸。

（9）维生素 B_1　血清维生素 B_1、4h 负荷尿维生素 B_1、尿维生素 B_1。

（10）维生素 B_2　血清维生素 B_2、4h 负荷尿维生素 B_2、尿维生素 B_2。

（三）营养不足和缺乏的临床检查

应用临床检查的方法，检查人群或个体的生理功能、症状和体征，根据检查结果诊断被检查者是否营养正常、营养不足或有营养过剩症。临床检查简单易行，是营养调查不可缺少的一部分。全面的临床检查可以发现营养不足、营养缺乏以及营养过剩症，常见营养缺乏的体征见表 8-2。

表 8-2　常见营养缺乏的体征

部位	体征	可能缺乏的营养素
全身	消瘦或水肿，发育不良	能量、蛋白质、锌
	贫血	蛋白质、铁、叶酸、维生素 B_{12}、维生素 B_6、维生素 B_2、维生素 C
皮肤	干燥，毛囊角化	维生素 A
	毛囊四周出血点	维生素 C
	癞皮病皮炎	烟酸
	阴囊皮炎，脂溢性皮炎	维生素 B_2
头发	稀少，失去光泽	蛋白质、维生素 A
眼睛	比托斑，角膜干燥，夜盲	维生素 A

部位	体征	可能缺乏的营养素
唇	口角炎，唇炎	维生素 B_2
口腔	齿龈炎，齿龈出血，齿龈松肿	维生素 C
	舌炎，舌猩红，舌肉红	维生素 B_2、烟酸
	地图舌	维生素 B_2、烟酸、锌
指甲	舟状甲	铁
骨骼	颅骨软化，方颅，鸡胸，串珠肋，"O"形腿，"X"形腿	维生素 D
	骨膜下出血	维生素 C
神经	肌肉无力，四肢末端蚁行感，下肢肌肉疼痛	维生素 B_1

1. 皮肤

（1）维生素 C 缺乏时，大腿、前臂和臀部常出现滤泡增生。维生素 A 缺乏时，在颈部、背部、前臂和臀部等处有毛囊角化症，特征是表皮上有针样硬刺，左右对称。

（2）维生素 C 和维生素 K 缺乏时，表皮内常有出血症状，但前者是毛囊周围有瘀点，出血点常与蚊叮咬相似，后者出血较多且与毛囊无关。

（3）在许多营养不良情况下，皮肤、黏膜和指甲变成苍白色，出现贫血的症状，如维生素、铁和铜缺乏时产生小细胞低色素性贫血；维生素和叶酸缺乏时可出现恶性贫血。

2. 指甲与头发

营养不良时头发常焦脆无光、蓬松；铁和钙缺乏时可有反甲；慢性维生素缺乏时指甲有变薄、变脆、凹陷、端缘裂开、纵脊等萎缩征象。

3. 口腔

（1）牙齿和牙龈　氟缺乏可引起龋齿；过多则破坏牙齿珐琅质，使牙表面原有光泽消失，出现灰色斑点，即氟斑牙。维生素 C 缺乏时可产生齿龈炎。

（2）黏膜与黏膜皮肤　维生素 B_2 缺乏时，可发生唇炎、口角炎和舌炎。

4. 眼睛

维生素 A 缺乏可引起角膜病变；长期维生素 A 缺乏，结膜也受到损害，角膜软化为维生素 A 缺乏晚期症状；比托斑也是维生素 A 缺乏特有的症状；维生素 A 缺乏还可以造成夜盲，表现为暗适应功能减退，这是维生素 A 缺乏最早的症状。

5. 耳与鼻

维生素 C 缺乏时，在鼻翼、眉间及耳后皮肤皱褶处皮脂腺分泌过多，有皮脂积留。

6. 阴囊

阴囊皮炎为维生素 B_2 缺乏时特有的体征，表现为阴囊边缘有清晰的红斑，分布于阴囊一侧或两侧，自觉瘙痒。

7. 腺体

维生素和矿物质缺乏可致皮脂病变。缺碘时甲状腺细胞增生而致甲状腺肿大。

8. 神经系统

维生素 B_1、维生素 B_2、维生素 D、烟酸和铜缺乏时都能引起神经系统病变，如维生素 B_1 缺乏病（脚气病）、癞皮病、球后视神经炎、恶性贫血等。

9. 骨与软骨

维生素 A、维生素 D 缺乏时，骨和软骨都可发生病变。维生素 A 缺乏时，易导致骨的畸形生长，如骨质增生；如果维生素 A 超量，则破骨细胞活动增加，易骨折。维生素 D、钙和磷缺乏时，可引起佝偻病。

10. 营养性水肿

大致可分为三类，包括湿性脚气病；血浆蛋白降低，特别是清蛋白减少时，可有蛋白质缺乏性水肿；碘严重缺乏可以导致黏液性水肿。

（四）人体测量

从身体形态和人体测量数据中可以较好地反映营养状况，体型的大小和生长速度是反映营养状况的灵敏指标。体格检查的数据是评价群体或个体营养状况的有用指标，特别是学龄前儿童的体测结果，常被用来评价一个地区人群的营养状况。

体格检查的常用指标有：身高（身长）、体重、上臂围、头围、皮褶厚度、腰围、臀围、坐高、胸围等。

1. 身高（身长）

身长是指平卧位头顶到足跟的长度，适用于 2 岁及以下婴幼儿。测量方法：仰卧位，室温 25℃ 左右。取卧式测量床，将量板平稳放在桌面上，脱去婴幼儿的鞋帽和厚衣裤，使其仰卧于量板中线上，助手固定婴幼儿头部使其接触头板，此时婴幼儿面向上，两耳在同一水平上，两侧耳郭上缘与眼下缘的连线与量板垂直，测量者位于婴幼儿右侧，在确定婴幼儿平卧于板中线后，将左手置于婴幼儿膝部，使婴幼儿两腿平行伸直，并使之固定，用右手滑动滑板，使之紧贴婴幼儿双足跟，当两侧标尺读数一致时读数，精确至 0.1cm。

身高是站立位足底到头部最高点的垂直距离，适合于 2 岁以上人群。测量时被测量者应免冠、赤足，解开发髻，室温 25℃ 左右。取立柱式身高计，被测量者取立正姿势，站在踏板上，挺胸收腹，两臂自然下垂，脚跟靠拢，脚尖分开约 60°，双膝并拢挺直，两眼平视正前方，眼下缘与耳郭上缘保持在同一水平，脚跟、臀部和两肩胛角三个点同时接触立柱，头部保持正立位置，测量者手扶沿测板轻轻向下滑动，直到底面与头颅顶点相接触，此时观察被测者姿势是否正确，确认姿势正确后读数，精确到 0.1cm。

2. 理想体重

体重是指人体总重量（裸重）。测量应在清晨、空腹、排泄完毕的状态下进行，室温 25℃ 左右。2 岁及以下婴幼儿的测量：选用经计量认证，分度值≤0.01kg 的体重秤，尽量脱去全部衣裤，将婴幼儿平稳放置于体重计上，四肢不得与其他物体相接触，待婴幼儿安静时读取体重读数，冬季可用已知重量的毯子包裹婴幼儿。准确记录体重秤读数，精确到 0.01kg，如穿贴身衣物称量，称量读数－衣物估重＝裸重。2 岁以上人群的测量：被测者平静站立于体重秤踏板中央，两腿均匀负重，免冠、赤足、穿贴身内衣裤，准确记录体重秤读数，精确到 0.1kg。

理想体重，又称标准体重。一般用来衡量成人实测体重是否在适宜范围内。可用 Broca 公式、Broca 改良公式和平田公式进行计算。

Broca 公式：身高＜165cm，理想体重(kg)＝身高(cm)－100；
　　　　　　身高≥165cm，理想体重(kg)＝身高(cm)－110。

Broca 改良公式：理想体重(kg)＝身高(cm)－105。

平田公式：理想体重(kg)＝［身高(cm)－100］×0.9。

我国多采用 Broca 改良公式。实际体重位于理想体重的±10％为正常范围，±10％～20％为超重/瘦弱，±20％以上为肥胖/极瘦弱，＋20％～＋30％为轻度肥胖，＋30％～＋50％为中度肥胖，＋50％以上为重度肥胖。理想体重的概念虽容易被接受，但其"真值"难以估计，故理想体重的准确性有时会受到质疑，作为判断标准已较少使用。

3. 体重指数（BMI）

BMI 是目前评价 18 岁以上成人群体营养状况的常用指标。它不仅对反映体型胖瘦程度较为敏感，而且与皮褶厚度、上臂围等营养状况指标的相关性也较高。计算公式为：BMI＝体重(kg)/［身高(m)］^{2}。

WHO 建议，BMI＜18.5 为消瘦，18.5～24.9 为正常，25～29.9 为超重，≥30 为肥胖，30.0～34.9 为一级肥胖，35.0～39.9 为二级肥胖，≥40.0 为三级肥胖。亚洲标准：BMI 18.5～22.9 为正常，23.0～24.9 为超重，≥25.0 为肥胖。根据《成人体重判定》(2013)，我国成人 BMI 标准：BMI＜18.5 为体重过低，18.5～23.9 为正常，24.0～27.9 为超重，≥28.0 为肥胖。

4. 年龄别体重、年龄别身高和身高别体重

这组指标主要用于评价儿童生长发育与营养状况。年龄别体重主要适用于婴幼儿；年龄别身高反映长期营养状况及其造成的影响；身高别体重反映近期营养状况。一般应先用年龄别身高排除生长迟滞者，再用身高别体重筛查出消瘦者。

5. 腰围、臀围及腰臀比

腰围、臀围及腰臀比是一组评价人体营养状况的重要指标。腰围是腋中线肋弓下缘和髂嵴连线中点的水平位置处体围周长，12 岁以下儿童以脐上 2cm 为测量平面。测量腰围时，被测者取站立位，两眼平视前方，自然均匀呼吸（不要收腹或屏气），腹部放松，两臂自然下垂，双脚分开 25～30cm（两腿均匀负重），在双侧腋中线肋弓下缘和髂嵴连线中点处做标记，将软尺轻轻贴住皮肤，经过双侧标记点，围绕身体一周，平静呼气末读数。臀围是臀部最高点平面体围，反映臀部骨骼和肌肉的发育情况。测量臀围时，被测者取站立位，两眼平视前方，自然均匀呼吸，腹部放松，两臂自然下垂，双足并拢（两腿均匀负重），穿贴身内衣裤，将软尺轻轻贴住皮肤，经过臀部最高点，围绕身体一周读数。腰围、臀围以厘米为单位，精确到 0.1cm，重复测量一次，两次测量的差值不得超过 1cm，取两次测量的平均值。腰臀比是腰围（cm）和臀围（cm）的比值。WHO 建议采用腰围和腰臀比来判定腹部脂肪分布，并且规定腰围男性≥102cm、女性≥88cm 作为上身性肥胖的标准；腰臀比男性≥0.9、女性≥0.8 作为上身性肥胖的标准。我国提出男性≥90cm、女性腰围≥85cm 为成人中心型肥胖。

6. 皮褶厚度

皮褶厚度是通过测量皮下脂肪厚度来估计体脂含量的方法。测量点常选用肩下角、肱三头肌和脐旁。实际测量时常采用肩胛下角和上臂肱三头肌腹处的皮褶厚度之和，并根据相应的年龄、性别标准来判断。皮褶厚度一般不单独作为肥胖的标准，通常与身高标准体重结合起来判定。

皮褶厚度测量要使用专用皮褶测量卡尺，分度值 0.1cm，使用前需按要求校准仪器零点并调整压力。三头肌皮褶厚度测量位置在右臂三头肌上，以右上臂肩峰与尺骨鹰嘴连线中点为测量点，用标记笔做标记，被测者取站立位，双足并拢，两眼平视前方，充分裸露被测部位皮肤，肩部放松，两臂垂放在身体两侧，掌心向前，测量者站在被测者后方，在标记点上方约 2cm 处，垂直于地面方向用左手拇指、食指和中指将皮肤和皮下组织夹提起来，使形成的皮褶平行于上臂长轴，右手握皮褶计，钳夹部位距拇指 1cm 处，慢慢松开手柄后迅速读取刻度盘上的读数。肩下皮褶厚度测量位置在右肩下角，在此点用标记笔做标记，被测者取站立位，双足并拢，两眼平视前方，充分裸露被测部位皮肤，肩部放松，两臂垂放在身体两侧，掌心向前，测量者站在被测者后方，左手拇指和食指提起并捏住标记处皮肤及皮下组织，使形成的皮褶延长线上方朝向脊柱，下方朝向臀部，形成 45°角，右手握皮褶计，钳夹部位距拇指 1cm 处，慢慢松开手柄后迅速读取刻度盘上的读数。读数以毫米为单位，精确到 1mm，连续测量两次，若两次误差超过 2mm 需测第三次，取两次最接近的数值求其平均值。

7. 上臂围、上臂肌围

上臂围一般测量左上臂肩峰至鹰嘴连线中点的臂围长。我国 1～5 岁儿童上臂围＜12.5cm 为营养不良，12.5～13.5cm 为中等，＞13.5cm 为营养良好。上臂肌围＝上臂围－3.14×肱三头肌皮褶厚度，成年人正常参考值为男 25.3cm、女 23.2cm。

8. 头围

头围是齐眉弓上缘经过枕骨粗隆最高点水平位置头部周长。测量者立于被测者的前方或右方，用左手拇指将软尺零点固定于头部右侧齐眉弓上缘处，右手持软尺沿逆时针方向经枕骨粗隆最高处绕头部一圈回到零点，测量时软尺应紧贴皮肤，左右两侧保持对称，长发者应先将头发在软尺经过处向上下分开。头围反应脑、颅骨的发育，在 2 岁时测量最有意义，头围过大见于脑积水、佝偻病；头围过小见于小头畸形。出生时平均头围 34cm，前半年增长 8～10cm，后半年增长 2～4cm。6 个月时 44cm，1 岁时头围 46cm（同胸围），2 岁为 48cm，5 岁时 50cm，15 岁接近成人 54～58cm。

9. 胸围

胸围一般是指人体胸部的外部周长，长度可以说是寸，或者厘米。胸围分上胸跟下胸。对于女性来说，以 BP 点（即乳点 bustpoint）为测点，用软皮尺水平测量胸部最丰满处一周，即为女性的胸围尺寸，也称上胸围；下胸围是指乳房基底处的胸围。吸气和呼气时的胸围差可以作为衡量肺活量大小的指标。胸围的测量应先将衣服脱去，较轻松地站着（但是要笔直），双脚并拢，脸向正前方，微微抬起下颚。将皮尺水平地圈在胸围（突出点）上，慢慢收紧。量时应用手将乳房轻轻托起，就好像穿着胸衣一样。这时可以轻松地测得自己的实际胸围与下胸围，胸线（乳房底部所呈现的线条）也可方便地测得。

10. 坐高

坐高是头顶点至椅面的垂直距离，或头顶到坐骨结节的长度。测量时必须大腿与地面平行并与小腿间呈直角，绝对不能直接坐在地面上。被测者坐于一椅面，使双足悬空，无支撑，上身挺直。牵引颏下部稍向前，大腿和臀部肌肉应在放松状态。测高仪垂直，在骶部和左右肩胛之间与脊柱相接触。坐高是反映人体形态结构与发育水平指标之一，是人体取正位坐姿时头和躯干的长度，它主要反映人体躯干生长发育状况以及躯干和下肢的比例关系。

11. 身高坐高指数

身高坐高指数是一种体型指数，为坐高/身高×100，表示坐高占身高的比例，也叫比坐高。一般将指数值小于 52 视为短躯干型，大于 54 视为长躯干型。女性数值较大，男性数值较小；儿童和成年人数值较大，少年数值较小。黄种人属长躯干型。

身高坐高指数分型如表 8-3 所示。

表 8-3 身高坐高指数分型

型别	指数	
	男	女
短躯干型	X<51.0	X<52.0
中躯干型	51.0≤X≤53.0	52.0≤X≤54.0
长躯干型	X>53.0	X>54.0

另一种常用的体型指数为马氏躯干腿长指数，为（身高－坐高）/坐高×100。马氏躯干腿长指数是检测身体上下部分相互比例（即躯干与腿的比例）的最可靠和最具有参照价值的量化指标。马氏躯干腿长指数分型如表 8-4 所示。

表 8-4 马氏躯干腿长指数分型

型别	指数
超短腿型	X～74.9
短腿型	75.0～79.9
亚短腿型	80.0～84.9
中腿型	85.0～89.9
亚长腿型	90.0～94.9
长腿型	95.0～99.9
超长腿型	100.0～X

三、营养调查结果的分析评价

膳食调查、实验室检查、体格检查、临床检查之间的内在联系与营养缺乏病的发生、发展过程有密切关系。各部分营养调查结果，互相参照、综合分析，才能对人群营养状况进行较全面的分析评价。

通过实验室检查、体格检查、临床检查能够发现、确诊哪种营养素有缺乏或过剩，是缺乏、较少（边缘状态）、充足、过多还是中毒。通过膳食调查可以了解引起营养疾病的原因，也就进一步知道营养治疗、预防的方向以及改进的措施。

通过营养调查结果可以分析评价下列问题。

（1）居民膳食营养摄取量，食物组成结构与来源，食物资源生产加工、供应分配，就餐方式习惯。

（2）居民营养状况与发育状况，营养缺乏与营养过剩的种类、发病率、原因、发展趋势和控制措施等。

（3）营养方面一些值得重视的问题，如动物性食品摄入过多所致的营养过剩、肥胖症、心脑血管疾病，长期摄食精白米面所致的 B 族维生素不足，方便食品和快餐食品的滥用强化或其他不良食品的影响等。

（4）第二代发育趋势及原因分析。

（5）各种人群中有倾向的营养失调趋势。

（6）全国或地区特有的营养问题的解决程度、经验和问题。如优质蛋白、维生素 B_2、维生素 A 不足问题；个别人群贫血问题；个别地区烟酸缺乏与维生素 C 不足问题；地方病、原因不明疾病与营养问题等。

第五节　食品营养强化

食品营养强化是在现代营养科学的指导下，根据不同地区、不同人群的营养缺乏状况和营养需要，以及为弥补食品在正常加工、储存时造成的营养素损失，在食品中选择性地加入一种或者多种微量营养素或其他营养物质。食品营养强化不需要改变人们的饮食习惯就可以增加人群对某些营养素的摄入量，从而达到纠正或预防人群微量营养素缺乏的目的。食品营养强化的优点在于，既能覆盖较大范围的人群，又能在短时间内收效，而且花费不多，是经济、便捷的营养改善方式，在世界范围内广泛应用。

一、食品强化、新资源食品与新食品的开发

（一）食品强化

食品强化就是调整（添加）食品营养素，使之适合人类营养需要的一种食品深加工。被强化的食品通常称为载体，所添加的营养素称为添加剂。营养强化食品是在食品加工中添加营养强化剂如维生素、矿物质、蛋白质等，使营养得到增强的食品。具体来讲，其实就是将人体所缺乏的微量营养素加入一种食物载体，以增加营养素在食物中的含量。食品营养强化剂是指为增强营养成分而加入食品中的天然的或者人工合成的属于营养素范围的食品添加剂。

1. 营养强化的目的

（1）弥补天然食物的营养缺陷　除母乳以外，自然界中没有一种天然食品能满足人体的各种营养素需要。例如，以米、面为主食的地区，除了可能有维生素缺乏外，赖氨酸等必需氨基酸的含量偏低也可能影响食物的营养价值；新鲜果蔬含有丰富的维生素 C，但其蛋白质和能源物质欠缺；至于那些含有丰富优质蛋白质的乳、畜、禽、蛋等食物，其维生素含量则多不能满足人类的需要，尤其缺乏维生素 C；对于居住地区不同的人，由于地球化学的关系，食物可能缺碘，或者缺硒。由此，有针对性地进行食品强化、增补天然食物缺少的营养素，可大大提高食品的营养价值，改善人们的营养和健康水平。

（2）补充食品在加工、储存及运输过程中营养素的损失　多数食品在消费之前需要储存、运输、加工、烹调，才能到达消费者手中。在这一系列过程中，机械的、化学的、生物的因素均会引起食品部分营养素的损失，有时甚至造成某种或某些营养素的大量损失。例如在碾米和小麦磨粉时有多种维生素的损失，而且加工精度愈高，损失愈大，有的维生素损失高达 70% 以上；又如在水果、蔬菜的加工过程中，很多水溶性和热敏性维生素均被损失50% 以上。因此，为了弥补营养素在食品加工、储存等过程中的损失，满足人体的营养需要，在上述食品中适当增补一些营养素是很有意义的。

（3）简化膳食处理，方便摄食　由于天然的单一食物不可能含有人体所需全部营养素，人们为了获得全面的营养就必须同时进食多种食物。例如，母乳喂养的婴儿，在 6 个月以

后，必须按不同月龄增加辅助食品，如肝泥、蛋黄、肉末、米粥或面片、菜泥、菜汤和果泥等，用于补充其维生素等不足。而这些原料的购买及制作均较麻烦，且易忽视，从而影响婴儿的生长、发育和身体健康。但若在乳制品中强化多种维生素和矿物质等供给婴儿食用，可以很方便地满足婴儿的营养需要。

（4）适应不同人群的营养需要　对于不同年龄、性别、工作性质，以及处于不同生理、病理状况的人来说，他们所需营养是不同的，对食品进行不同的营养强化可分别满足需要。例如，婴儿期是人一生中生长发育最快的时期，需要有充足的营养素供给，婴儿以母乳喂养最好，但一旦母乳喂养有问题，则需要有适当的"代乳食品"；此外，随着孩子长大，不论是以人乳或牛乳喂养都不能完全满足孩子的需要，也有必要给予辅助食品，人乳化配方奶粉就是以牛乳为主要原料，以类似人乳的营养素组成为目标，通过强化维生素，添加乳清蛋白、不饱和脂肪酸及乳糖等营养成分，使其组成成分在数量上和质量上都接近母乳，更适合婴儿的喂养。

（5）预防营养不良　营养强化是营养干预的主要措施之一，在改善人群的营养状况中发挥着巨大的作用。从预防医学的角度看，食品营养强化对预防和减少营养缺乏病，特别是某些地方性营养缺乏病具有重要的意义。例如对缺碘地区的人采取食盐加碘的方式可大大降低甲状腺肿的发病率（下降率可达 $40\%\sim95\%$ ），用维生素 B_1 防治食米地区的维生素 B_1 缺乏病，用维生素 C 防治维生素 C 缺乏病等。与营养补充剂或保健食品比较，营养强化食品对于改善营养缺乏不仅效果良好，而且价格低廉，适于大面积推广。在发达国家，营养强化已经具有很长的历史，并取得了很大的成功，积累了很多的先进经验。现在，越来越多的发展中国家也开始重视并采取多种措施，大力推行食品的营养强化。

2. 营养强化食品的种类

营养强化剂不仅能提高食品的营养质量，而且还可提高食品的感官质量和改善其保藏性能。营养强化剂主要可分为维生素、氨基酸和无机盐三大类。按照《食品安全法》的要求和卫生部标准清理计划，新版《食品安全国家标准　食品营养强化剂使用标准》（GB 14880—2012）自 2013 年 1 月 1 日正式施行。该标准增加了历年卫生部批准的食品营养强化剂使用情况，并进行汇总、梳理以及科学分类。

食品经强化处理后，食用较少种类和单纯的食品即可获得全面的营养，从而简化膳食。在使用营养强化剂时，应注意不要影响食品原有风味，并保持营养素的合理平衡，防止过量摄入而导致代谢紊乱，甚至中毒。

（1）维生素强化食品　常用的维生素有维生素 A、B 族维生素、维生素 C、维生素 D 及其衍生物。如牛奶中加维生素 A、维生素 D（AD 钙奶），某些饮料中加维生素 C 等。

（2）氨基酸强化食品　常用的氨基酸有 9 种人体必需氨基酸及其衍生物。因赖氨酸在谷物蛋白质和一些其他植物蛋白质中含量很少，蛋氨酸在大豆、花生和肉类蛋白质中相对偏低，所以赖氨酸和蛋氨酸（尤其是赖氨酸）是在食物蛋白质中最显著缺乏的氨基酸（称为限制氨基酸）。目前世界上许多国家普遍将赖氨酸加入大米、面条、面包、饼干以及饮料中，如市场上供应的赖氨酸面包和饼干等。

（3）无机盐强化食品　近年来推出的"平衡健身盐"（或称"健康平衡盐"）是微量元素应用的典型产品。根据高血压病患者是由于钠高、钾低、镁钙不足等原因造成的论断，人们有意识地改变食盐中钠、钾、镁、钙的配比，并增加其他有益微量元素的含量，补充和调节人体内几十种元素的平衡。经临床应用和上千万人食用证明有多种疗效：一是能调节体液中钾钠等多种元素的平衡，使人体处于最佳的元素构成状态，如能使 92% 的高血压病患者血压降至正常，也能使 78% 的低血压病患者血压升至正常，并具有双向调节心律的作用；二是可促进儿童生长发育，改善儿童厌食症，并可延缓机体的衰老而减少老年病的发生；三是可降低胆固醇和甘油三酯，对心脏病有辅助疗效。健康人食用这种盐无不利影响。现在，全国各地已通过食物链生产和研制出如富硒营养蛋、富锌菜叶、葡萄糖酸锌等多种强化食品。

（二）新资源食品与新食品的开发

新资源食品主要包括以下四类。

第一类：在我国无食用习惯的动物、植物和微生物，具体是指以前我国居民没有食用习惯，经过研究发现可以食用的对人体无毒无害的物质。动物是指禽畜类、水生动物类或昆虫类，如蝎子等；植物是指豆类、谷类、瓜果蔬菜类，如金花茶、仙人掌、芦荟等；微生物是指菌类、藻类，如某些海藻。

第二类：以前我国居民无食用习惯的，从动物、植物、微生物中分离出来的食品原料。具体包括从动、植物中分离、提取出来的对人体有一定作用的成分，如植物甾醇、糖醇、氨基酸等。

第三类：在食品加工过程中使用的微生物新品种。例如加入乳制品中的双歧杆菌、嗜酸乳杆菌等。

第四类：因采用新工艺生产，导致食物原有成分或结构发生改变的食品原料。例如转基因食品等。

新食品包括各种用新原料、新配方、新工艺生产出来的食品，不同于市场已有的任何食品及其半成品。具有新食品开发和生产经营潜力的方向有：

（1）运用现代科学技术调整食用农产品生产布局和开发新品种。

（2）利废性质的开发。

（3）野生植物、野菜、野果的开发。

（4）有特殊生物学效应的物质，如魔芋、蜂花粉、蜂王浆、麦饭石等。

（5）食用油源，如核桃油、松子油、葡萄籽油等。

（6）优质微量元素食物来源，如通过饲料和动物体生产的高锌奶、高锌蛋等。

二、食品强化技术

食品的营养强化实际上是将营养强化剂与载体食物混合的过程，其目的是将添加的强化剂混合均匀，并要求对载体的特性没有太大的影响。

食品加工过程的某一工序加入强化剂并使之与食品混合均匀的强化方法，易使强化剂在加工过程中因加热造成损失，应注意使用稳定剂和选择适宜的添加工序。

直接在原料或食物中添加，如强化维生素与矿物质的面粉和大米以及调味品，该方法虽然简单，但存在所强化的成分在贮存过程中易损失的缺点。利用生物技术提高食物某类营养成分的含量或改善其消化吸收性能是强化食品的发展趋势，如酶技术处理豆浆、生物发酵法生产酸奶、发芽法生产豆芽和富硒豆芽、基因工程技术提高谷物中的赖氨酸含量、利用生物基因技术直接改良物种，使人类所食用的主食和蔬菜更富营养。这种趋势顺应了人类对食品安全不断增强的要求，更加利于人体吸收。

混合型强化食品是将具有不同营养特点的天然食物混合配成一类食品。营养学意义在于可利用各种食物中营养素的互补作用，补充蛋白质的不足，或增补主食中的某种限制性氨基酸等，如果汁与牛奶配制成的果奶，牛乳、豆乳和核桃乳配制成的复合奶，米糠、玉米胚芽油和豆油混合成的多维油等。通过天然食物的相互搭配，而非添加强化营养剂的混合方式，更安全，更利于被消化吸收。

营养强化的实际生产过程中常用的混合技术有固-固混合、固-液混合、液-液混合、胶囊化、谷粒的重组。

【讨论与思考】

1. 如何正确应用平衡膳食宝塔？
2. 常用的膳食调查方法有哪些？各有什么优缺点？
3. 为什么要经常吃鱼、禽、蛋、瘦肉，少吃肥肉和荤油？

【章节小测验】

1. 中国居民平衡膳食宝塔建议水果的摄入量为（　　）

A. 100～200g　　B. 50～100g　　C. 75～100g　　D. 175～200g　　E. 200～350g

2. 合理膳食是指（　　）

A. 蛋白质是构成细胞的基本物质，应该多吃

B. 糖类是主要的供能物质，应多吃

C. 应以肉类、蔬菜、水果为主

D. 各种营养物质的比例合适，互相搭配

E. 应以肉类、奶类、水果为主

3. 中国居民平衡膳食宝塔中规定奶及奶制品每日摄入量为（　　）

A. 50g　　　　B. 100g　　　　C. 100～200g　　D. 250g　　　　E. 300g

4. 膳食结构类型的主要内容是指（　　）

A. 动物性食物所占的比重　　　　B. 植物性食物所占的比重

C. 能量　　　　　　　　　　　　D. 三大产能营养素的摄入量　　E. 以上都是

5. 按照目前我国膳食习惯，膳食中蛋白质的主要来源是（　　）

A. 肉、鱼、禽类　　　　　　　　B. 豆类及豆制品

C. 蛋、奶类　　　D. 粮谷类　　　E. 薯类

6. 我国居民能量和蛋白质的主要来源是（　　）

A. 肉类　　　　　B. 蛋奶类　　　　C. 大豆

D. 粮谷类　　　　E. 蔬菜水果类

7. 中国居民膳食中膳食纤维的重要来源是（　　）

A. 肉类　　　　　B. 蛋类　　　　C. 奶制品　　　　D. 精制米面　　　E. 水果蔬菜

8. 膳食调查方法不包括（　　）

A. 称重法　　　　B 查账法　　　　C. 临床检查法

D. 回顾询问法　　E. 化学分析法

9. 营养缺乏症的调查方法是（　　）

A. 膳食调查　　　B. 体格测量　　　C. 临床检查　　　D. 实验室检测　　E. 问卷调查

10. 下列哪项是反映机体蛋白质储存情况的较好指标，且与血清白蛋白含量有密切关系

（　　）

A. 体重指数　　　B. 皮褶厚度　　　C. 臂围　　　　D. 上臂肌围　　　E. 头围

11. 年龄别身高，可应用于儿童，可反映（　　）营养状况

A. 较长期　　　　B. 当前　　　　C. 较长期和当前

D. 无法判断　　　E. 以上都不对

12. 食品强化的要求是（　　），符合营养学原理、食用安全性和感官、工艺、口感、价格方面的可行性

A. 明确对象和目的　　　　　　　　B. 接受强化食品的人数多

C. 保证食品卫生　　　　　　　　　D. 强化食品营养价值高

E. 以上都不对

第九章 营养与疾病

【学习目的】

　　掌握亚健康症、肥胖症、心脑血管疾病、糖尿病、痛风、骨质疏松症、癌症的营养治疗原则。

　　熟悉肥胖症、心脑血管疾病、糖尿病、痛风、骨质疏松症的病因及临床表现。

　　熟悉亚健康的概念及病因。

　　营养涉及人体生理和病理生理的各个方面，也影响着疾病的发生、发展和转归。营养对疾病的影响，一般可从四个方面说明，即营养对机体免疫功能的影响；对动脉粥样硬化、高脂血症、肥胖症等的影响；对病因尚不明了的病如肿瘤的影响；对由于营养不平衡引起的疾病（如营养缺乏病等）的影响。

第一节　营养与亚健康

一、亚健康的概述

　　健康是身体与自然环境和社会环境的动态平衡，是一种身体上、精神上和社会上的完满状态。亚健康是指非病非健康的一种临界状态，是介于健康与疾病之间的次等健康状态，故又有"次健康""第三状态""中间状态""游移状态""灰色状态"等的称谓。世界卫生组织将机体无器质性病变，但是有一些功能性改变的状态称为"第三状态"，我国称为"亚健康状态"。处于亚健康状态的人，虽然没有明确的疾病，但却出现精神活力和适应能力的下降，如果这种状态不能得到及时的纠正，非常容易引起心身疾病。

　　亚健康目前还没有明确的医学指标来诊断，因此易被人们所忽视。一般来说，亚健康人群常伴有失眠、乏力、无食欲、易疲劳、心悸、抵抗力差、易激怒、经常性感冒或口腔溃疡、便秘等。亚健康人群主要集中在压力大、精神负担过重者，脑力劳动繁重、体力劳动负担重者，长期从事简单、机械化工作者，缺少与外界的沟通和刺激、生活无规律者，饮食不平衡、吸烟酗酒者等。

　　现代社会生活节奏快、心理压力大，都市生活的繁杂，人际关系的复杂，难以避免的风险，意料不到的挫折，环境质量的恶化，生活方式的不规律，特别是吸烟、酗酒、暴饮暴食、缺乏必要的运动，使很多人陷入亚健康状态。

二、亚健康的原因与临床表现

亚健康人群是指其机体器官有功能性改变而无器质性改变，有体征改变但未发现病理改变，生命质量差，长期处于低健康水平的人群。

1. 造成机体亚健康的原因

（1）饮食不合理　当机体摄入热量过多或营养缺乏时，都可导致机体失调。

（2）休息不充足　特别是睡眠不足。

（3）起居无规律、作息不正常　有些青少年，由于沉溺于影视、网络、游戏、跳舞等娱乐活动，以及备考"开夜车"等，常打乱生活规律。成人有时候也会因为过度娱乐活动（如长时间打牌、打麻将）、看护患者等而影响到休息。

（4）不良情绪　过度紧张，竞争压力太大，用脑过度，体力透支，长期不良情绪影响以至于体力、精力透支等，这往往会让身心都严重超负荷运转，一旦身体承受不了就会生病。

（5）缺少运动　身体运动不足。

（6）其他　过量吸烟、酗酒、情绪低落、心理障碍以及大气污染、长期接触有毒物品，也是导致人体进入亚健康状态的重要原因。

2. 亚健康的临床表现

亚健康是一种介于疾病和健康之间的状态，处于亚健康状态的人，虽然没有明确的疾病，但却出现精神活力和适应能力下降的情况，如果这种状态不能得到及时的纠正，非常容易引起心身疾病，包括心理疾病、胃肠道疾病、高血压、冠心病、癌症、性功能下降等疾病。

亚健康常见的症状有：倦怠、注意力不集中、心情烦躁、失眠、消化功能减退、食欲不振、腹胀、心悸、胸闷、便秘、腹泻，甚至有的有欲死的感觉，然而体格检查并无器质上的问题。处于亚健康状态的人群常有疲劳和不适，一般不会有生命危险。但如果碰到高度刺激，如熬夜和发脾气等诱导应激状态，很容易出现猝死。"过劳死"就是常见的亚健康猝死。"过劳死"是一种综合性疾病，是指在非生理状态下的劳动过程中，人的正常工作规律和生活规律遭到破坏，处于疲劳状态并向过劳状态转移，使血压升高、动脉粥样硬化加剧，进而出现致命的状态。

三、亚健康人群的防治策略

合理的营养和生活方式可以增进健康。处于亚健康状态的人群应从平时的生活细节抓起，改善自身的健康状态。

1. 合理膳食、均衡营养

① 补充维生素和矿物质：人体不能合成维生素和矿物质，而维生素和矿物质对人体尤为重要，因此每天应适当补充。现代人电脑前工作时间长，维生素 A 消耗多，常出现精神不振、视物模糊等电脑综合征，维生素 A 摄入不足还会影响呼吸道上皮细胞的抵抗力，易导致呼吸系统疾病高发，因此亚健康人群应多摄入富含维生素 A 及 β-胡萝卜素的食物（如动物肝脏、蛋黄、胡萝卜等）。此外，锌、硒、维生素 B_1 和维生素 B_2 等多种营养素都与人体非特异性免疫功能有关，也应注意补充。

② 多饮水：多喝水可以加速人体新陈代谢，对人体生理功能的正常运转有很好的调理

作用。多喝水可以有效地减轻肾脏负担，加速尿液的排出，也可以有效地起到预防结石的作用。另外，如果身体出现发热的情况，多喝水、多利尿也可以促进体温的下降，可以起到明显的散热的作用。

③ 多吃成碱性食物及坚果：疲劳后应多吃成碱性食物，不宜大鱼、大肉，因为疲劳时人体内酸性物质积聚，而肉类食物属于成酸性，会加重疲劳感。相反，新鲜蔬菜、水产品等成碱性食物能使人迅速恢复体力。机体疲劳时，还可嚼些花生、杏仁、腰果和核桃仁等。因为坚果富含人体必需的亚油酸，还含有特殊的健脑物质卵磷脂、胆碱等，对健脑和增强记忆力有效果，所以人们常常把坚果类食品称为"健脑食品"。

④ 多吃可稳定情绪的食物：如钙具有安定情绪的作用，脾气暴躁者应该借助于牛奶、酸奶和奶酪等乳制品来平静心态。当感到心理压力巨大时，人体所消耗的维生素 C 增加。因此，精神紧张者可多吃鲜橙、猕猴桃等，以补充足够的维生素 C。香蕉含有镁离子，而镁离子能够使肌肉放松，因此能让人身体处于放松的状态，起到安眠的作用。

⑤ 高度重视早餐的摄入和搭配：日常生活中一日三餐的安排，最应该重视的是早餐。吃早餐为机体及时补充能量、蛋白质和维生素，能够让大脑得到很好的能量和营养素的补充，进而能够让我们在一天的工作、学习和生活当中有良好的精神状态。吃早餐还能减少胃肠道疾病的发生，预防消化性溃疡、胆囊炎、胆囊结石等疾病。合理的早餐应包括主食、动物性食物、奶制品及蔬果类。

⑥ 节制饮食，不暴饮暴食：摄入过多能量，会引起血胆固醇增高，过多的胆固醇堆积在血管壁上久而久之就会诱发动脉粥样硬化和心脑血管疾病。特别是晚餐不宜吃得过多，因为晚饭后人们的活动量往往较小，能量消耗少，晚餐过饱，血液中葡萄糖、氨基酸和脂肪酸的浓度会增高。在饭后，应尽量避免吃高糖分和高热量的食品，这样可以预防体重暴增的情况。

2. 生活规律，按时、充足的睡眠

调整生活规律，劳逸结合，保证充足睡眠，保证人体生物钟正常运转是健康的基础。生物钟"错点"便是亚健康的开始。长期处于失眠状态，大脑便会得不到充分的休息，进而影响身体的新陈代谢速度，影响身体健康。睡得好不好不是与睡眠时间成正比，而是与睡眠深浅成正比。提高睡眠质量，首先要生活规律，并且按时睡觉，睡前不要吃得太饱也不能太饿。

3. 适量锻炼

加强自我锻炼可以提高人体对疾病的抵抗能力，改善亚健康状态。增加户外体育锻炼活动，如快步走、慢跑、打篮球、踢足球等，不仅能够调节神经和循环系统，改善身体的亚健康状态，而且还能帮助人们降低血压、减轻体重。有条件的时候也可以利用周末到户外进行爬山、跑步、骑自行车等活动，帮助自己放松身心，提高身体活力，改善身体亚健康状态。

4. 调整心理状态，培养兴趣爱好

焦虑是现代人的通病，有焦虑症的人通常会感到莫名其妙地惊恐、心慌、出汗、两手发抖等。保持积极、乐观的态度，正确对待压力，把压力看作是生活不可分割的一部分，学会适度减压，以保证健康、良好的心境。培养兴趣爱好可以促使人们产生积极的情绪，可以放松自己，起到调节精神的作用，有助于精神和心理的健康。只要是健康有益的兴趣爱好，就会使人在潜移默化中接受文化、技能的熏陶，培养良好的个性。

第二节　营养与肥胖症

一、肥胖症的概述

肥胖症是能量摄入超过能量消耗而导致体内脂肪积聚过多而达到危害程度的一种慢性代谢性疾病，表现为脂肪细胞体积增大和（或）脂肪细胞数增多。正常成年男子的脂肪组织占体重的 15%～20%，女子占 20%～25%。若成年男子脂肪组织超过 25%，女子超过 30%，即为肥胖。肥胖症患者常表现为体重超过相应身高体重标准值的 20% 以上。

随着生活水平的改善和体力劳动的减少，肥胖症有逐年增加的趋势，已成为世界性的健康问题之一。在欧洲、美国和澳大利亚等发达地区，肥胖的患病率很高。近年来，随着我国经济社会发展和人民生活水平提高，我国儿童青少年营养与健康状况逐步改善，生长发育水平不断提高，营养不良率逐渐下降，但与此同时，由于儿童青少年膳食结构及生活方式发生深刻变化，加之课业负担重、电子产品普及等因素，儿童青少年营养不均衡、身体活动不足现象广泛存在，超重肥胖率呈现快速上升趋势，已成为威胁我国儿童身心健康的重要公共卫生问题。儿童青少年期超重肥胖增长趋势如果得不到有效遏制，将极大影响我国年轻一代的健康水平，且会显著增加成年期肥胖、心脑血管疾病和糖尿病等慢性病过早发生的风险，给我国慢性病防控工作带来巨大压力，给个人、家庭和社会带来沉重负担。

肥胖症判断的常用指标主要是体重、体重指数、腰臀比等，详见第八章第四节。中国成人超重和肥胖的体重指数和腰围界限值与相关疾病危险的关系见表 9-1。

表 9-1　中国成人超重和肥胖的体重指数和腰围界限值与相关疾病[①]危险的关系

分类	体重指数 /(kg/m²)	腰围/cm		
		男：<85	男：85～95	男：≥95
		女：<80	女：80～90	女：≥90
体重过低[②]	<18.5	—	—	—
体重正常	18.5～23.9	—	增加	高
超重	24.0～27.9	增加	高	极高
肥胖	≥28	高	极高	极高

① 相关疾病指高血压、糖尿病、血脂异常和危险因素聚集。

② 体重过低可能预示有其他健康问题。

注：该表引自《中国成年人超重肥胖防治指南》（试行）。

二、肥胖症的临床分型及表现

按病因和发病机制，肥胖症可分为单纯性肥胖和继发性肥胖两大类。前者是遗传因素和环境因素共同作用的结果，是一种慢性代谢异常疾病，它常与高血压病、高脂血症、冠心病、2 型糖尿病等集结出现或是这些疾病的重要危险因素。继发性肥胖是某些疾病（如甲状腺功能减退症、性功能减退症、下丘脑-垂体炎症、肿瘤、库欣综合征等）的临床表现之一。

肥胖症本身的症状多表现为非特异性，多数患者的症状与肥胖症的严重程度和年龄有着密切的关系。肥胖症患者的症状主要由机械性压力和代谢性紊乱两方面所引起，随着病情的发展可导致许多并发症的发生。

1. 一般表现

（1）气喘　气喘是超重者的常有症状，由于肥胖常常使患者呼吸道受到机械性压迫，同时体内代谢率增加也使患者需要增加氧气的吸入，排出更多的二氧化碳，因此肥胖患者就像负重行走一样，患者走路往往感觉呼吸困难，气喘吁吁。另外，肥胖可加重患者原有呼吸系统疾病的症状，容易引起呼吸道感染，特别是手术后感染机会明显增多。

（2）关节痛　肥胖患者常常有关节痛的症状。引起关节痛的原因主要是机械性损伤、进行性关节损害及其症状加重。超重患者多出现双手的骨关节病，而肥胖患者多伴有痛风症状。

2. 内分泌代谢紊乱

脂肪细胞不仅仅是机体贮存能量的地方，还可作为某些激素生成的场所，也可作为许多激素的靶细胞。因此，肥胖患者往往因脂肪细胞的激素作用发生改变，使得腹内脂肪堆积更多。

（1）高胰岛素血症　由于肥胖可使体内胰岛素作用下降，因此患者常出现高胰岛素血症，特别是腹部脂肪量明显增加的患者症状更加明显。

（2）对生殖激素分泌的影响　肥胖患者性激素分泌作用改变明显。由于体内脂肪过多，特别是腹部脂肪过多而引起机体排卵功能障碍、雄激素明显增多，因此女性肥胖患者常可出现月经紊乱，甚至停经的现象。肥胖也可引起机体雌激素显著增加，故青春前期的肥胖女孩月经初潮的时间提前。男性肥胖患者由于体内雄激素分泌明显减少而雌激素显著增多，脸皮变得细腻，可出现性欲下降或阳萎症状。

3. 消化系统的表现

肥胖患者往往食欲很好，进食量大，多可出现便秘、腹胀等消化系统症状。不少肥胖患者可伴有不同程度的脂肪肝，也可出现胆囊炎和胆石症。

4. 肥胖症并发症

（1）肥胖性心肺功能不全综合征　肥胖者由于机体组织的增加，呼吸的负载也增加，换气困难，体内二氧化碳潴留，可引起嗜睡症。二氧化碳在这种情况下起麻醉的作用，可导致患者在睡眠中正常呼吸暂停，从而加重二氧化碳潴留。重度肥胖患者呼吸功能不全，可使呼吸耗氧增加，加重了缺氧症状。

肥胖患者由于胸腔阻力增加，静脉回流受阻，静脉压升高，而出现右心功能不全综合征，如颈静脉怒张、肺动脉高压、肝大、水肿等。

肥胖者血液循环量增加，心输出量与心搏量增加，会加重左心负荷，造成高搏出量心力衰竭，而导致肥胖性心肺功能不全综合征。

（2）睡眠呼吸暂停综合征　该综合征与肥胖症的气喘有关，发病隐匿，有时可能危及生命。该合并症的特点为睡眠中阵发性呼吸暂停，往往由其他人首先发现。肥胖患者如常常出现打鼾、睡眠质量差，醒后不能恢复精神的症状，提示可能患有这种综合征。病情严重时，患者由于较易发生低氧性心律失常，常可导致死亡。

（3）心血管疾病　重度肥胖患者由于脂肪组织增加，心脏排血量和心肌负担都相应加大，静脉回流受阻，静脉压和肺动脉压增高而使心脏长期负荷过重，出现心力衰竭。

（4）糖尿病　肥胖患者体内胰岛素受体异常，葡萄糖代谢异常，患者胰岛素的浓度往往是正常人的 2～3 倍。肥胖妇女发生糖尿病的危险是正常妇女的 40 多倍。

（5）胆囊疾病　肥胖症是胆石症的一个危险因素，肥胖者发生胆石症的危险性是非肥胖者的 3～4 倍。发生胆石症的相对危险性随 BMI 增加而增加。肥胖者胆汁内胆固醇过饱和、胆囊收缩功能下降是胆石症形成的因素。此外，急慢性胆囊炎也在肥胖者中多见。

三、肥胖症的治疗

控制食物摄入和坚持体育锻炼是目前治疗单纯性肥胖的有效方法。肥胖患者必须要有一个长期减肥计划，改变原有的不合理的饮食习惯，长期控制食物进食量，同时积极进行体育锻炼，增加机体热能的消耗，以改变患者体内热能蓄积过多的现象，达到减肥的目的。但肥胖患者在控制膳食热能摄入的同时，应注意保证机体蛋白质和其他各种营养素的需要，使机体摄入的热能小于消耗的热能，并持之以恒，使体重逐渐降低，接近理想体重，以达到减轻体重的目的。

1. 营养治疗

（1）限制膳食总热能　肥胖患者应逐步减少膳食摄入总量，使机体逐步适应这种状况。但患者不能在短时间内骤然减少热能摄入，以防止出现不适症状。同时，肥胖患者应坚持适宜的体育锻炼，以增加机体的热能消耗。应按照肥胖程度来制定减肥计划，轻度肥胖患者体重每月减轻 0.5～1.0kg 为宜，中度以上肥胖患者体重每月减轻 2.0～4.0kg 较合适。以限制膳食总热能来治疗肥胖可分为下列 3 种疗法。

① 节食疗法：每天摄入的热能在 5020～7530kJ（1200～1800kcal），其中脂肪占总能量的 20%、蛋白质占 20%～25%、碳水化合物占 55%。适合轻度肥胖患者。

② 低能量疗法：每天摄入的热能在 2510～5020kJ（600～1200kcal）。如果患者每天减少热能摄入 500～700kcal，则需要 4～10 天时间达到治疗要求。

③ 极低能量疗法：每天摄入的能量控制在 2510kJ（600kcal）以下则称为极低能量疗法，也称为半饥饿疗法。

极低能量疗法不是肥胖膳食治疗的首选方法，而仅仅适用于节食疗法治疗不能奏效的肥胖患者或顽固性肥胖患者，而不适用于生长发育期的儿童、孕妇以及患有重要器官功能障碍的患者。极低能量疗法的治疗时间通常为 4 周，最长不超过 8 周。应在医生的密切观察下接受治疗，不可在门诊或自己在家中进行。在执行极低能量疗法之前，需要进行 2～4 周的临床观察，在此期间确认使用极低能量疗法的必要性、可行性以及进行健康检查，然后转入极低能量疗法。

根据以往的研究结果，极低能量疗法在 1 周内男性患者可减重 1.5～2.0kg，女性患者可减重 1.0～1.5kg，1 个月可减重 7～10kg。在开始治疗前 2 周，减重效果比较明显，此后减重的速度逐渐减慢。在治疗的前 2 周，主要丢失的是水分和瘦体组织，出现负氮平衡；在 3～4 周以后，负氮平衡逐渐恢复。

如果在治疗开始后 4 周，氮平衡为负氮平衡，并且白蛋白、视黄醇结合蛋白在正常值的下限以下，则应考虑停止使用极低能量疗法。如果在治疗过程中出现进行性的贫血、肝功能异常、严重的电解质紊乱特别是低钙血症、心律失常等症状，应及早停止极低能量疗法。

极低能量疗法的不良反应有较重的饥饿感、头痛、乏力、恶心、呕吐、腹痛、腹泻、注意力不集中等，这些症状在治疗开始 1 周以后便逐渐缓解。

在极低能量疗法停止以后，不可直接恢复到正常膳食，因为这样会突然加重肾脏负担，造成肾功能损害。可采用节食疗法继续进行减肥治疗，节食疗法可进行 6～8 周，在此期间体重可有反弹，但不会超过极低能量疗法之前的体重。

极低能量疗法在短期内的减肥效果是很明显的，但是在治疗后的 1～2 年，半数以上的患者出现体重大幅度的反弹，这是极低能量疗法的最大缺点。

（2）调整膳食模式和营养素的摄入

① 保证适当的供能营养素的热能比例：肥胖营养治疗的三大营养素分配原则是蛋白质占总热能的 25％，脂肪占 15％，碳水化合物占 60％。在低能量疗法中，蛋白质摄入不宜过高，如果蛋白质摄入过多会导致肝肾功能损伤。采用低能量疗法的中度以上肥胖患者，在蛋白质的选择中，动物性蛋白质可占总蛋白质的 50％左右，蛋白质提供的热量占膳食总热能的 20％～30％。肥胖患者要控制膳食总热量的摄入，应限制脂肪供给，特别是限制动物脂肪。肥胖患者的烹调油应选择橄榄油、茶油、葵花子油、玉米油、花生油、豆油等。

② 保证维生素和矿物质的供给：肥胖患者在进行营养治疗时，往往因为膳食总量摄入减少而导致维生素和矿物质供给不足，肥胖患者体内容易出现维生素 B_1、维生素 B_2、烟酸、钙、铁等缺乏，因此患者必须注意合理选择食物和搭配膳食，如多吃新鲜蔬菜、水果、豆类等食品，每天饮用牛奶。如果肥胖患者有明显的维生素和矿物质营养素缺乏症状，可在医生的指导下，适量服用多种维生素和矿物质制剂。

③ 增加膳食纤维摄入：肥胖患者常会有便秘的症状，适当增加膳食纤维的摄入不仅有助于缓解便秘症状，还可以减少机体对脂肪和糖的吸收。

④ 戒酒：肥胖患者在进行营养治疗时，最好不要饮酒，酒类主要成分为乙醇，1mL 乙醇可提供能量 29.3kJ（7kcal）。肥胖患者如不注意控制饮酒，常常导致减肥失败。

（3）改变不良的饮食习惯　肥胖患者常常会有许多不良的饮食习惯，如不吃早餐；午餐和晚餐特别是晚餐进食过多；爱吃零食、甜食；进餐速度过快等。如果肥胖患者改变这些不良的饮食习惯，对于其自身减肥具有事半功倍的作用。

2. 其他治疗方法

（1）运动疗法　运动的作用就是增加脂肪的氧化和燃烧，肥胖患者活动量要相当大，热能消耗才明显。肥胖患者往往因为自身太胖、运动不灵活而不愿意参加体育锻炼，可选择低强度容易坚持的活动项目来进行运动疗法，如散步、骑自行车等活动，可作为肥胖患者首选的活动项目。运动疗法应与营养疗法结合起来使用，而且必须持之以恒，才能取得理想的减肥效果。

（2）心理治疗　部分肥胖儿童由于常常受到排斥和嘲笑，因而自卑感强，性格逐渐变得内向抑郁，从而不愿参加集体活动，郁郁寡欢，不愿活动，这些行为、心理方面的异常又常常以进食得到安慰。适当的心理治疗可以改变这种习惯，从而保持正常体重。

（3）外科手术治疗　各种方法治疗肥胖症失效后，在必要的条件下，求助外科手术，治疗肥胖。

① 将肠道缩短：通过切除手术，将肥胖患者的小肠缩短，减少小肠吸收营养素的面积，降低机体对热量的吸收而达到减肥的目的。

② 缩小胃的容积：通过切除 1/3 胃的手术，将胃的容量缩小，限制肥胖患者的进食量，从而达到减肥的目的。

③ 去脂肪术：可以根据患者的肥胖程度和肥胖特点，选择采用局部或全身性脂肪抽吸术或脂肪分离术。

a. 脂肪抽吸术是根据脂肪组织密度小、质地比较疏松的特点而设计的一种手术方法，比较受美容者的青睐。手术时医生先在患者欲消除脂肪部位的皮肤上切一个小口，然后将一根尾端连接在吸引器上、直径 10～15cm、外壁有多个吸槽的不锈钢管（吸刮器）插入患者皮下脂肪层内，然后启动吸引器，利用负压的原理将脂肪组织吸出体外。进行全身吸脂减肥手术应遵循"少量多次"的原则。抽吸部位少，创伤就小，恢复也就快，痛苦相对较少，不需要全身麻醉。反之，大面积脂肪抽吸的创伤大，痛苦大，恢复慢，且需要大量使用麻醉药品，增加发生麻醉意外的风险。

b. 脂肪分离术是将患者欲消除脂肪部位的皮肤切开、掀起，然后把皮下脂肪层内的脂肪组织分离出来并给予切除，由于皮下脂肪层脂肪切除后，患者原来紧绷的皮肤和组织会变得比较松弛，因此在缝合皮肤的时候常常同时需要切除一部分多余的皮肤组织。与脂肪抽吸术相比，脂肪分离手术难度较大，对患者造成的创伤也较重。

第三节　营养与原发性高血压

一、原发性高血压的概述

高血压是指动脉收缩压或舒张压增高，并常伴有以心、脑、肾和视网膜等器官功能性或器质性改变为特性的全身性疾病。高血压可分为原发性高血压和继发性高血压。病因不明的高血压称为原发性高血压，占所有高血压患者的 90％以上；血压升高是由某些疾病引起，病因明确的称为继发性高血压。

原发性高血压是某些先天性遗传基因与许多致病性增压因素和生理性减压因素相互作用而引起的多因素疾病，这些因素主要包括：

1. 遗传因素

原发性高血压是一种多基因遗传性疾病。流行病学调查发现，高血压患者的孪生子女高血压的患病率明显提高，尤其是单卵双生者；父母均患高血压者，其子女患高血压概率高达 45％，相反，双亲血压均正常者，其子女患高血压的概率仅为 3％。

2. 高钠、低钾膳食

人群中，钠盐（氯化钠）摄入量与血压水平和高血压患病率呈正相关，而钾盐摄入量与血压水平呈负相关。膳食钠/钾比值与血压的相关性更强。高钠、低钾膳食是我国大多数高血压患者发病主要的危险因素之一。我国大部分地区，人均每天盐摄入量 12～15g 以上。在盐与血压的国际协作研究中，反映膳食钠/钾量的 24h 尿钠/钾比值，我国人群在 6 以上，而西方人群仅为 2～3。

3. 超重和肥胖

身体脂肪含量与血压水平呈正相关。人群中体重指数（BMI）与血压水平也呈正相关，BMI 每增加 3，4 年内发生高血压的风险，男性增加 50％，女性增加 57％。我国 24 万成人随访资料的汇总分析显示，BMI≥24 者发生高血压的风险是体重正常者的 3～4 倍。身体脂肪的分布与高血压发生也有关。腹部脂肪聚集越多，血压水平就越高。腰围男性≥90cm 或女性≥85cm，发生高血压的风险是腰围正常者的 4 倍以上。

4. 饮酒

过量饮酒也是高血压发病的危险因素，人群高血压患病率随饮酒量增加而升高。虽然少量饮酒后短时间内血压会有所下降，但长期少量饮酒可使血压轻度升高，过量饮酒则使血压明显升高。

5. 精神紧张

长期精神过度紧张也是高血压发病的危险因素，长期从事高度精神紧张工作的人群高血压患病率增加。

6. 其他危险因素

高血压发病的其他危险因素包括年龄、缺乏体力活动等。

二、原发性高血压的临床表现

当收缩压≥140mmHg和（或）舒张压≥90mmHg，可诊断为高血压。高血压是常见的全身性慢性疾病，在各种心血管病中患病率最高。高血压对心、脑、肾、眼等器官造成损害，引起严重的并发症，是脑卒中和冠心病的重要危险因素。高血压患者起病隐匿，病情发展缓慢，患者在早期多无不适症状，常在体检时才发现。患者早期血压不稳定，容易受情绪、生活变化的影响而波动。随着血压持续增高，患者会出现头痛、头晕等症状。长期高血压可引起肾、心和眼睛的病变，出现精神情绪变化、失眠、耳鸣、日常生活能力下降、生活懒散、易疲劳、厌倦外出和体育活动、易怒和神经质等症状。

1. 一般症状

大多数原发性高血压见于中老年，起病隐匿，进展缓慢，病程长达十多年至数十年，初期很少有症状，约半数患者因体检或因其他疾病就医时测量血压后，才偶然发现血压增高。不少患者一旦知道患有高血压后，会产生各种各样神经症样症状，诸如头晕、头胀、失眠、健忘、耳鸣、乏力、多梦、易激动等。1/3～1/2高血压患者因头痛、头胀或心悸而就医，也有不少患者直到出现高血压的严重并发症和靶器官功能性或器质性损害症状时才就医。

2. 靶器官损害症状

（1）心脏　高血压病的心脏损害症状主要与血压持续升高有关，后者可加重左心室后负荷，导致心肌肥厚，继之引起心腔扩大和反复心力衰竭发作。高血压是冠心病主要危险因子，常合并冠心病出现心绞痛、心肌梗死等症状。高血压早期左室多无肥厚，且收缩功能正常，随病情进展可出现左室向心性肥厚，此时其收缩功能仍多属正常，随着高血压性心脏病变和病情加重，可出现心功能不全的症状，诸如心悸、劳力性呼吸困难，若血压和病情未能及时控制，可发生夜间阵发性呼吸困难、端坐呼吸、咳粉红色泡沫样痰、肺底出现水泡音等急性左心衰竭和肺水肿的征象，心力衰竭反复发作，左室可产生离心性肥厚、心腔扩大，此时，左室收缩舒张功能均明显损害，甚至可发生全心衰竭。

（2）肾脏　原发性高血压肾损害主要与肾小动脉硬化有关。早期无明显症状，随病情进展可出现夜尿增多并伴随尿电解质排泄增加，表明肾脏重吸收功能已开始减退，继之可出现尿液检查异常，如出现蛋白尿、管型尿、血尿等。高血压有严重肾损害时可出现慢性肾功能衰竭症状，患者可出现恶心、呕吐、厌食、代谢性酸中毒和电解质紊乱的症状，由于氮质潴留和尿毒症，患者常有贫血和神经系统症状，严重者可出现嗜睡、谵妄、昏迷、抽搐、消化道出血等，但高血压患者死于尿毒症者在我国仅占高血压死亡病例的1.5%～5%，且多见于急进性高血压。

（3）脑　高血压可导致脑小动脉痉挛，产生头痛、眩晕、头胀、眼花等症状，当血压突然显著升高时可产生高血压脑病，出现剧烈头痛、呕吐、视力减退、抽搐、昏迷等脑水肿和颅内高压症状，若不及时抢救可以致死。脑部最主要的并发症是脑出血和脑梗死，持续性高血压可使脑小动脉硬化，导致微动脉瘤形成。患者常在血压波动、情绪激动、用力等情况下，动脉瘤破裂出血，部分病例可在无先兆的情况下破裂出血。脑出血一旦发生，患者常表现为突然晕倒、呕吐和出现意识障碍，根据出血部位不同可出现偏瘫、口角歪斜、中枢性发热、瞳孔大小不等，若血液破入蛛网膜下腔时可出现颈项强直等脑膜刺激征象。高血压引起脑梗死多见于 60 岁以上伴有脑动脉硬化的老人，常在安静或睡眠时发生，部分患者脑梗死发生前可有短暂性脑缺血发作（TIA），表现为一过性肢体麻木、无力、轻瘫和感觉障碍。

三、原发性高血压的治疗原则

原发性高血压治疗的主要目标是最大限度地降低心血管并发症发生与死亡的总体危险。抗高血压治疗包括非药物和药物两种方法，大多数患者需长期、甚至终身坚持治疗。定期测量血压；规范治疗，改善治疗依从性，尽可能实现降压达标；坚持长期平稳有效地控制血压。

高血压与食盐的过量摄入、大量的酒精摄取、肥胖、能量过剩、睡眠不足、失眠等因素有关。轻型高血压无器质性损害的患者，可先行饮食治疗，治疗 3～6 个月如效果不好再同时用药物治疗。中度和重度高血压患者，有靶器官损害或合并糖尿病、冠心病者均应采用药物降压治疗。降压治疗的药物应用应遵循 4 项原则，即小剂量开始、优先选择长效制剂、联合应用及个体化。选用一种降压药，如效果不理想，可选用另一种药物，必要时可同时选用 2～3 类药物治疗。高血压患者因目前无高血压特殊治疗药物，只能通过长期服用降压药来稳定血压，因此，应选用副作用小且长效的降血压药物。

四、原发性高血压的营养治疗

高血压营养治疗的目的是通过营养素的平衡摄入、限制食盐和减少酒精的摄入，使心排出量恢复正常、总外周阻力下降、降低血压、减少药物用量，最终使血压恢复正常和减少高血压的并发症。

1. 限制食盐，适当补钾

食盐含大量钠离子，人群普查和动物试验都证明，吃盐越多，高血压病患病率越高，每天吃 10g 盐，发病率为 10%，每天食用 20g 则为 20%，限盐后血压降低。

低钠饮食时，全天钠的摄入应保持在 500mg，以维持机体代谢，防止低钠血症，供给食盐以 2～5g/d 为宜。美国对高血压患者提出每日摄入钠盐的量应小于 2g。在日常膳食中，天然含钠盐为 2～3g，因此，烹调时，仅能加入 1g 盐，这对口味重的患者来说是很不习惯的，一定要慢慢适应，坚持清淡饮食。

钾离子能阻止过高食盐饮食引起的血压升高，对轻型高血压具有降压作用。增加钾离子摄入有利于钠离子和水的排出，有利于高血压病的治疗。患者可通过多吃新鲜的绿叶菜、豆类、水果、香蕉、杏、梅等食物来补充钾。

2. 限制热能

肥胖是导致高血压病的原因之一，体重每增加 12.5kg，收缩压上升 1.3kPa（10mmHg），舒张压升高 0.9kPa（7mmHg），说明体重增加对高血压治疗大为不利。肥胖者应节食减肥，但不能减肥过快，体重减轻以每周 0.5～1kg 为宜，尽可能达到理想体重。中度以上肥胖者宜将每天摄入热量限制在 5021kJ（1200kcal）以下，或每千克体重 63～84kJ（15～20kcal）。

3. 补钙、补镁

钙离子与血管的收缩和舒张有关，钙有利尿作用，有降压效果。摄入含钙丰富的食物，能减少患高血压的可能性，补钙食物有牛奶、海带、豆类及新鲜蔬菜等。但慢性肾功能不全的患者是不适宜补钙的。镁离子缺乏时，血管紧张肽和血管收缩因子增加，可能引起血管收缩，导致外周阻力增加。可以补充镁离子的食物有香菇、菠菜、豆制品、桂圆等。

4. 戒烟、限酒、多喝茶

饮用少量酒可扩张血管，活血通脉，助药力，增食欲，消疲劳。但长期饮酒危害大，可诱发酒精性肝硬化，并加速动脉粥样硬化，使高血压病发病概率增加。香烟中的尼古丁刺激心脏，使心跳加快，血管收缩，血压升高，促使钙盐、胆固醇等在血管壁上沉积，加速动脉粥样硬化的形成。茶叶含有多种对防治高血压病有效的成分，且以绿茶为好，不宜喝浓茶。

5. 合理选择食物

高血压病患者应多吃保护血管和降血压的食物，如芹菜、胡萝卜、番茄、荸荠、黄瓜、木耳、海带、香蕉等。患者也应多吃降脂食物，如山楂、大蒜、洋葱、海带、绿豆、香菇等。此外，草菇、香菇、平菇、蘑菇、黑木耳、银耳等蕈类食物营养丰富，味道鲜美，对防治高血压病、脑出血、脑血栓等均有较好效果。有些食物高血压病患者应该禁忌，如所有过咸食物及腌制品、蛤贝类、皮蛋、烟、酒、浓茶、咖啡，以及辛辣的刺激性食物。

6. 建立良好的饮食习惯

高血压病患者应定时定量进餐，宜少量多餐，每天 4～5 餐，避免过饱。

第四节　营养与高脂（蛋白）血症

一、高脂（蛋白）血症的概述

高脂（蛋白）血症表现为血浆中胆固醇（CH）和（或）甘油三酯（TAG）水平升高。由于血浆中的胆固醇和甘油三酯是疏水分子，不能直接在血液中被转运，必须与血液中的蛋白质和其他类脂（如磷脂）一起组合成亲水性的球状巨分子复合物——脂蛋白，所以，高脂（蛋白）血症是血浆中某一类或某几类脂蛋白血症。

随着人们生活质量的提高，食入高蛋白、高脂肪饮食机会增多，加上运动量减少，血中的脂肪由于没法燃烧消耗而积聚，从而导致高脂（蛋白）血症。近年来，我国高脂（蛋白）血症患者年龄越来越年轻化。45 岁以上中年人、肥胖者、有高脂血症家族遗传史者、经常吃喝应酬者、从事高度精神紧张工作者，都属于高危对象，应定期每年至少一次检查血脂。

二、高脂（蛋白）血症的临床分型及表现

高脂（蛋白）血症的临床表现主要是脂质在真皮内沉积所引起的黄色瘤和脂质在血管内皮沉积所引起的动脉粥样硬化。尽管高脂血症可引起黄色瘤，但其发生率并不高，而动脉粥样硬化的发生和发展又是一种缓慢渐进的过程，因此在通常情况下，多数患者并无明显症状

和异常体征。高脂（蛋白）血症对身体的损害是隐匿、逐渐、进行性和全身性的。早期的高脂（蛋白）血症患者多数没有临床症状，这也是很多人未能早期诊断和早期治疗的重要原因。大量研究资料表明，高脂（蛋白）血症是脑卒中、冠心病、心肌梗死、心脏猝死独立而重要的危险因素。此外，高脂（蛋白）血症也是促进高血压病、糖耐量异常、糖尿病发生的一个重要危险因素。

高脂（蛋白）血症主要是由体内脂质代谢异常引起的，是临床常见血液循环疾病之一。用超速离心法可将血浆脂蛋白分为 4 大类：乳糜微粒（CM）、极低密度脂蛋白（VLDL）、低密度脂蛋白（LDL）、高密度脂蛋白（HDL）。用电泳方法可将脂蛋白分为 α-脂蛋白、前β-脂蛋白、β-脂蛋白和乳糜微粒四种。

① 乳糜微粒（CM）由小肠黏膜细胞合成，是食物脂类吸收以后的运输工具，主要是运输外源性脂类，特别是外源性甘油三酯进入血循环。甘油三酯约占乳糜微粒重量的 80％以上。

② 极低密度脂蛋白（VLDL）相当于电泳法中的前β-脂蛋白。极低密度脂蛋白由肝细胞合成，肝脏细胞能将体内过剩的葡萄糖转变成甘油三酯（TAG），与脂蛋白中动员出来的脂酸合成极低密度脂蛋白，分泌进入血液。极低密度脂蛋白的主要功能是运输内源性脂类，尤其是内源性甘油三酯。

③ 低密度脂蛋白（LDL）是运输胆固醇的主要形式。正常情况下，低密度脂蛋白是极低密度脂蛋白的降解产物，它所携带的胆固醇是肝内合成的，为内源性胆固醇，低密度脂蛋白可通过细胞膜上的受体使胆固醇进入外周细胞而被利用。当血液中的低密度脂蛋白过多，超过生理需要时，它可通过内皮系统的吞噬细胞清除，即"清道夫"途径。

④ 高密度脂蛋白（HDL）由肝脏合成，小肠壁也可合成少量，乳糜微粒的残体也可形成高密度脂蛋白。高密度脂蛋白能将周围组织中包括动脉壁在内的胆固醇转运到肝脏进行代谢，还具有抗低密度脂蛋白氧化的作用，并能促进损伤的内皮细胞修复。

临床上根据脂蛋白电泳的结果将高脂（蛋白）血症分为 5 型：

Ⅰ型：为高乳糜微粒血症，由于脂蛋白脂酶（一种负责把乳糜微粒从血中清除出去的酶）缺陷或缺乏，导致乳糜微粒水平升高。

Ⅱa型：β-脂蛋白和胆固醇增高，甘油三酯正常。患者可表现为皮肤、肌腱、角膜上出现黄色脂肪沉积，动脉粥样硬化加快，可引起肝功能不全、肾病及甲状腺功能亢进症等并发症。

Ⅱb型和Ⅲ型：为高β-脂蛋白和高前β-脂蛋白血症。患者皮肤上可出现黄色或橙色瘤体，动脉粥样硬化加快。

Ⅳ型：前β-脂蛋白增高。临床上多见于 30 岁以上肥胖患者，发病多与遗传因素和饮食不当密切相关。患者可出现血尿酸增高、葡萄糖耐量异常。

Ⅴ型：乳糜微粒和前β-脂蛋白都升高，是Ⅰ型和Ⅱ型的混合型。患者可出现皮肤黄斑、肝脾大、血尿酸增高、葡萄糖耐量异常。

三、高脂（蛋白）血症的治疗原则

饮食治疗是高脂（蛋白）血症治疗的基础，无论是否采取药物治疗，以及在任何药物治疗之前，患者必须首先进行饮食治疗。饮食治疗无效果或患者不能接受饮食治疗时，才可采用药物治疗。患者在服用降脂药物期间也应注意饮食控制，以增强药物的疗效。

四、高脂（蛋白）血症的营养治疗

1. 注意热量平衡

很多高脂（蛋白）血症患者都是肥胖患者，可通过限制膳食热量摄入，同时增加运动，以促进体内脂肪分解，达到理想体重。高脂（蛋白）血症患者应在确保必要营养的前提下，逐步减少热量的摄入，避免暴饮、暴食，不吃过多甜食。

2. 限制高胆固醇

膳食胆固醇是人体不可缺少的物质，但摄入过多会对身体产生危害。高脂（蛋白）血症患者每天膳食胆固醇供给量一般在 300mg 以下，如摄入量超过 700～800mg，血胆固醇增高的可能性很大。富含胆固醇食物有蛋黄、奶油、动物脑、鱼子、动物内脏，特别是肝脏及脂肪丰富的肉类，患者要少吃，患者禁食肥肉、动物内脏、奶油蛋糕等。植物固醇存在于稻谷、小麦、玉米等植物中，植物固醇在植物油中呈现游离状态，具有降低胆固醇的作用，大豆中的豆固醇还有明显的降血脂作用，因此提倡患者多吃豆制品。

3. 限制高脂肪

膳食食物中的脂肪都是甘油三酯，摄入后 90％ 由肠道吸收，每天脂肪摄入量应控制在总热量的 30％ 以内。患者以每日摄入 20～30g 脂肪为宜。饱和脂肪酸摄入过多，脂肪容易沉积在血管壁上，增加血液的黏稠度。饱和脂肪酸长期摄入过多，可使甘油三酯升高，并有加速血液凝固作用，促进血栓形成。而多不饱和脂肪酸能够使血液中的脂肪酸向着健康的方向发展，能够减少血小板凝聚，并增加抗血凝作用，能够降低血液的黏稠度。因此提倡多吃海鱼，以保护心血管系统、降低血脂。烹调时，应采用植物油，少吃动物油。

4. 供给充足的蛋白质

蛋白质的来源非常重要，宜选择富含优质蛋白的食物，且植物蛋白质的摄入量要在50％以上。

5. 多吃蔬菜、水果和薯类

患者应多吃富含维生素、矿物质和膳食纤维的食物，应多吃各种水果、蔬菜和薯类，这些食物含有丰富的维生素 C、矿物质和膳食纤维，能够降低甘油三酯、促进胆固醇的排泄，特别是要多吃深色和绿色蔬菜。膳食纤维大量存在于糙米、麦片等未经深加工的谷类，以及深色蔬菜、海藻、薯类、豆类等食物中。

6. 加强体力活动和体育锻炼

体力活动和体育锻炼不仅能增加热能的消耗，而且可以增强机体代谢，提高体内某些酶，尤其是脂蛋白酶的活性，有利于体内甘油三酯的运输和分解，从而降低血中的脂蛋白水平。

7. 戒酒

酗酒或长期饮酒，可以刺激肝脏合成更多的内源性甘油三酯，使血液中低密度脂蛋白的浓度增高引起高脂血症。因此，中年人还是以不饮酒为好，如要饮酒，以少量饮用红酒为好。

8. 避免过度紧张

情绪紧张、过度兴奋，可以引起血中胆固醇及甘油三酯水平升高。患者如果出现这种情况，可注射小剂量的镇静药。

9. 吃清淡少盐的食物，多喝清水

成人每日 6～8 杯水，食盐总量控制在 3g 以下。

第五节　营养与冠心病

一、冠心病的概述

冠状动脉粥样硬化性心脏病（简称冠心病）是指由于冠状动脉粥样硬化使管腔狭窄或阻塞导致心肌缺血、缺氧而引起的心脏病。冠心病是一个全球性的健康问题，发病年龄有相对年轻化趋势，冠心病是猝死的主要原因。随着生活水平的提高，以及受膳食结构不合理、吸烟等不良因素的影响，我国冠心病的发病率在逐年上升，十余年来增加了 2～3 倍，成为致死的主要原因之一。冠心病多发于 40 岁以上的人群，男性高于女性，且以脑力劳动者多见。

冠心病的预防必须从儿童时期开始，必须养成良好的生活习惯，合理膳食，避免摄入过多的脂肪和大量的甜食，加强体育锻炼，预防肥胖、高脂血症、高血压病和糖尿病的发生。超重和肥胖者更应注意减少热量摄入，并增加运动量，将体重降低到理想范围。高脂血症、高血压病和糖尿病患者，要积极控制好血压、血糖和血脂，消除冠心病的危险因素。

二、冠心病的临床分型及表现

根据冠状动脉病变的位置、程度和范围不同，可以将冠心病分为 5 种类型。

1. 隐匿型

患者无明显临床症状，仅在体检时发现心电图呈缺血性改变或出现放射性核素心肌显像改变。此型也称为无症状性冠心病。

2. 心绞痛型

心绞痛型是由于冠状动脉供血不足，心肌急剧、暂时性缺血与缺氧所引起的临床综合征。主要表现为阵发性的胸骨后压榨样疼痛，可放射至心前区与左上肢，常常由于劳动或情绪激动引发病情，持续数分钟，休息或服用硝酸甘油制剂后可缓解症状。

3. 心肌梗死型

此型为冠心病较为严重的类型，由冠状动脉阻塞、心肌急性缺血性坏死所引起。患者有剧烈而较持久的胸骨后疼痛、发热、白细胞增多和进行性心电图变化，可导致心律失常、休克或心力衰竭出现。

4. 缺血性心力衰竭型

长期心肌缺血可导致心肌逐渐纤维化，表现为心脏增大、心力衰竭和心律失常。

5. 猝死

多为心脏局部发生电生理紊乱或起搏、传导功能发生障碍，引起严重心律失常，导致心搏骤停而死亡，患者可在发病 6h 内死亡。

三、冠心病的治疗原则

冠心病的治疗包括：①改变生活习惯：戒烟限酒，低脂低盐饮食，适当体育锻炼，控制体重等。②药物治疗：抗血栓（抗血小板、抗凝），减轻心肌氧耗（β受体阻滞剂），缓解心绞痛（硝酸酯类），调脂稳定斑块（他汀类调脂药）。③血运重建治疗：包括介入治疗（血管内球囊扩张成形术和支架植入术）和外科冠状动脉旁路移植术。

治疗冠心病的临床方法有药物治疗、介入性治疗和外科手术治疗三种。药物治疗是所有治疗的基础。介入性治疗和外科手术治疗后也要坚持长期的标准药物治疗。患者可根据病情的轻重选择不同的临床治疗方法，同时积极配合饮食治疗，达到缓解症状、恢复心脏功能、延长患者生命、提高患者生活质量的目的。

四、冠心病的营养治疗

1. 控制总热量

40 岁以上人群应注意预防肥胖，尤其是有肥胖家族史者、体重超过标准体重者，每日应减少膳食总热量摄入以降低体重，力求达到标准体重。患者每天比正常供给量减少 600～800kcal 膳食热量摄入，每月可降低体重 3kg 左右。患者切忌暴饮暴食，要少量多餐，避免吃得过饱，每日最好 4～5 餐。

2. 限制脂类

每天脂肪的摄入量应控制在总热量的 20%，不应超过 25%。动物脂肪量应低于 10%，不饱和脂肪酸和饱和脂肪酸之比应保持在 1.5：1 为宜，适当吃些瘦肉、家禽、鱼类。海鱼的脂肪中含有多不饱和脂肪酸，能够影响人体脂质代谢，降低血清胆固醇、甘油三酯、低密度脂蛋白和极低密度脂蛋白，从而保护心血管，预防冠心病。

每天胆固醇摄入量应控制在 300mg 以下，应避免食用过多的动物性脂肪和富含胆固醇的食物。因为一个鸡蛋中的胆固醇接近 300mg，故以往均建议冠心病患者应控制鸡蛋的摄入，每日摄入半个鸡蛋或每两日一个鸡蛋。但现在的研究结果表明，鸡蛋蛋黄中富含卵磷脂，卵磷脂可以促使体内脂肪和胆固醇排出，使血中高密度脂蛋白增高，对心血管有保护作用。美国医学家的临床实验报告指出，蛋黄中的卵磷脂具有帮助体内排出血清胆固醇的作用，是高血压、动脉粥样硬化和老年痴呆的"克星"。

3. 适量碳水化合物和蛋白质

碳水化合物摄入应占总热能的 65% 左右，宜选用含碳水化合物多的食物，少用蔗糖和果糖。肥胖者主食应限制碳水化合物的摄入，可吃些粗粮、蔬菜、水果等纤维素高的食物，也可用马铃薯、山药、藕、芋艿、荸荠等根（块）茎类食物代替部分主食，这样可避免主食过于单调。

患者应摄入适量的蛋白质以满足身体的需要，每日按照 1.2～2.0g/kg 供给，约占总热能的 15%。鱼类肉质嫩易于消化吸收，含有丰富的多不饱和脂肪酸，可每周吃 2～3 次，每次 200g 左右，烹饪方法以清炖和清蒸为主。黄豆及其制品含植物固醇较多，有利于胆酸的排出，可减少体内胆固醇的合成，可多吃豆腐、豆干、绿豆汤等食物。患者不必禁忌牛奶，因为 250mL 牛奶中仅含脂肪 9g、胆固醇 30mg，而且牛奶含有抑制体内胆固醇合成的因子，因此，患者每天可饮 250mL 牛奶，并可吃 1 个鸡蛋。

4. 控制钠的摄入

冠心病患者往往合并高血压，每日钠盐摄入一般应控制在 5g 以下，中度以上心功能不全患者每天应控制在 3g 以下。

5. 补充维生素和矿物质

患者在平时应注意补充富含 B 族维生素、维生素 C、维生素 E 的食物，多食用新鲜绿叶蔬菜。深色蔬菜富含维生素 C 和胡萝卜素，并含有丰富的膳食纤维，可减少体内胆固醇吸收，也应多吃。

6. 禁饮烈性酒，提倡喝淡茶

患者应禁饮56°以上的白酒，如喜欢饮酒，可少量饮用酒精浓度较低的啤酒、黄酒、葡萄酒。

茶叶中含有茶碱、维生素C和鞣酸。茶碱能吸附脂肪，减少肠道对脂肪的吸收，有助于消化。茶油含有不饱和脂肪酸，有降胆固醇的功能。一般泡制的淡茶，每日4～6杯，能助消化及利尿。不要喝浓茶，因咖啡因量过多，影响睡眠，且对冠心病患者不利。

7. 食物选择

（1）适宜食物　谷类、牛奶、酸牛奶、脱脂牛奶、鸡蛋、鱼、虾、去皮鸡肉、瘦猪肉、蔬菜、水果、鲜菇、黑木耳、豆类及豆类制品、核桃仁、芝麻等。

（2）限制食物　去脂肪的牛羊肉、火腿、贝类等。

（3）禁用食物　含动物脂肪高的食物，如肥羊、肥猪肉、肥鹅、猪五花肉的肉馅；高胆固醇食物，如动物的内脏、鱼子、蟹黄、猪皮、带皮猪蹄、全脂奶油、腊肠等；刺激性食物，如芥末、辣椒、白酒、浓咖啡、胡椒、咖喱等。

第六节　营养与糖尿病

一、糖尿病的概述

糖尿病是常见病、多发病，是一组由于胰岛素分泌和作用缺陷所导致的碳水化合物、脂肪、蛋白质等代谢紊乱，以长期高血糖为主要表现的综合征。糖尿病是多基因疾病，因其遗传易感性和广泛的遗传异质性，临床表现差异很大，中医称为消渴症。随着人们生活条件的不断提高，膳食营养过剩，体力活动减少，工作压力大、强度高，应急状态增多，造成全世界各地糖尿病发病率也随之增高。2020年中国成人糖尿病患病率12.8%，中国成人糖尿病前期比例35.2%，糖尿病患者总数约1.3亿人。按照之前国际糖尿病联合会估计，现在全球共有超过3亿的糖尿病患者，新发布的中国糖尿病发病率数据意味着全球三分之一的糖尿病患者来自中国。

二、糖尿病的临床分型及表现

糖尿病的诊断一般不难，糖尿病症状（指多尿、烦渴多饮和难于解释的体重减轻）加任意时间血浆葡萄糖≥11.1mmol/L（200mg/dL），或空腹血糖（FPG）≥7.0mmol/L（126mg/dL），或口服葡萄糖耐量试验2h血糖（OGTT 2h PG）≥11.1mmol/L（200mg/dL），需重复一次确认，诊断才能成立。诊断糖尿病后要进行分型。

1. 1型糖尿病

1型糖尿病，旧称胰岛素依赖型糖尿病，是胰腺分泌胰岛素的B细胞自身免疫性损伤引起的胰岛素绝对分泌不足，在我国糖尿病患者中约占5%。起病较急，多饮、多尿、多食、消瘦等"三多一少"症状明显，有遗传倾向，儿童发病较多，其他年龄也可发病。

2. 2型糖尿病

2型糖尿病多见于中老年人，占我国糖尿病患者的90%左右，起病缓慢、隐匿，体态常肥胖，尤以腹型肥胖或超重多见，发病原因与饮食（高脂、高碳水化合物、高能量）、少活动等因素有关。大多数患者起病缓慢，临床症状相对较轻，无酮症倾向。通常情况下不依赖胰岛素，但在感染或压力的情况下也有可能需用胰岛素治疗。

3. 妊娠糖尿病

妊娠糖尿病指在孕期发生或在孕期第一次发现的葡萄糖不耐受情况。约有 2% 的孕妇发生妊娠糖尿病，一般发生在第二期和第三期。多为体内胰岛素的敏感度降低而非缺乏所造成，若忽略未予以治疗，会引起巨婴儿、胎儿畸形、死胎、羊水过多、早产等不利胎儿生长发育现象。发病与妊娠期进食过多以及胎盘分泌的激素抵抗胰岛素的作用有关。在大多数情况下，分娩后糖耐量恢复正常，但仍有少数会发展为真正的糖尿病。

4. 其他类型糖尿病

其他类型糖尿病是指某些内分泌疾病、化学物品、感染及其他少见的遗传、免疫综合征所致的糖尿病，国内非常少见。

三、糖尿病的治疗原则

目前尚无根治糖尿病的方法，但通过多种治疗手段可以控制糖尿病。糖尿病治疗方法有饮食治疗、运动治疗、口服降糖药物治疗、胰岛素治疗和自我监测与教育。

1. 教育

教育糖尿病患者懂得糖尿病的基本知识，树立战胜疾病的信心，了解如何控制糖尿病、控制好糖尿病对健康的益处。

2. 自我监测

随着小型快捷血糖测定仪的逐步普及，患者可以根据血糖水平随时调整降血糖药物的剂量。1 型糖尿病进行强化治疗时每天至少监测 4 次血糖（三餐前、睡前），血糖不稳定时要监测 8 次（三餐前、后、晚睡前和凌晨 3:00）。强化治疗时空腹血糖应控制在 7.2mmol/L 以下，餐后 2h 血糖小于 10mmol/L，糖化血红蛋白（HbA1c）小于 7%。2 型糖尿病患者自我监测血糖的频度可适当减少。

3. 口服降糖药物治疗

（1）磺脲类药物　2 型糖尿病患者经饮食控制、运动、降低体重等治疗后，疗效尚不满意者均可用磺脲类药物。因降糖机制主要是刺激胰岛素分泌，所以对有一定胰岛功能者疗效较好。对一些发病年龄较轻，体形不胖的糖尿病患者在早期也有一定疗效。但肥胖者使用磺脲类药物时，要特别注意饮食控制，使体重逐渐下降，与双胍类或 α-葡萄糖苷酶抑制剂降糖药联用较好。

（2）双胍类降糖药　降血糖的主要机制是增加外周组织对葡萄糖的利用，增加葡萄糖的无氧酵解，减少胃肠道对葡萄糖的吸收，降低体重。

① 适应证：肥胖型 2 型糖尿病，单用饮食治疗效果不满意者；2 型糖尿病单用磺脲类药物效果不好，可加双胍类药物；1 型糖尿病用胰岛素治疗病情不稳定，用双胍类药物可减少胰岛素剂量；2 型糖尿病继发性失效改用胰岛素治疗时，可加用双胍类药物，能减少胰岛素用量。

② 禁忌证：严重肝、肾、心、肺疾病，消耗性疾病，营养不良，缺氧性疾病；糖尿病酮症，酮症酸中毒；伴有严重感染、手术、创伤等应激状况时；妊娠期。

③ 不良反应：一是胃肠道反应，最常见的表现为恶心、呕吐、食欲下降、腹痛、腹泻，发生率可达 20%，为避免这些不良反应，应在餐中或餐后服药；二是头痛、头晕、金属味；

三是乳酸酸中毒，多见于长期、大量应用苯乙双胍，伴有肝、肾功能减退，缺氧性疾病，急性感染，胃肠道疾病时，二甲双胍引起酸中毒的机会较少。

（3）α-葡萄糖苷酶抑制剂　1型和2型糖尿病均可使用，可以与磺脲类、双胍类或胰岛素联用。

（4）胰岛素增敏剂　有增强胰岛素作用，可改善糖代谢。可以单用，也可与磺脲类、双胍类或胰岛素联用。有肝脏病或心功能不全者不宜应用。

（5）格列奈类　胰岛素促分泌剂，一种类似磺酰脲类药物的新一类药物，包括瑞格列奈和那格列奈。胰岛素促分泌剂应餐前即刻口服，每次主餐时服，不进餐不服。

4. 胰岛素治疗

胰岛素制剂有动物胰岛素、人胰岛素和胰岛素类似物，根据作用时间分为短效、中效和长效胰岛素，并已制成混合制剂。胰岛素治疗的最大不良反应为低血糖。

（1）1型糖尿病　需要用胰岛素治疗。非强化治疗者每日注射2～3次，强化治疗者每日注射3～4次，或用胰岛素泵治疗。需经常调整剂量。

（2）2型糖尿病　口服降糖药失效者先采用联合治疗方式，方法为原用口服降糖药剂量不变，睡前晚10:00注射中效胰岛素或长效胰岛素类似物，一般每隔3天调整1次，目的为将空腹血糖降到4.9～8.0mmol/L，无效者停用口服降糖药，改为每天注射2次胰岛素。

5. 运动治疗

增加体力活动可改善机体对胰岛素的敏感性，降低体重，减少身体脂肪量，增强体力，提高工作能力和生活质量。运动的强度和时间长短应根据患者的总体健康状况来定，找到适合患者的运动量和患者感兴趣的项目。运动形式可多样，如散步、快步走、健美操、跳舞、打太极拳、跑步、游泳等。

6. 饮食治疗

饮食治疗是各种类型糖尿病治疗的基础，一部分轻型糖尿病患者单用饮食治疗就可控制病情。对新诊断的糖尿病患者，一般先用饮食治疗，在用单纯饮食（包括运动）治疗1～2个月效果不佳时，才考虑选用口服降糖药，口服降糖药效果不佳时，再选用胰岛素。无论用何种药物，治疗方法都必须长期坚持饮食治疗。

对于糖尿病患者来说，饮食、运动、药物三者科学地结合，再加上掌握预防糖尿病并发症的相关知识就能有效地控制病情。

四、糖尿病的营养治疗

1. 限制总热量

合理节制饮食，摄入必需的最低热量，以达到或维持理想体重是糖尿病患者饮食调控的总原则。糖尿病患者应每周称1次体重，并根据体重不断调整食物摄入量和运动量。肥胖者应逐渐减少能量摄入并注意增加运动量，消瘦者应适当增加能量摄入，直至实际体重略低于或达到理想体重。糖尿病患者每天摄入的热能多在1000～2600kcal，应根据个人身高、体重、年龄、劳动强度并结合病情和营养状况确定每天热能供给量。

对于是否选择体育锻炼应因人而异，1型糖尿病患者体育锻炼宜在餐后进行，运动量不宜过大，持续时间不宜过长；过分消瘦者不提倡体育锻炼；2型糖尿病患者适当运动有利于减轻体重、提高胰岛素敏感性、改善脂肪代谢紊乱的现象。

2. 保证碳水化合物、蛋白质、脂肪按正常比例供给，保证平衡饮食

（1）保证碳水化合物摄入　在胰岛素问世以前，糖尿病患者饮食中碳水化合物含量曾被严格限制在 15％以下。后来人们发现提高碳水化合物的摄入，可以改善人体的葡萄糖耐量，提高对胰岛素的敏感性，而不增加胰岛素的需要量。每日碳水化合物的摄入量尽可能控制在 250～350g，折合主食 300～400g；肥胖者酌情可控制在 150～200g，折合主食 200～250g。如果碳水化合物的摄入低于 100g，可能发生酮症酸中毒。糖尿病患者最好选用吸收慢、含多糖的食物，如玉米、荞麦、燕麦、莜麦、红薯等；可用马铃薯、山药等根茎类食物代替部分主食。白糖和红糖等精制糖，易吸收、升血糖作用快，故糖尿病患者应忌食。

血糖指数是一个衡量各种食物对血糖产生影响的指标，测量方法是吃含 100g 葡萄糖的某种食品，测量食后 2h 内的血糖水平，计算血糖曲线下面积，与同时测定的 100g 葡萄糖耐量曲线下面积比较所得的比值称为血糖指数。糖尿病患者在饮食中应以食物的血糖指数作为食物的选择依据，应该选用血糖指数低的食物，并注意增加粗粮和面食。常见食物的血糖指数见表 9-2。

表 9-2　常见食物的血糖指数

食物种类	血糖指数	食物种类	血糖指数
小麦面包	105.8	西瓜	72.0
小麦馒头	88.1	菠萝	66.0
白米饭	80.2	芒果	55.0
荞麦面馒头	66.7	香蕉	52.0
小米粥	61.5	猕猴桃	52.0
荞麦面条	59.3	葡萄	43.0
南瓜	75.0	柑	43.0
煮红薯	76.7	苹果	36.0
米饭猪肉	73.3	梨	36.0
胡萝卜	71.0	鲜桃	28.0
煮土豆	66.4	柚子	25.0
老年奶粉	40.8	李子	24.0
藕粉	36.0	樱桃	22.0
嫩豆腐	31.9	麦芽糖	105.0
豆腐干	23.7	葡萄糖	97.0
绿豆	27.2	白糖	83.8
扁豆	18.5	蜂蜜	73.0
花生	14.0	蔗糖	65.0

（2）蛋白质适量摄入　糖尿病患者由于体内糖原异生旺盛，蛋白质消耗量大，故应适当增加蛋白质摄入。蛋白质提供的能量应占膳食总能量的 15％～20％，或成人按每日每千克体重 1.0～1.5g 供给。

儿童、孕妇、乳母、营养不良及消耗性疾病者，可酌情增加 20％，可将蛋白质的摄入量增至每日每千克体重 1.5～2.0g。

有糖尿病肾病的患者，因尿中丢失蛋白质较多，可在肾功能允许的情况下酌情增加蛋白质摄入，但在氮质血症及尿毒症期间，须减少蛋白质摄入，一般每日不超过 30～40g。

（3）限制脂肪摄入　早期在治疗糖尿病时，人们曾认为糖尿病患者应采用低糖、高脂肪饮食，认为高脂肪饮食能避免餐后高血糖又可提供能量。但在 1940 年以后，这一观点被否定了。目前主张糖尿病患者的脂肪每日摄入量宜占膳食总能量的 20%～35%，可按照每日每千克体重 0.6～1.0g 摄入脂肪。如是肥胖并伴有血脂蛋白增高者，或者冠心病等动脉粥样硬化者，脂肪摄入量宜控制在总热量的 30% 以下，如 20%～25%。

给糖尿病患者烹调食物时，食物烹调油应多选择植物油。糖尿病患者需限制饱和脂肪酸摄入，应少吃富含饱和脂肪酸的食物，如牛油、羊油、猪油、奶油等食物，但鸡油、鱼油除外。糖尿病患者每日膳食胆固醇摄入量应低于 300mg，合并高脂血症患者应低于 200mg/d。

（4）提倡膳食纤维饮食　高膳食纤维饮食可缓慢排空，改变肠运转时间。可溶性纤维在肠内形成凝胶时，可减慢葡萄糖的吸收，从而降低空腹血糖和餐后血糖，减少胰岛素释放与增高周围胰岛素受体的敏感性，加速葡萄糖代谢。目前临床上主张糖尿病患者每天高纤维饮食，每日膳食纤维的摄入量为 40g 左右。可在正常膳食基础上多食用富含膳食纤维的食品，如米糠、麸皮、麦糟、玉米皮、南瓜等，以利延缓肠道葡萄糖的吸收以及减少血糖上升的幅度，改善糖尿病患者的葡萄糖耐量。

3. 注意维生素、矿物质供给，减少酒和钠的摄入

（1）维生素是调节生理功能不可缺少的营养素，尤其是糖尿病病情控制不好、易并发感染和酮症酸中毒的患者，更应注意维生素的补充。

① 糖尿病患者尿量较多，糖异生旺盛，致使 B 族维生素丢失、消耗增加，而 B 族维生素缺乏可导致和加重糖尿病神经病变。因此，糖尿病患者平时需多吃粗粮、干豆及绿叶蔬菜，必要时可使用维生素制剂。

② 维生素 C 是人体血浆中最有效的抗氧化剂，大剂量维生素 C 有降血糖的作用。维生素 C 与糖尿病发生卒中有相关关系，补充维生素 C 可防止其缺乏而引起的微血管病变。因此，糖尿病患者应多补充维生素 C，多吃富含维生素 C 的食物，如柠檬、葡萄、橘子、木瓜、草莓、辣椒等。

③ 由于胡萝卜素转变为维生素 A 的途径受到限制，因此糖尿病患者还需注意维生素 A 的补充。

④ 在胰腺中发现维生素 D 受体和维生素 D 依赖性钙结合蛋白，维生素 D 减少，可引起胰岛素分泌减少。给维生素 D 缺乏的动物补充维生素 D 后可改善其营养状况，增加血清钙水平，从而增加胰岛素分泌。因此，糖尿病患者应注意补充维生素 D。

⑤ 维生素 E 是强氧化剂，长期补充能抑制氧化应激反应，有助于控制糖尿病，并能预防和延缓糖尿病并发症的发生。研究表明，糖尿病患者因葡萄糖和糖基化蛋白质自动氧化等可产生大量自由基，而维生素 C、维生素 E、β-胡萝卜素是消除积聚自由基的重要物质。

（2）与糖尿病关系最密切的矿物质为铬、锌、钙、磷、镁。

① 铬是人体不可缺少的多价微量元素。既有助于预防和延缓糖尿病的发生，还能改善糖尿病的糖耐量，降低血糖、血脂，增加胰岛素的敏感性。膳食铬的主要来源是谷类、肉类及鱼贝类。

② 锌是人体重要的微量元素。锌不但参与胰岛素的合成，而且有稳定胰岛素结构的作用，并与胰岛素活性有关。糖尿病患者分解代谢亢进，组织中锌释放增多，从尿中排泄亦增多。多数患者有锌吸收不良，应及时补充。膳食锌的主要来源是贝壳类海产品、红色肉类、动物内脏等食物；坚果、谷类胚芽和麦麸等食物中也富含锌。

③ 糖尿病患者常伴有钙、磷代谢紊乱。糖尿病继发性骨质疏松的发生与大量钙、磷的丢失关系密切。1型糖尿病的患者有时可发生特异性骨病，出现骨骼异常和风湿样表现。因此，在治疗糖尿病时应及时补充适量的钙和磷。

④ 人体缺镁可产生胰岛素抵抗作用，降低碳水化合物耐受性，加速动脉粥样硬化，影响血脂和血压。糖尿病患者补充镁是防止视网膜病变的有效措施。绿叶蔬菜、糙米、坚果中含有丰富的镁。

⑤ 钠是食盐的组成元素，糖尿病患者每天钠盐的摄入应低于7.6g，伴有高血压者应低于6g，低钠饮食有利于糖尿病的控制及预防并发症。

（3）酒精虽不能转化为葡萄糖，但却能产热，过量的酒精可转化为脂肪。1g酒精可产生7kcal热能，如病情稳定，糖尿病患者可适量饮酒，每周1～2次，每次白酒不超过80mL、啤酒不超过680mL，并避免空腹饮酒。

糖尿病患者食谱举例见表9-3。

表9-3　糖尿病患者食谱举例

餐次	食物名称	食物配料及重量
早餐	粥	粳米50g
	蒸鸡蛋	鸡蛋50g
	番茄	番茄100g
早点	馒头	面粉15g
	豆干炒白菜	豆干50g，白菜50g
午餐	米饭	粳米50g
	清蒸鲈鱼	鲈鱼100g
	油淋空心菜	空心菜200g
	红烧冬瓜	冬瓜200g，猪瘦肉15g
午点	馒头	面粉15g
	芹菜炒肉丝	芹菜50g，猪瘦肉20g
晚餐	米饭	粳米50g
	韭菜肉末	韭菜150g，猪瘦肉50g
	凉拌黄瓜	黄瓜150g

第七节　营养与痛风

一、痛风的概述

痛风是由于嘌呤代谢障碍及（或）尿酸排泄减少，使其代谢产物尿酸在血液中积聚，因血浆尿酸浓度超过饱和限度而引起组织损伤的一组疾病。嘌呤是核蛋白代谢的中间产物，而尿酸是嘌呤代谢的最终产物。根据发病原因可将痛风分为原发性痛风和继发性痛风。随着我国经济快速持续增长，人群中痛风的发病率呈上升趋势。

原发性痛风是由先天性或特发性嘌呤代谢紊乱引起。原发性痛风患者中，10%～25%有痛风家族史，而痛风患者近亲中发现有15%～25%患高尿酸血症。原发性痛风大部分发病年龄在 40 岁以上，多见于中老年，男性占 95%，女性只占 5%。在原发性高尿酸血症和痛风患者中 90% 是由于尿酸排泄减少，尿酸生成一般正常。

继发性痛风是由慢性肾脏病、血液病、内分泌疾病以及药物引起，继发于其他先天性代谢紊乱疾病，如糖原贮积症。

二、痛风的临床表现

长期高尿酸血症可引起关节及周围软组织尿酸盐晶体沉积，进而出现反复发作的急性关节和软组织炎症、痛风石沉积、慢性关节炎和关节损坏。高尿酸血症亦可累及肾脏，引起慢性间质性肾炎和尿酸盐结石形成。痛风患者早期积极降尿酸治疗，可延缓或阻止脏器损害。根据痛风病情发展的特点，可将痛风病程分为 4 个阶段。

（1）无症状高尿酸血症期　仅有尿酸持续或波动性增高。从尿酸增高到症状出现，时间可长达数年至几十年，有些人终生不出现症状。随着年龄的增大，一般最终有 5%～15% 高尿酸血症的患者在高尿酸血症后 20～40 年发展为痛风。

（2）急性关节炎期　典型的痛风首次发作常在夜间，患者因为突然脚趾疼痛而惊醒。疼痛持续 1～2 天，如刀割或咬噬样疼痛。最常侵犯的部位是第一足趾，以足趾和拇指多见，其次顺序为足背、足跟、膝、腕、指、肘等关节。关节周围及软组织出现明显红肿热痛，关节活动受限，可有发热、白细胞增高、血沉增快（容易被误诊为蜂窝织炎或丹毒）。一般在 3 天或几周后可自然缓解。此时受累关节局部皮肤可出现脱屑和瘙痒的症状。

（3）间歇期　在两次发作之间是间歇期，多数患者第二次发作是在 6 个月至 2 年之内，个别患者则无第二次发作。未经有效治疗的患者，发作频率增加，间歇期缩短，症状逐渐加重，炎症持续时间延长，受累关节部位增加。部分患者第一次发作直接进入亚急性期和慢性期而没有缓解期。

（4）慢性关节炎期　主要表现为慢性关节炎、痛风性肾炎、尿路感染以及痛风石。尿酸沉淀于结缔组织而逐渐形成痛风石，是痛风的特征性病变。痛风发作 10 年后约 50% 的患者有痛风石，以后逐渐增多。体表初次发生的痛风石表面呈黄白色，质地中等，一般没有明显的压痛和波动感。痛风石小的只有数毫米，如沙粒，称痛风沙粒。随着病情的进展，痛风石可逐渐增大，可如鸡蛋或有更大的痛风结节累积赘生。数目可从最初 1～2 个增加到十几个以上，并累及多个部位，国内报道痛风石最多的一例达 500 多个。

痛风石可发生在许多部位，甚至可累及心脏，典型部位在耳轮、跖趾、指、腕、膝、肘等。它们直接侵犯关节及肌腱而使关节运动受限，造成肢体畸形和功能障碍。一般而言，不经过治疗的痛风石不会自然消失，只会随疾病的迁延而逐渐增多、增大。经积极治疗将血尿酸长期控制在正常范围内，痛风石可以消退。

三、痛风的治疗原则

痛风早发现、早诊断、早治疗对于控制疾病发展、改善症状、预防并发症极其重要，尤其对于高危人群，要定期进行体检。痛风目前尚不能治愈，为终身疾病，需要终身间歇性治疗。通过饮食和药物治疗，改善体内嘌呤代谢，降低体内血尿酸的水平，可控制痛风患者病情的发展。痛风急性发作期推荐及早进行抗炎止痛治疗。必要时可选择剔除痛风石等手术治疗，可避免长期发展导致关节变形。饮食上减少富含嘌呤的食物摄入，降低体内尿酸的形成，用一切治疗方法促使体内尿酸排出。对于继发性痛风患者，要查寻清楚病因，对症治疗。

四、痛风的营养治疗

1. 建立良好的饮食习惯

暴饮暴食或一餐中进食大量肉类常是痛风性关节炎急性发作的诱因。饮食要定时定量，也可少食多餐。注意食物的烹调方法，多用蒸煮的方法，少用刺激性调味品，肉类煮后将汤滤去可减少嘌呤摄入量。

2. 痛风不同病程的饮食

（1）急性关节炎期的饮食

① 限制嘌呤饮食：正常嘌呤的摄入量为 600～1000mg/d。在急性期，患者应选择低嘌呤食物，每天嘌呤摄入量严格限制在 150mg 以下。在发病头 3 天内，选用基本不含嘌呤或含嘌呤很少的食物，对尽快终止急性痛风性关节炎发作、加强药物疗效都是有利的。在急性发作期，患者宜选用第一类含嘌呤少的食物，以牛奶及其制品、蛋类、蔬菜、水果、细粮为主。

② 限制总热能，保持适宜体重：大多数痛风患者体重都超过正常体重，需要减肥。患者应适当控制膳食总热能摄入，每天比正常人减少 10%～15%，膳食总热量以 6.28～7.32MJ（1500～1750kcal）为宜，体重最好低于理想体重 10%～15%。肥胖患者要有减肥措施，但不宜减得太猛，因突然减少热能摄入，会导致酮血症。另外，酮体与尿酸竞相排出，使尿酸排出减少，反而促进痛风发作。痛风患者应避免饥饿性酮症的发生及剧烈运动。

③ 适量蛋白质的摄入：蛋白质摄入量按 0.8～1.0g/（kg·d）或 50～70g/d。高蛋白饮食可导致内源性嘌呤合成增高，有可能增加尿酸的前体物质。因为合成嘌呤核苷酸需要氨基酸作为原料，高蛋白食物可过量提供氨基酸，使嘌呤合成增加，尿酸生成也多，所以高蛋白饮食可能诱发痛风发作。牛奶和鸡蛋不含核蛋白，可作为痛风患者主要蛋白质来源。患者也可补充植物蛋白。

④ 限制脂肪饮食：痛风患者大多有高脂血症，宜采用低脂肪饮食，而且摄入高脂肪食物可使尿酸排泄减少，而血尿酸增高。脂肪每日摄入量宜在 40～50g。

⑤ 多食成碱性食物：当体内 pH 在 5.0 时，每升只能溶解尿酸盐 60mg；pH 在 6.0 时，尿酸盐可有 220mg 溶解；pH 在 6.6 时，几乎所有的尿酸盐都处在溶解状态。研究发现，大部分痛风患者尿液的 pH 较低，尿酸过饱和易出现肾结石。

尿酸在碱性环境中容易溶解，蔬菜和水果是成碱性食物，痛风患者应多吃各种蔬菜和水果，如白菜、包心菜、菜花、冬瓜、海带、紫菜、西瓜、苹果、梨等，也可摄入一些硬果类食物，如花生、杏仁、核桃等。西瓜与冬瓜不仅是成碱性食物，还有利尿作用，有助痛风治疗。

动物性食物大多是成酸性食物，只有牛奶是成碱性食物。

⑥ 保证维生素和无机盐摄入：维生素供应要充足，特别是 B 族维生素和维生素 C，它们能使体内堆积的尿酸盐溶解，有利于尿酸排出。如果痛风患者伴有高血脂和高血压，应该注意控制食盐的摄入量，每天以 2～5g 为宜。

⑦ 补充充足的水分：充足水的摄入可促进体内尿酸溶解，有利于尿酸排出，预防尿酸肾结石，延缓病情发展。患者每日应饮水 2000mL 以上，折合 8～10 杯清水，患者如出现肾结石，补液量最好能达到 3000mL。为了防止夜尿浓缩，夜间亦应补充水分。患者可通过多

喝饮料来补充水分，饮料以普通开水、淡茶水、矿泉水、鲜果汁、菜汁、豆浆等为宜。

⑧ 禁酒：酒中主要成分是乙醇，乙醇能造成体内乳酸堆积，而乳酸对尿酸排泄有竞争性抑制作用，在过量饮酒时，可使血尿酸增高。经常饮酒，可促使嘌呤合成，而导致高尿酸血症。饮酒过多，会促使体内脂肪酸合成增加，提高甘油三酯水平。啤酒本身也含有大量嘌呤，可引起患者血尿酸浓度增高。酗酒与饥饿常为急性痛风发作的诱因，应严格限制饮酒，少使用辛辣调味品。

（2）无症状高尿酸血症期和间歇期的饮食　患者可适量选含嘌呤中等量的食物，肉类食用量每日不超过120g，尤其不要集中一餐中进食过多。患者应保持理想体重，多饮水，控制食盐的摄入量。

（3）慢性关节炎期的饮食　患者每周5天采用低嘌呤饮食，每天嘌呤摄入量在100～150mg，另2天采用不含嘌呤或嘌呤量很少的食物。患者应注意食物的摄入总量，将体重降低到理想范围，多吃牛奶与鸡蛋，限制脂肪摄入，多饮水，避免过度饥饿。烹调食物时，注意少用辛辣的调味品，食盐要少放，食物以清淡为主。

3. 合理运动

痛风患者通过合理运动，不仅能增强体质、增强机体防御能力，而且对减缓关节疼痛、防止关节挛缩及肌肉失用性萎缩大有益处。但应该注意以下三点。

（1）不宜剧烈活动　一般不主张痛风患者参加剧烈运动或长时间体力劳动，例如打球、跳跃、跑步、爬山、长途步行、旅游等。这些剧烈、量大、时间长的运动可使患者出汗增加，血容量、肾血流量减少，尿酸、肌酸等排泄减少，出现一过性高尿酸血症。另外，剧烈运动后体内乳酸增加，会抑制肾小管排泄尿酸，可暂时升高血尿酸。因此，痛风患者要避免剧烈运动和长时间的体力活动。

（2）坚持合理的运动方法　痛风患者不宜剧烈活动，但可以选择一些简单运动，如散步、匀速步行、打太极拳、跳健身操、练气功、骑车及游泳等，其中以步行、骑车及游泳最为适宜。这些运动的活动量较为适中，时间较易把握，只要合理分配体力，既可以起到锻炼身体之目的，又能防止高尿酸血症。患者在运动过程中，要做到从小运动量开始，循序渐进，关键在于坚持不懈；要注意运动中的休息，如果总共安排1h的运动锻炼，那么，每活动15min即应停下来休息1次，并喝水补充体内水分，休息5～10min后再度活动15～20min，这样1h内可分为3个阶段进行，避免运动量过大和时间过长，是一种合理的运动安排。

（3）运动与饮食结合　单纯运动锻炼并不能有效降低血尿酸，但与饮食保健结合起来则会显著降低血尿酸浓度，从而起到预防痛风发作、延缓病情进展的作用。

养成良好的饮食习惯和生活方式，有劳有逸，避免精神紧张，再加以积极的运动锻炼，不仅可稳定患者病情，还可极大提高患者生活质量，是最主动的防治措施。

4. 食物选择

根据食物中嘌呤含量将食物分为4类。

（1）第一类　嘌呤含量很少或不含嘌呤食物，每100g含量＜50mg。

① 谷薯类：大米、小米、糯米、糙米、大麦、小麦、麦片、面粉、米粉、玉米、挂面、面条、面包、馒头、白薯、马铃薯、芋头。

② 蔬菜类：白菜、卷心菜、青菜、空心菜、芥菜、芹菜、菠菜、茼蒿、韭菜、黄瓜、苦瓜、冬瓜、南瓜、丝瓜、西葫芦、菜花、茄子、豆芽菜、青椒、胡萝卜、萝卜、番茄、洋

葱、泡菜、咸菜、姜、蒜头、葱、荸荠。

③ 水果类：橙、桃、苹果、梨、西瓜、哈密瓜、香蕉。

④ 乳类：牛奶、奶粉、炼乳、酸奶。

⑤ 硬果类：瓜子、杏仁、栗子、莲子、花生、核桃仁。

⑥ 其他：鸡蛋、鸭蛋、皮蛋、茶、咖啡、巧克力、可可、油脂（限量使用）、猪血、猪皮、海参、海蜇皮、海藻、花生酱、枸杞子、大枣、葡萄干、木耳、蜂蜜、苹果汁、糖浆、果干、果酱。

（2）第二类 含嘌呤较少食物，每 100g 含 50～75mg。

米糠、麦麸、绿豆、红豆、花豆、豌豆、豆腐干、豆腐、青豆、黑豆、青鱼、鲑鱼、白鱼、金枪鱼、龙虾、螃蟹、火腿。

（3）第三类 含嘌呤较高食物，每 100g 含 75～150mg。

猪肉、牛肉、小牛肉、鸡肉、鸡肫、羊肉、兔肉、鸭肉、鹅肉、鸽肉、火鸡肉、牛舌、鲤鱼、草鱼、鳝鱼、大比目鱼、鱼丸、乌贼、虾。

（4）第四类 含嘌呤高的食物，每 100g 含 150～1000mg。

猪肝、牛肝、牛肾、猪小肠、脑、胰脏、白带鱼、白鲸鱼、沙丁鱼、凤尾鱼、鲢鱼、鲭鱼、小鱼干、牡蛎、蛤蜊、浓肉汁、浓鸡汤及肉汤、火锅汤、酵母粉。

痛风患者食谱举例见表 9-4。

表 9-4 痛风患者食谱举例

餐次	食物名称	食物配料及重量
早餐	花卷	面粉 50g
	牛奶	牛奶 250g
	拌土豆丝	土豆 120g
早点	香蕉	香蕉 150g
午餐	米饭	大米 150g
	番茄鸡蛋	番茄 120g，鸡蛋 50g
	肉丝圆白菜	圆白菜 120g，瘦猪肉 55g
午点	苹果	苹果 150g
晚餐	馒头	面粉 50g
	大米粥	大米 50g
	炒素冬瓜蛋清	冬瓜 200g，蛋清 40g

注：1. 全日烹调用油 20g，盐 4g。

2. 总热能 7.98MJ（1909kcal），碳水化合物 321.18g（67.2%），蛋白质 63.8g（13.3%），脂肪 40.9g（19.3%），胆固醇 374.5mg，食物纤维 9.43g，嘌呤 64.4mg，钠 1281.7mg。

第八节 营养与骨质疏松症

一、骨质疏松症的概述

骨质疏松症是由于多种原因导致的骨密度和骨质量下降，骨组织微结构破坏，造成骨脆性增加，从而容易发生骨折的全身性骨病。初期可无明显症状，随着病情进展，可出现痉挛、腰酸背痛、骨骼疼痛等症状，严重时易引起骨折。

二、骨质疏松症的临床分型及表现

1. 骨质疏松症的临床分型

骨质疏松症分为原发性和继发性两大类。骨质疏松症以绝经期妇女及老年人的原发性骨质疏松最为多见，继发于其他疾病的继发性骨质疏松较少见。原发性骨质疏松症又分为绝经后骨质疏松症（Ⅰ型）、老年性骨质疏松症（Ⅱ型）和特发性骨质疏松症（包括青少年型）三种。绝经后骨质疏松症一般发生在妇女绝经后5～10年内；老年性骨质疏松症一般指老人70岁后发生的骨质疏松，已经成为影响中老年生活质量的重要原因；而特发性骨质疏松症主要发生在青少年，病因尚不明。

（1）原发性骨质疏松症

① 绝经后骨质疏松症：雌激素可以影响骨代谢，绝经后雌激素水平降低，无法有效抑制破骨细胞，导致破骨细胞活跃，骨细胞被快速分解、吸收，骨量下降且流失加快，骨骼中空隙增加，形成骨质疏松。绝经后骨质疏松症常见于51～65岁女性。

② 老年性骨质疏松症：多在70岁以后发生。老年人性激素减少，刺激了破骨细胞的同时，抑制了成骨细胞，造成骨量减少。其次，衰老过程中会出现营养吸收能力下降、器官功能衰退等现象，导致维生素D缺乏、慢性的负钙平衡等，也会导致骨量及骨质的下降。

③ 特发性骨质疏松症：特发性骨质疏松症的病因目前仍未明确，多见于8～14岁青少年，常伴有家族遗传史。特发性骨质疏松症可能与骨代谢调节异常，比如骨吸收增加，或者青春期生长突然增加，骨量突增，骨形成和吸收的平衡被打破，又或者与孩子钙代谢异常有关。

（2）继发性骨质疏松　继发性骨质疏松主要由影响骨代谢的疾病或药物导致，常见的影响因素有：内分泌疾病（如甲状腺功能亢进症、甲状旁腺功能亢进症、1型糖尿病、库欣综合征）、消化系统疾病（胃切除术后、肝胆疾病、吸收不良综合征）、血液病（白血病、淋巴瘤、浆细胞病）、结缔组织病（类风湿关节炎、痛风、系统性红斑狼疮）、药物影响（糖皮质激素、肝素、甲氨蝶呤、环孢素）等。

2. 骨质疏松症的临床表现

骨质疏松症本身包括三大类症状：

（1）疼痛　患者可有腰背酸痛或周身酸痛，负荷增加时疼痛加重或活动受限，严重时翻身、起坐及行走有困难。

（2）脊柱变形　骨质疏松严重者可有身高缩短和驼背。椎体压缩性骨折会导致胸廓畸形、腹部受压，影响心肺功能等。

（3）骨折　非外伤或轻微外伤发生的骨折为脆性骨折，是低能量或非暴力骨折，如从站高或小于站高跌倒或因其他日常活动而发生的骨折。发生脆性骨折的常见部位为胸，腰椎，髋部，桡、尺骨远端和肱骨近端。

疼痛本身可降低患者的生活质量，脊柱变形、骨折可致残，使患者活动受限、生活不能自理，增加肺部感染、褥疮发生率，不仅患者生命质量和死亡率增加，也给个人、家庭和社会带来沉重的经济负担。

三、骨质疏松症的营养治疗

1. 加强运动

从青少年期就加强运动、保证足够的钙质摄入，同时防止和积极治疗各种疾病，尤其是慢性消耗性疾病与营养不良、吸收不良等，防止各种性腺功能障碍性疾病和生长发育性疾病，避免长期使用影响骨代谢的药物等，可以尽量获得理想的峰值骨量，减少今后发生骨质疏松的风险。

2. 调整生活方式

（1）选择富含钙和维生素 D、低盐和适量蛋白质的均衡膳食。

（2）注意适当户外活动，做有助于骨健康的体育锻炼和康复治疗。调查显示，61％的绝经后女性存在因日光暴露不足而引起的维生素 D 的缺乏，老年人属于维生素 D 缺乏的高危人群。

（3）避免嗜烟、酗酒，慎用影响骨代谢的药物等。

（4）采取防止跌倒的各种措施，如注意是否有增加跌倒危险的疾病和药物，加强自身和环境的保护措施（包括各种关节保护器）等。

四、骨质疏松症的药物治疗

抗骨质疏松药物主要有基本补充剂、抑制骨吸收药物和促骨形成药物。基本补充药物主要有钙剂和维生素 D。临床上，抑制破骨细胞的骨吸收是主要的治疗措施，药物主要是二膦酸盐、雌激素及其受体调节剂、降钙素。甲状旁腺激素为促骨形成药物。锶盐类药物和维生素 K_2 具有抗骨吸收和促骨形成的作用。有效的抗骨质疏松症药物可以增加骨密度，降低骨折风险。需要进行药物治疗的患者主要包括：经骨密度检查确诊为骨质疏松症的患者；已经发生过椎体或不等部位脆性骨折者；骨量减少且具高骨折风险的患者。

骨密度保持稳定或增加，标志着药物治疗的成功。如果治疗期间发生一次骨折，不代表治疗失败，但提示骨折高风险。

第九节　营养与癌症

一、癌症的概述

肿瘤是机体在内外致瘤因素作用下，细胞失去控制、异常增生而形成的异生物（或称赘生物）。根据细胞生长速度和分化程度、是否具有浸润和转移以及对人体健康的威胁程度，可将肿瘤分为良性肿瘤和恶性肿瘤。那些可浸润到周围组织，并获得新生血管供应养分，能够快速生长和发生转移的肿瘤称恶性肿瘤，又叫癌症。

癌症的形成与发展机理目前尚未完全清楚，但一般认为癌症的发生发展可分为两个阶段，即启动阶段和促癌阶段。启动阶段是指环境中的致癌因素作为启动剂进入体内，使细胞发生突变，成为潜伏的癌细胞；促癌阶段是指潜伏的癌细胞经过促癌因子的作用，使细胞无约束地分裂增殖而形成癌症。后一阶段可长达数年甚至数十年，在此阶段中如果某些营养素摄入过多或不足，营养素之间不平衡，可能加速促癌阶段的发展；反之，如果膳食合理、营养平衡，则可延缓其进展。

1. 癌症发生的危险因素

（1）遗传 一些癌症如结肠癌、乳腺癌、肺癌等与遗传有关，但遗传因素在大多数肿瘤发生中的作用是对致癌因子的易感性或倾向性。在一定遗传特征的基础上，癌症是否形成，还取决于精神因素、环境因素、饮食因素及生活习惯等。80％的恶性肿瘤主要是由外部致癌因子（环境致癌因子）所造成的。

（2）环境致癌因子 包括物理致癌因子（如紫外线、电离辐射等）、化学致癌因子（石棉、烟草烟雾成分、黄曲霉毒素、砷等）、生物致癌因子（某些病毒、细菌或寄生虫引起的感染等）及膳食因素和生活方式（高脂肪和高胆固醇膳食、缺乏体力活动）等。

在以上环境因子中，膳食因素与生活方式占极重要的地位。有人认为，大约35％的癌症是由不合理的膳食和不健康的生活方式所诱发的。因此，可以通过有效控制饮食和改善生活习惯等方式来降低患癌症的风险。

（3）老龄化 癌症发病率随年龄增长而显著升高，其原因可能是某些特定癌症危险因素在机体内的积累达到足以引起危害的浓度，加上衰老所致的免疫力和修复功能下降，从而形成肿瘤甚至恶化为癌症。

2. 癌症的危害与流行性

癌症是全球头号死因之一，尤其是在发展中国家。2020年全球新增癌症患者达1929万人，癌症死亡人数为1000万人。我国是人口大国，也是癌症高发国家，2020年我国新发病例数457万例，占全球癌症新发病人数的23.7％以上，其中恶性肿瘤发病率为278.07/10万，死亡率为167.89/10万。肺癌、胃癌、结直肠癌、肝癌、女性乳腺癌是我国主要的常见恶性肿瘤。随着社会人口结构的老龄化、环境的污染及吸烟等不健康生活方式，我国癌症的形势只会更加严峻。为了唤起公众对癌症的广泛关注，国际抗癌联盟将每年的2月4日定为"世界癌症日"。

二、饮食因素与癌症

1. 营养因素与癌症

（1）能量 能量过剩引起的超重、肥胖容易诱发某些癌症的发生。研究发现，摄入高能量食物可增加患乳腺癌、直肠癌、子宫内膜癌、膀胱癌、肾癌、卵巢癌、前列腺癌和甲状腺癌的危险。

（2）脂质 脂肪的摄入量与乳腺癌、结肠癌等的发生成正相关，特别是过量饱和脂肪酸的摄入能显著增加某些癌症如肺癌、肠癌、乳腺癌、子宫内膜癌和前列腺癌等的危险。另外，高胆固醇饮食也可使肺癌、膀胱癌及腺癌的发病危险大大增加。

（3）碳水化合物 据报道，乳腺癌的死亡率与简单糖类（如蔗糖）的摄入量成正相关，而与复杂碳水化合物成负相关，食用富含膳食纤维的膳食，有预防肠癌和乳腺癌的作用。

（4）蛋白质 蛋白质摄入过高，特别是动物性蛋白质，可诱发结肠癌、乳腺癌和胰腺癌等。但摄入蛋白质过低时，人体免疫功能下降，从而增加机体对致癌物的敏感性，易发生食管癌和胃癌。

（5）维生素 具有抗氧化作用的维生素，如维生素C、维生素E、维生素A等，能在一定程度上降低患癌症的风险。维生素A缺乏可影响上皮细胞的正常分化，补充维生素A可有效地预防上皮细胞癌变。维生素C对N-亚硝基化合物的合成有阻断作用，可预防消化系统肿瘤的发生，大剂量维生素C有治疗肿瘤的作用。另外，叶酸缺乏也可能升高患癌症的危险性，叶酸的摄入量与结肠和直肠远端腺瘤性息肉的发生成负相关。

（6）矿物质　矿物质与癌症的发生密切相关。如钙摄入量与肠癌成负相关；硒摄入量及血液中硒浓度与各种癌症（食管癌、胃癌、肝癌、乳腺癌等）的死亡率成负相关；高盐饮食可使胃癌的发病率明显增高；微量元素中碘缺乏，除可使甲状腺肿进一步转化为甲状腺肿瘤外，也可因激素关系而促进乳腺癌、子宫内膜癌和卵巢癌的发生等。

2. 食物中的致癌物质

（1）N-亚硝基化合物　一类致癌性很强的化学物质，可诱发试验动物的多种癌症，如肝癌、胃癌、食道癌、肠癌、膀胱癌和肺癌等。

（2）黄曲霉毒素　系食物被黄曲霉和寄生曲霉污染后产生的毒素，是一类强致癌物，主要诱导肝、肾和结肠癌的发生。因此，要避免食用已发霉的粮食、玉米、坚果及其制品。

（3）多环芳烃类　食品加工过程中常见的污染物，富含蛋白质和脂肪的食物加热过度，特别是经烟火熏烤或油炸后，可产生多环芳烃类（如苯并芘等），对实验动物具有致癌性。

（4）杂环胺类　系蛋白质过度加热而出现的一种强致突变物质，在实验动物中可引起多种肿瘤和癌症。烧焦、烤煳的肉、鱼等富含蛋白质的食物最容易产生杂环胺。

（5）其他　大量饮酒易造成肝硬化，增加发生肝癌的危险性；吸烟与饮酒有协同作用，能增加口腔、喉、食管和呼吸道癌的发生。另外，槟榔被认定为一级致癌物，嚼槟榔的习惯与口腔、喉、食道和胃肿瘤的发生有关。

3. 食物中的抗癌活性成分

（1）含硫化合物　葱属蔬菜中的含硫化合物有降低癌症危险性的可能。

（2）异硫氰酸盐　属吲哚类化合物，常见于花椰菜、卷心菜、洋白菜等食物中，主要为芳香基异硫氰酸酯和二硫酚硫酮，能促进人体产生细胞保护酶，杀死白血病细胞。另外，3-吲哚甲醇能分解 3,4-苯并芘，降低由黄曲霉毒素诱发的肝癌发病率。

（3）叶绿素　大量存在于绿色植物中，具有抗诱变作用，能抑制苯并芘、亚硝胺、黄曲霉毒素等的诱癌性。

（4）苧烯　又称柠檬烯或柠檬苦素，是癌症的阻断剂和抑制剂，在癌症的起始阶段和促进阶段，均能有效抑制各种致癌物质诱导癌症的作用。

（5）黄酮类化合物　可与最终致癌物、致突变物直接反应抑制肿瘤细胞 DNA 合成，从而抑制肿瘤细胞生成。常见的有儿茶素、异黄酮、花青素等，主要食物来源有绿茶、各种有色水果、大豆、巧克力等食物。

（6）白藜芦醇　又称芪三酚，是多酚类化合物，可预防肿瘤，也可预防和治疗动脉粥样硬化，主要来源于花生、葡萄、虎杖、桑葚等植物。

（7）类胡萝卜素　是一类重要的天然色素的总称，普遍存在于动物，高等植物，真菌，藻类的黄色、橙红色或红色的色素之中。类胡萝卜素是体内维生素 A 的主要来源，同时还具有抗氧化、免疫调节、抗癌、延缓衰老等功效。

（8）其他　存在于大豆和人参中的皂苷类对肿瘤和癌症有一定的预防作用。

三、癌症的饮食调控

近 20 年来，随着流行病学、基础科学及临床医学研究的进展，科学家们认识到多数癌症的形成与环境因素，特别是与人们的饮食习惯和生活方式有关。如果对这些因素进行恰当的干预，做到早发现、早治疗，就可达到预防和控制癌症的目的。

1. 癌症的膳食调理

在癌症患者的综合治疗中，膳食调理是非常重要的组成部分。营养支持治疗是根据患者的诊断和病理、生理及心理的变化，选择适宜的途径，补充人体需要的营养物质和能量，达到疾病好转或治愈的目的。该类治疗方法的途径包括胃肠内营养和胃肠外营养。许多癌症患者因营养不良而发生恶病质，导致预后不良，借助营养支持治疗方法，可预防和纠正癌症发展过程中所发生的营养缺乏，改善营养状况，恢复体质，防止患者体重减少，延缓癌症的复发和转移，改善患者的生命质量。

2. 预防癌症的饮食原则

（1）热能平衡　避免过多或不足，防止肥胖或过瘦。限制能量摄入可抑制肿瘤形成、延长肿瘤潜伏期、降低肿瘤发病率。

（2）控制红肉的摄入　控制动物肉的总摄入量在80g/d以下，最好选用鱼、禽肉取代红肉，红肉的摄入量应低于总能量的10%。

（3）适量脂肪　脂肪提供的能量应占总能量的20%～25%，应选择植物油，限制饱和脂肪酸和胆固醇的摄入。

（4）多吃蔬菜水果等植物性食物　每天吃蔬菜、水果、谷类、豆类、根茎类等食物，尽量多吃粗加工的谷类，精制糖提供的总能量应限制在10%以内。蔬菜水果400～800g/d，保持蔬菜3～5种，水果2～4种。粗粮、豆类及根茎类总量可达600～800g/d。可适当选用一些天然抗癌食物如大蒜、洋葱、韭菜、白菜、卷心菜、花椰菜、芥菜、红薯、香蕉、茶叶、海藻、大豆、香菇、芦笋、芹菜、胡萝卜、番茄等。

（5）限制食盐　减少腌制食物和食盐的摄入量，每天食盐不超过6g。

（6）限制饮酒量　最好不要饮酒，尤其反对过度饮酒。孕妇、儿童及青少年均不应饮酒。任何含乙醇饮料都可增加患癌的危险性。即使饮酒，男性每天应限制在2杯以内，女性限制在1杯以内（1杯酒相当于250mL、葡萄酒100mL、白酒25mL）。

（7）合理贮存和制备食物　易腐败的食品应冷藏或适当方法保藏。避免食用受霉菌毒素污染的食物。少用烟熏、油炸、烧烤的方式烹调食物。

总之，保持饮食多样化，使营养成分尽可能完备和平衡。营养素过少会造成人体抵抗力下降，直接或间接为癌症的发生创造了条件，但过多，特别是脂肪摄入过多，不仅促进动脉粥样硬化，还会增加大肠癌、乳腺癌的发病率。

【讨论与思考】

1. 什么是亚健康状态？亚健康人群的膳食营养和生活方式安排应注意什么？
2. 论述肥胖的形成原因以及对机体的危害。怎样预防肥胖？
3. 论述膳食因素与冠心病的关系。冠心病的饮食调控原则有哪些？
4. 论述糖尿病的发病机制及糖尿病的饮食调控原则。

【章节小测验】

1. 糖醇的代谢不需要胰岛素，故常用于哪种疾病的治疗膳食（　　　）
A. 肾病　　　　B. 肝炎　　　　C. 胃溃疡　　　　D. 糖尿病　　　　E. 胆囊炎
2. 一般肥胖减体重的适宜速度是（　　　）
A. 每天1.0～1.5kg　　　　　　　B. 每月1.0～1.5kg

C. 每周 0.5～1.0kg   D. 每月 0.5～1.0kg

E. 每天 0.5～1.0kg

3. 2 型糖尿病的最基本治疗方法是（　　）

A. 注射胰岛素　　B. 饮食治疗　　　C. 口服降糖药

D. 运动疗法　　　E. 精神疗法

4. 下列关于减肥方法的叙述，营养学上最好的措施是（　　）

A. 减少蛋白质摄入   B. 减少碳水化合物的摄入

C. 减少脂肪摄入   D. 降低能量的摄入，加强体力锻炼

E. 少进食，少运动

5. 处于缓解期的痛风患者应正常平衡膳食，（　　）含嘌呤高的食物、（　　）嘌呤中等量的食物、（　　）嘌呤含量低的食物

A. 禁用　　有限制地选用　　自由摄取

B. 自由摄取　　有限制地选用　　禁用

C. 有限制地选用　　有限制地选用　　有限制地选用

D. 禁用　　禁用　　禁用

E. 自由摄取　　自由摄取　　自由摄取

6. 以下哪一个不是与肥胖相关的因素（　　）

A. 遗传因素　　B. 感染因素　　　C. 生化因素

D. 膳食因素　　E. 体力活动因素

7. 治疗营养性肥胖的首选疗法是（　　）

A. 控制饮食　　B. 手术疗法　　　C. 控制饮食＋运动疗法

D. 药物治疗　　E. 运动疗法

8. 判断机体肥胖最常用、最简便的指标是（　　）

A. 理想体重　　B. BMI　　　C. 皮褶厚度　　D. 体脂含量　　E. 瘦体重

9. 脂肪摄入过多与许多疾病有关，因此要控制膳食脂肪的摄入量，一般认为脂肪的适宜的供能比例是（　　）

A. 10％～15％　　B. 60％～70％　　C. 20％～25％

D. 30％～40％　　E. 40％～50％

10. 骨质疏松症首选营养治疗是（　　）

A. 补充钙　　B. 补充维生素 D　　　C. 补充氟化物

D. 补充降钙素　　E. 补充蛋白质

第十章 食品安全

第一节 食品安全的定义和内容

一、食品安全的基本概念

食品安全指食品无毒、无害，符合应当有的营养要求，对人体健康不造成任何急性、亚急性或者慢性危害。食品安全也是一门专门探讨在食品加工、存储、销售等过程中如何确保食品卫生及食用安全、降低疾病隐患、防范食物中毒的一个跨领域学科，所以食品安全很重要。

食品（食物）的种植、养殖、加工、包装、储藏、运输、销售、消费等活动符合国家强制标准和要求，不存在可能损害或威胁人体健康的有毒有害物质以导致消费者病亡或者危及消费者及其后代的隐患。该概念表明，食品安全既包括生产安全，也包括经营安全；既包括结果安全，也包括过程安全；既包括现实安全，也包括未来安全。

二、食品安全学的主要研究内容

食品安全的含义有三个层次。

第一层：食品数量安全，即一个国家或地区能够生产民族基本生存所需的膳食需要。要求人们既能买得到又能买得起生存生活所需要的基本食品。

第二层：食品质量安全，指提供的食品在营养、卫生方面满足和保障人群的健康需要，食品质量安全涉及食物的污染、是否有毒，添加剂是否违规超标、标签是否规范等问题，需要在食品受到污染界限之前采取措施，预防食品的污染和遭遇主要危害因素侵袭。

第三层：食品可持续安全，这是从发展角度要求食品的获取需要注重生态环境的良好保护和资源利用的可持续。

三、食品质量安全标志

食品安全是大家都关注的话题，在关注食品本身的同时，大家还应该去关注一些安全标识。

1. QS 标志

QS 是英文 Quality Safety（质量安全）的缩写，获得食品质量安全生产许可证的企业，其生产加工的食品经出厂检验合格的，在出厂销售之前，必须在最小销售单元的食品包装上标注由国家统一制定的食品质量安全生产许可证编号并加印或者加贴食品质量安全市场准入标志"QS"。食品质量安全市场准入标志的式样和使用办法由原国家质检总局统一制定，该标志由"QS"和"质量安全"中文字样组成。标志主色调为蓝色，字母"Q"与"质量安全"四个中文字样为蓝色，字母"S"为白色，使用时可根据需要按比例放大或缩小，但不得变形、变色。加贴（印）有"QS"标志的食品，即意味着该食品符合了质量安全的基本要求。但需注意的是，"质量安全"的字样现已经不再使用，而使用"生产许可"来替代（图 10-1）。

法律依据：《中华人民共和国工业产品生产许可证管理条例》。适用范围：在中华人民共和国境内从事以销售为目的的食品生产加工经营活动，不包括进口食品。包括 3 项具体制度：①生产许可证制度。对符合条件食品生产企业，发放食品生产许可证，准予生产获证范围内的产品；未取得食品生产许可证的企业不准生产食品。②强制检验制度。未经检验或经检验不合格的食品不准出厂销售。③市场准入标志制度。对实施食品生产许可证制度的食品，出厂前必须在其包装或者标识上加印（贴）市场准入标志——QS 标志，没有加印（贴）QS 标志的食品不准进入市场销售。

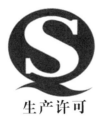 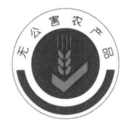

图 10-1　QS 标志　　　图 10-2　无公害农产品标志

2. 无公害农产品标志

所谓无公害食品，指的是无污染、无毒害、安全优质的食品，在国外称无污染食品、生态食品、自然食品。在我国，无公害食品是指生产地环境清洁，按规定的技术操作规程生产，将有害物质控制在规定的标准内，并通过部门授权审定批准，可以使用无公害食品标志（图 10-2）的食品。

随着生活水平的提高和消费观念的转变，人们对饮食的要求也越来越高。经常通过互联网购物的职场人群也日益关注更为健康的无公害食品。无公害食品主要来自全国各大无公害示范基地，需要相关部门检测，才被允许贴上相应标签。所有纯天然无公害食品均经过严格挑选，流程可溯，同时具备完善的物流配送体系，所有产品在配送过程中采取全程冷链保鲜。

无公害农产品是指产地环境、生产过程和产品质量符合国家有关标准和规范的要求，经认证合格获得认证证书并允许使用无公害农产品标志的优质农产品及其加工制品。

无公害农产品生产系采用无公害栽培（饲养）技术及其加工方法，按照无公害农产品生产技术规范，在清洁无污染的良好生态环境中生产、加工，安全性符合国家无公害农产品标准的优质农产品及其加工制品。无公害农产品生产是保障食用农产品的消费大众身体健康、提高农产品安全质量的生产。广义上的无公害农产品，涵盖了有机食品（又叫生态食品）、绿色食品等无污染的安全营养类食品。

3. 绿色食品标志

绿色食品标志（图10-3）是由绿色食品发展中心在原国家工商行政管理总局商标局正式注册的质量证明标志。它由三部分构成，即上方的太阳、下方的叶片和中心的蓓蕾，象征自然生态；颜色为绿色，象征着生命、农业、环保；图形为正圆形，意为保护。AA级绿色食品标志与字体为绿色，底色为白色；A级绿色食品标志与字体为白色，底色为绿色。整个图形描绘了一幅明媚阳光照耀下的和谐生机的画面，告诉人们绿色食品是出自纯净、良好生态环境的安全、无污染食品，能给人们带来蓬勃的生命力。

绿色食品标志还提醒人们要保护环境和防止污染，通过改善人与环境的关系，创造自然界新的和谐。它注册在以食品为主的九大类食品上，并扩展到肥料等绿色食品相关类产品上。绿色食品标志作为一种产品质量证明商标，其商标专用权受《中华人民共和国商标法》保护。标志使用是食品通过专门机构认证，许可企业依法使用的。

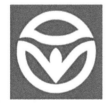
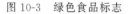
A级绿色食品标志　　AA级绿色食品标志

图10-3　绿色食品标志

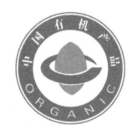

图10-4　中国有机产品标志

4. 有机食品标志

有机食品也叫生态或生物食品等。有机食品是国际上对无污染天然食品比较统一的提法。有机食品通常来自于有机农业生产体系，根据国际有机农业生产要求和相应的标准生产加工的。

中国有机产品标志（图10-4）的主要图案由三部分组成，即外围的圆形、中间的种子图形及其周围的环形线条。标志外围的圆形形似地球，象征和谐、安全；圆形中的"中国有机产品"字样为中英文结合方式，既表示中国有机产品与世界同行，也有利于国内外消费者识别；标志中间类似于种子的图形代表生命萌发之际的勃勃生机，象征了有机产品是从种子开始的全过程认证，同时昭示出有机产品就如同刚刚萌发的种子，正在中国大地上茁壮成长；种子图形周围圆润自如的线条象征环形道路，与种子图形合并构成汉字"中"，体现出有机产品植根中国，有机之路越走越宽广；同时，处于平面的环形又是英文字母"C"的变体，种子形状也是"O"的变形，意为"China Organic"；绿色代表环保、健康，表示有机产品给人类的生态环境带来完美与协调；橘红色代表旺盛的生命力，表示有机产品对可持续发展的作用。

5. 保健食品标志

正规的保健食品会在产品的外包装盒上标出蓝色的，形如"蓝帽子"的保健食品专用标志（图 10-5）。下方会标注出该保健食品的批准文号，或者是"国食健字【年号】××××号"，或者是"卫食健字【年号】××××号"。其中"国""卫"分别表示由国家食品药品监督管理部门或卫生部批准。

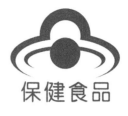

图 10-5　保健食品标志

四、食品安全面临的主要挑战

（1）食品相关产品的致病性微生物、农药残留、兽药残留、重金属、污染物质以及其他危害人体健康物质的限量规定。

（2）食品添加剂的品种、使用范围、用量。

（3）专供婴幼儿的主辅食品的营养成分要求。

（4）与营养有关的标签、标识、说明书的要求。

（5）与食品安全有关的质量要求。

（6）食品检验方法与规程。

（7）其他需要制定为食品安全标准的内容。

（8）食品中所有的添加剂必须详细列出。

（9）食品中禁止使用的非法添加的化学物质。

第二节　常见食品污染及其预防

食品在生产、加工、储存、运输和销售的过程中有很多污染的机会，会受到多方面的污染，污染后有可能引起具有急性短期效应的食源性疾病或具有慢性长期效应的长期性危害。一般情况下，常见的主要食品卫生问题均由这些污染物所引起。食品污染的种类按其性质可分为以下三类。

生物性污染：食品的生物性污染包括微生物、寄生虫和昆虫的污染，主要以微生物污染为主，危害较大，主要为细菌和细菌毒素、霉菌和霉菌毒素。

化学性污染：来源复杂，种类繁多。主要有：来自生产、生活和环境中的污染物，如农药、有害金属、多环芳烃化合物、N-亚硝基化合物、二噁英等；从生产、加工、运输、储存和销售工具、容器、包装材料及涂料等溶入食品中的原料材质、单体及助剂等；在食品加工储存中产生的物质，如酒类中有害的醇类、醛类等；滥用食品添加剂等。

放射性污染：食品的放射性污染主要来自对放射性物质的开采、冶炼、生产以及在生活中的应用与排放。特别是半衰期较长的放射性核素污染，在食品卫生上更加重要。

一、微生物污染及其预防

微生物污染食品后不仅可以降低食品卫生质量，而且可以对人体健康产生危害。污染食品的微生物按其对人体的致病能力，可分为三类：①直接致病微生物，可以直接引起致病，如致病菌（能引起宿主致病的细菌）、人畜共患传染病病原菌、产毒霉菌和霉菌毒素。②相对致病微生物，在通常情况下不致病，只有在一定的特殊条件下，才具有致病力。③非致病性微生物，主要包括非致病菌、不产毒霉菌与常见酵母。

（一）食品的细菌污染与腐败变质

食品的细菌以及由此引起的腐败变质是食品卫生中最常见的有害因素之一。

食品中的细菌，绝大多数是非致病菌。它们对食品的污染程度是间接估测食品腐败变质可能性及评价食品卫生质量的重要指标，同时也是研究食品腐败变质的原因、过程和控制措施的主要对象。

1. 食品的细菌污染

（1）常见的食品细菌　由于非致病菌中多数是非腐败菌，从影响食品卫生质量的角度出发，应特别注意以下几属常见的食品细菌：①假单胞菌属。②微球菌属。③芽孢杆菌属。④肠杆菌科各属。⑤弧菌属与黄杆菌属。⑥嗜盐杆菌属与嗜盐球菌属。⑦乳杆菌属。

（2）评价食品卫生质量的细菌污染指标与食品卫生学意义　反映食品卫生质量的细菌污染指标，可分为两个方面：一为菌落总数，二是大肠菌群。

① 菌落总数及其食品卫生学意义：食品中的细菌数量一般是指单位（g、mL、cm^2）食品中细菌的个数，并不考虑细菌的种类，常用菌落总数来表示。其卫生意义一是食品清洁状态的标志，利用它起到监督食品清洁状态的作用。二是预测食品的耐保藏期。

② 大肠菌群及其食品卫生学意义：大肠菌群包括肠杆菌科的埃希氏菌属、柠檬酸杆菌属、肠杆菌属和克雷伯菌属。大肠菌群一般都直接或间接来自人与温血动物的粪便。食品中如检出大肠菌群，其卫生学意义一是表示食品曾受到人与温血动物粪便的污染；二是作为肠道致病菌污染食品的指示菌。因为大肠菌群与肠道致病菌来源相同，且在一般条件下大肠菌群在外界生存时间与主要肠道致病菌是一致的。

2. 食品的腐败变质

食品腐败变质泛指在以微生物为主的各种因素作用下，食品降低或失去食用价值的一切变化。如鱼肉的腐败、油脂的酸败、水果蔬菜的腐烂、粮食的霉变等。狭义的腐败专指在厌氧菌作用下，蛋白质产生的以恶臭为主的变化。

微生物是引起食品腐败变质的重要原因，微生物包括细菌、霉菌和酵母。食品本身的组成和性质，包括食品本身的成分、所含水分、pH值高低和渗透压的大小，也是引起食品腐败变质的原因。

食品的腐败变质鉴定指标一般是从感官、物理、化学和微生物四个方面确定其适宜指标。富含蛋白质的肉鱼蛋禽等食品以蛋白质腐败为基础特征；碳水化合物性食品以产酸发酵为基本特征；以脂肪为主的食品主要是理化因素引起的酸败。

（1）食品中蛋白质的分解　肉、鱼、禽、蛋、奶及豆类等食品富含蛋白质，故以蛋白质分解为腐败变质的特征。

① 感官指标：以蛋白质为主的食品目前仍以感官指标最为敏感可靠，特别是通过嗅觉就可以判定极轻微的腐败变质。

② 物理指标：根据蛋白质分解时小分子物质增多这一现象，先后研究食品浸出物量、浸出液电导率、折光率、冰点、黏度及pH值等变化。

③ 化学指标：目前认为与食品腐败变质程度符合率较高的化学指标有三个，均根据蛋白质分解产物的定量测定。一是挥发性盐基总氮；二是二甲胺和三甲胺；三为 K 值。

挥发性盐基总氮（TVBN）：是指食品水浸液在碱性条件下能与水蒸气一起蒸馏出来的

总氮量。主要适用于鱼、肉、大豆等食品腐败变质的鉴定。

二甲胺和三甲胺：由季胺类含氮物经微生物还原产生的，适用于鱼、虾等水产品的鉴定。

K 值：是指 ATP 分解的低级产物肌苷（HxR）和次黄嘌呤（Hx）占 ATP 系列分解产物 ATP＋ADP＋AMP＋IMP＋HxR＋Hx 的百分比（根据 ATP 顺次分解过程中，终末产物多少来判定鱼体新鲜程度），主要适用于鉴定鱼类早期腐败。$K \leqslant 20\%$ 说明鱼体绝对新鲜，$K \geqslant 40\%$ 说明鱼体开始有腐败现象。

④ 微生物检验：食品微生物学的常用检测指标为菌落总数和大肠菌群。对食品进行微生物数量测定是判定食品生产的一般卫生状况以及食品卫生质量的一项重要依据。一般来说，食品中的活菌数达 $10^8 CFU/g$ 时，则可认为处于初期腐败阶段。

（2）食品中脂肪的酸败 食用油脂和食品中脂肪的酸败程度，受脂肪本身的饱和程度、紫外线、氧、水分、天然抗氧化成分以及铜、铁、镍等金属离子的存在及食品中微生物的解脂酶的影响。酸败过程主要是油脂自身氧化过程，其次是加水分解。主要产物是氢过氧化物，羰基化合物如醛类、酮类、醇类及脂肪酸聚合物等。

脂肪酸败过程化学指标：①过氧化值上升（最早期指标）。②酸度上升，羰基（醛酮）反应阳性、碘价、皂价等发生变化。

实用指标：脂肪变黄，"哈喇"味，鱼类的"油烧"现象。

（3）碳水化合物的分解 以碳水化合物为主的分解，通常称为发酵或酵解。

3. 防止食品腐败变质的措施

为了防止食品腐败变质，延长食品可供食用的期限，常对食品进行加工处理，即食品保藏。通过食品保藏可以改善食品风味，便于携带运输，但其主要的食品卫生意义是防止食品腐败变质。常用的方法包括低温冷藏、冷冻，高温杀菌，脱水干燥，腌渍和烟熏，食品辐射保藏。基本原理为改善食品的温度、水分、氢离子浓度、渗透压以及采取其他抑菌、杀菌措施，将食品中的微生物杀灭或减弱其生长繁殖能力，以达到防止食品腐败变质的目的。

（1）低温保藏与食品质量 低温保藏包括冷藏和冷冻两种方法。

冷藏是预冷后的食品在稍高于冰点温度（0℃）的环境中进行贮藏的方法。温度一般为－2～15℃，4～8℃则为常用冷藏温度。贮存期一般为几天到数周。冷冻是采用缓冻或速冻方法先将食品冷结，而后在能保持冻结状态的温度下贮藏的保藏方法。常用冷冻温度为－12～－23℃，以－18℃为适用。贮藏期短的可达数日，长的可以年计。

低温保藏的原理：①低温可以降低或停止食品中微生物的增殖速度。②低温还可以减弱食品中一切化学反应过程。

大多数微生物的温度系数 Q_{10} 在 1.5～2.5 之间，一般情况下，温度每下降 10℃，化学反应速度可降低一半，降至－20～－30℃时，微生物细胞内酶的反应几乎全部停止，这是微生物低温致死的主要原因。

不同微生物对低温的抵抗力不同。一般说来，球菌比 G^- 杆菌抗冰冻能力更强，具有芽孢的菌体细胞和真菌的孢子都具有较强的抗冰冻能力。但从种类上看，低温下，在食品中生长的细菌多属于 G^- 无芽孢杆菌，常见的有假单孢菌、无色杆菌等。

当外界温度逐渐降低，到达冰晶生成带，食品中水分逐渐形成冰晶体（冰晶核、核晶），过大的冰晶将压迫细胞而发生机械性损伤以至溃破。急速升温解冻的食品，食品体积发生突然变化，融解水来不及被食品细胞所吸收回至原处，因而自由水增多，液汁流动外泄而降低食品质量。

食品冻结与解冻的合理工艺应是急冻缓化。急冻是要求食品的温度在 30min 内迅速下降到 −20℃ 左右，缓化是指在 0～10℃ 下完全溶解。微波加热解冻方法在国外已经普遍推广使用，因为微波加热时热量不是从外部传入，而是在食品外部和内部同时产生，因而能使冻后食品仍能保持同样的结构和原有的形状。

对冷藏冷冻工艺的卫生要求：①食品冷冻前，应尽量保持新鲜，减少污染。②用水或冰制冷时，要保证水和人造冰的卫生质量相当于饮用水的水平；采用天然冰时，更应注意冻冰水源及其周围污染情况。③防止制冷剂（冷媒）外溢。④冷藏车船要注意防鼠和出现异味。⑤防止冻藏食品的干缩。

对不耐保藏的食品，从生产到销售整个商业网中，都应一直处于适宜的低温下，即保持冷链。对冷链要求的理论基础是食品保存期、保存温度、质量容许度（即在一定温度下、一定时间后，食品质量变化程度）。

（2）高温杀菌保藏与食品质量　高温杀菌保藏原理与微生物耐热能力：在高温作用下，微生物体内的酶、脂质体和细胞膜被破坏，原生质构造中呈现不均一状态，以致蛋白质凝固，细胞内一切代谢反应停止。在食品工业中，微生物耐热性的大小常用以下几个数值表示。

D 值：在一定温度和条件下，细菌死亡 90% 所需时间（即活菌数减少一个对数周期所需时间，即 $100\%\sim10\%$），称为该菌在该温度下 90% 递减时间，通常以分计算。D 值常用 D_r 表示，如加热温度为 121.1℃，则表示为 D_{121}。

F 值：一定量细菌在某一温度下完全杀死所需的时间，以分表示，右下角注明温度。目前常用 F_{250}，F_{250} 常用 F_r 表示。

Z 值：一个对数周期的加热时间（例如由 10min 到 100min）所对应的加热温度变化值，称为 Z 值。例如肉毒梭菌芽孢加热致死时间 110℃ 为 35min，100℃ 为 350min，故其 Z 值为 10℃。

常用的加热杀菌技术：①高温灭菌法。②巴氏消毒法（巴斯德消毒法）。③超高温消毒法。④微波加热杀菌法。⑤一般煮沸法。一些不适合加热的食品或饮料，常采用滤过除菌的方法。

巴氏消毒法：是一种不完全灭菌的加热方法。只能杀死繁殖型（包括一切致病菌），而不能杀死有芽孢细菌。早期多用低温长时间消毒法，62.8℃ 保温 30min 的杀菌方式。现多采用瞬间高温巴氏消毒法，71.7℃，15s，灭菌效果同上。

超高温消毒法：137.8℃，2s，这种方法能杀灭大量的细菌，并且能使耐高温的嗜热芽孢梭菌的芽孢也被杀灭，而又不影响食品质量。多用于消毒牛奶。

商业灭菌法：指罐头食品中所有的肉毒梭菌芽孢和其他致病菌，以及在正常的储藏和销售条件下能引起内容物变质的嗜热菌均已被杀灭而言。

高温工艺对食品质量的影响：①蛋白质的主要变化。蛋白质发生变性，易被消化酶水解而提高消化率。但近年来的研究发现蛋白质食品中的色氨酸和谷氨酸在 190℃ 以上时可产生具有诱变性的杂环胺类热解产物。②脂肪的变化。160～180℃ 加热，可使油脂产生过氧化物、低分子分解产物和聚合物（如二聚体、三聚体）以及羰基、环氧基等，不仅恶化食品质量，而且带有一定的毒性。③碳水化合物的变化。主要包括淀粉的糊化、老化、褐变和焦糖化。

（3）脱水与干燥保藏　是一种常用的保藏食品的方法。其原理为将食品中的水分降至微生物繁殖所必需的水分以下。水分活性 A_w 在 0.6 以下，一般微生物均不易生长。

目的：

① 延长贮藏期：经干燥的食品，其水分活性较低，有利于在室温条件下长期保藏，以延长食品的市场供给，平衡产销高峰。②用于某些食品加工过程以改善加工品质：如大豆、花生米经过适当干燥脱水，有利于脱壳（去外衣），便于后加工，提高制品品质；促使尚未完全成熟的原料在干燥过程进一步成熟。③便于商品流通：干制食品重量减轻、容积缩小，可以显著地节省包装、储藏和运输费用，并且便于携带和储运。干制食品常常是救急、救灾和战备用的重要物质。

（4）食品腌渍和烟熏保藏　常见的腌渍方法有提高酸度、盐腌、糖渍、熏制保藏。

（5）食品的辐射保藏　主要是将放射线用于食品灭菌、杀虫、抑制发芽等，以延长食品的保藏期限。另外也用于促进成熟和改进食品品质等方面。受照射处理的食品称为辐照食品。

目前加工和实验用的辐照源有 60 Co 和 137 Cs 产生的 γ 射线以及电子加速器产生的低于 10 兆电子伏（Mev）的电子束。食品辐照时，射线把能量或电荷传递给食品以及食品上的微生物和昆虫，引起的各种效应会造成它们体内的酶钝化和各种损伤进而迅速影响其整个生命过程，导致代谢、生长异常，损伤扩大直至生命死亡。而食品则不同，除了鲜活食品之外均不存在生命活动，鲜活食品的新陈代谢也处在缓慢的阶段，辐射所产生的影响是进一步延缓了它们后熟的进程，符合储藏的需要。

辐照食品所用射线单位为戈瑞（Gy），相当于被辐照物 1kg 吸收 1J 的能量。因剂量不同，辐照保藏有三种方法：辐照灭菌、辐照消毒、辐照防腐。辐照消毒：用以消除无芽孢致病菌，剂量为 5～10kGy。辐照防腐：用以杀死部分腐败菌，延长保存期，剂量在 5kGy 以下。辐照灭菌：用高剂量来杀灭食品中的一切微生物，剂量为 10～50kGy。

（二）霉菌与霉菌毒素对食品的污染及其预防

1. 霉菌与霉菌毒素概述

霉菌是真菌的一部分。真菌是指有细胞壁，不含叶绿素，无根、茎、叶，以寄生或腐生方式生存，能进行有性或无性繁殖的一类生物。霉菌是菌丝体比较发达而又没有子实体的那一部分真菌。与食品卫生关系密切的霉菌大部分属于半知菌纲中的曲霉菌属、青霉菌属和镰刀菌属。

（1）霉菌的产毒条件　霉菌产毒需要一定的条件，影响霉菌产毒的条件主要是食品基质中的水分、环境中的温度和湿度及空气的流通情况。

① 水分和湿度：霉菌的繁殖需要一定的水分活性。因此食品中的水分含量少（溶质浓度大），P 值越小，A_w 越小，即自由运动的水分子较少，能提供给微生物利用的水分少，不利于微生物的生长与繁殖，有利于防止食品的腐败变质。

② 温度：大部分霉菌在 28～30℃都能生长。10℃以下和 30℃以上时生长明显减弱，在 0℃几乎不生长。但个别的可能耐受低温。一般霉菌产毒的温度，略低于最适宜温度。

③ 基质：霉菌的营养来源主要是糖和少量氮、矿物质，因此极易在含糖的饼干、面包、粮食等食品上生长。

（2）主要产毒霉菌　　霉菌产毒只限于产毒霉菌，而产毒霉菌中也只有一部分毒株产毒。目前已知具有产毒株的霉菌主要包括以下几种。

① 曲霉菌属：黄曲霉、赭曲霉、杂色曲霉、烟曲霉、构巢曲霉和寄生曲霉等。

② 青霉菌属：岛青霉、橘青霉、黄绿青霉、扩张青霉、圆弧青霉、皱褶青霉和荨麻青霉等。

③ 镰刀菌属：梨孢镰刀菌、拟枝孢镰刀菌、三线镰刀菌、雪腐镰刀菌、粉红镰刀菌、禾谷镰刀菌等。

④ 其他菌属：绿色木霉、漆斑菌属、黑色葡萄状穗霉等。

产毒霉菌所产生的霉菌毒素没有严格的专一性，即一种霉菌或毒株可产生几种不同的毒素，而一种毒素也可由几种霉菌产生。如黄曲霉毒素可由黄曲霉、寄生曲霉产生；而如岛青霉可产生黄天精、红天精、岛青霉毒素及环氯素等。

（3）主要的霉菌毒素　　目前已知的霉菌毒素有 200 多种。与食品卫生关系密切的有黄曲霉毒素、赭曲霉毒素、杂色曲霉毒素、单端孢霉烯族化合物、玉米赤霉烯酮、伏马菌素以及展青霉素、橘青霉素、黄绿青霉素等。

（4）霉菌污染食品的评定和食品卫生学意义

① 霉菌污染食品的评定角度

a. 霉菌污染度，即单位重量或容积的食品污染霉菌的量，一般以 CFU/g 计。我国已制定了一些食品中霉菌菌落总数的国家标准。

b. 食品中霉菌菌相的构成。

② 卫生学意义

a. 霉菌污染食品可降低食品的食用价值，甚至不能食用。每年全世界平均至少有 2% 的粮食因为霉变而不能食用。

b. 霉菌如在食品或饲料中产毒可引起人畜霉菌毒素中毒。

2. 黄曲霉毒素（AF）

（1）化学结构和理化性质　　黄曲霉毒素是一类结构类似的化合物，目前已经分离鉴定出 20 多种，主要为 AFB 和 AFG 两大类。它们从结构上彼此十分相似，含 C、H、O 三种元素，都是二氢呋喃氧杂萘邻酮的衍生物，即结构中含有一个双呋喃环，一个氧杂萘邻酮（又叫香豆素）。其结构与毒性和致癌性有关，凡二呋喃环末端有双键者毒性较强，并有致癌性。在食品检测中以 AFB$_1$ 为污染指标。

黄曲霉毒素在紫外光的照射下能发出特殊的荧光，因此一般根据荧光颜色、Rf 值、结构来进行鉴定和命名。黄曲霉毒素耐热，一般的烹调加工很难将其破坏，在 280℃ 时，才发生裂解，毒性破坏。黄曲霉毒素在中性和酸性环境中稳定，在 pH 9～10 的氢氧化钠强碱性环境中能迅速分解，形成香豆素钠盐。黄曲霉毒素能溶于氯仿和甲烷，而不溶于水、正己烷、石油醚及乙醚中。现国内检测 AFB$_1$ 采用薄层层析法。

（2）产毒的条件　　黄曲霉毒素是由黄曲霉和寄生曲霉产生的。寄生曲霉的菌株几乎都能产生黄曲霉毒素，但并不是所有黄曲霉的菌株都能产生黄曲霉毒素。黄曲霉产毒的必要条件为湿度 80%～90%，温度 25～30℃，氧气 1%。此外天然基质培养基（玉米、大米和花生粉）比人工合成培养基产毒量高。

（3）对食品的污染　　一般来说，国内长江以南地区黄曲霉毒素污染要比北方地区严重，主要污染的粮食作物为花生和玉米，大米、小麦、面粉污染较轻，豆类很少受到污染。而在世界范围内，一般高温高湿地区（热带和亚热带地区）食品污染较重，而且也是花生和玉米污染较严重。

（4）毒性　黄曲霉毒素有很强的急性毒性，也有明显的慢性毒性和致癌性。

① 急性毒性：黄曲霉毒素为一种剧毒物。对鱼、鸡、鸭、大鼠、豚鼠、兔、猫、狗、猪、牛、猴及人均有强烈毒性。鸭雏的急性中毒肝脏病变具有一定的特征，可作为生物鉴定方法。一次性大量口服后，可出现肝实质细胞坏死，胆管上皮增生，肝脏脂肪浸润、脂质消失延迟，肝脏出血。国内外亦有黄曲霉毒素引起人急性中毒的报道。

② 慢性毒性：长期小剂量摄入黄曲霉毒素可造成慢性损害，从实际意义出发，它比急性中毒更应引起重视。其主要表现是动物生长障碍，肝脏出现亚急性或慢性损伤，其他症状如食物利用率下降、体重减轻、生长发育迟缓、雌性不育或产仔少。

③ 致癌性：a. 黄曲霉毒素可诱发多种动物发生癌症。b. 黄曲霉毒素对动物有强烈的致癌性，并可引起人急性中毒。从肝癌流行病学研究发现，凡食物中黄曲霉毒素污染严重和人类实际摄入量比较高的地区，原发性肝癌发病率高。

（5）黄曲霉毒素的代谢和生化作用　AFB_1进入机体后，需在体内经过代谢（活化）过程，才能由前致癌物变成终致癌物。黄曲霉毒素在体内的代谢主要是在肝脏微粒体酶作用下进行脱甲基、羟化和环氧化反应。二呋喃环末端双键的环氧化反应，形成 AFB_1-2,3 环氧化物，与黄曲霉毒素的毒性、致癌性、致突变性都有关系。黄曲霉毒素如不连续摄入，一般不在体内蓄积。一次摄入后，约经一周通过呼吸、尿、粪等将大部分排出。

（6）预防措施　预防黄曲霉毒素危害人类健康的主要措施是加强对食品的防霉，其次是去毒，并严格执行最高允许量标准。

3. 杂色曲霉毒素（ST）

杂色曲霉毒素是一类结构近似的化合物，目前已有十多种已确定结构。结构中基本都有两个呋喃环，与黄曲霉毒素结构近似。生物体可经多部位吸收杂色曲霉毒素，并可诱发不同部位癌变。其二呋喃环末端双键的环氧化与致癌性有关。

在生物体内转运可能有两条途径，一是与血清蛋白结合后随血液循环到达实质器官；二是被巨噬细胞转运到靶器官。杂色曲霉毒素引起的致死病变部位主要为肝脏。

4. 镰刀菌毒素

镰刀菌毒素种类较多，从食品卫生角度主要有单端孢霉烯族化合物、玉米赤霉烯酮、伏马菌素等毒素。

（1）单端孢霉烯族化合物　单端孢霉烯族化合物是一组主要由镰刀菌的某些菌种所产生的生物活性和化学结构相似的有毒代谢产物。目前已知从谷物和饲料中天然存在的单端孢霉烯族化合物主要有 T-2 毒素、二乙酸镳草镰刀菌烯醇、雪腐镰刀菌烯醇和脱氧雪腐镰刀菌烯醇。其基本化学结构是倍半萜烯。因在 C-12、C-13 位上可形成环氧基，故又称为 12,13-环氧单端孢霉烯族化合物，此种 12,13-环氧基是其毒性的化学结构基础。该化合物化学性能非常稳定，一般能溶于中等极性的有机溶剂，微溶于水。可在实验室条件下长期储存，在烹调过程中不宜破坏。毒性的共同特点为较强的细胞毒性、免疫抑制、致畸作用，有的有弱致癌性，急性毒性也强。可使人和动物产生呕吐，当浓度在 0.1～10mg/kg 即可诱发动物呕吐。单端孢霉烯族化合物除了共同毒性外，不同的化合物还有其独特的毒性。

（2）玉米赤霉烯酮　玉米赤霉烯酮主要由禾谷镰刀菌、黄色镰刀菌、木贼镰刀菌等产生，是一类结构相似，具有二羟基苯酸内酯的化合物，主要作用于生殖系统，具有类雌激素作用，猪对该毒素最敏感。玉米赤霉烯酮主要污染玉米，也可污染小麦、大麦、燕麦和大米等粮食作物。

（3）伏马菌素　伏马菌素是最近受到发达国家极大关注的一种霉菌毒素。由串珠镰刀菌产生，是一类不同的多氢醇和丙三羧酸的双酯化合物。从伏马菌素中分离出两种结构相似的有毒物质，分别被命名为伏马菌素 B_1（FB_1）和伏马菌素 B_2（FB_2），食物中以 FB_1 为主。伏马菌素可引起马的脑白质软化症、羊的肾病变、狒狒心脏血栓、猪和猴的肝脏毒性、猪的肺水肿，抑制鸡的免疫系统，还可以引起动物实验性的肝癌，是一个完全的致癌剂。FB_1 与神经鞘氨醇和二氢鞘氨醇的结构极为相似，是神经鞘脂类生物合成的抑制剂，可阻断神经鞘氨醇的合成。神经鞘氨醇为细胞调控因子，从而影响 DNA 的合成。FB_1 对食品污染的情况在世界范围内普遍存在，主要污染玉米及玉米制品。FB_1 为水溶性霉菌毒素，对热稳定，不易被蒸煮破坏，所以同黄曲霉毒素一样，控制农作物在生长、收获和储存过程中的霉菌污染仍然是至关重要。

二、化学性污染及其预防

（一）农药残留及其预防

1. 概述

（1）农药的定义与分类　根据我国国务院《农药管理条例》（2017）的定义，农药是指用于预防、消灭或者控制危害农业、林业的病、虫、草和其他有害生物以及有目的地调节植物、昆虫生长的化学合成或者来源于生物、其他天然物质的一种物质或者几种物质的混合物及其制剂。

按用途可将农药分为杀（昆）虫剂、杀（真）菌剂、除草剂、杀线虫剂、杀螨剂、杀鼠剂、落叶剂和植物生长调节剂等类型。其中使用最多的是杀虫剂、杀菌剂和除草剂三大类。

按化学组成及结构可将农药分为有机磷类、氨基甲酸酯类、拟除虫菊酯类、有机氯类、有机砷类、有机汞类等多种类型。

（2）使用农药的利和弊　使用农药可以减少农作物的损失、提高产量，提高农业生产的经济效益，增加粮食供应；但另一方面，由于农药的大量和广泛使用，不仅可通过食物和水的摄入、空气吸入和皮肤接触等途径对人体造成多方面的危害，如急、慢性中毒和致癌、致畸、致突变作用等，还可对环境造成严重污染，使环境质量恶化，物种减少，生态平衡破坏。

2. 食品中农药残留的来源

进入环境中的农药，可通过多种途径污染食品。进入人体的农药据估计约 90% 是通过食物摄入的。食品中农药残留的主要来源有：

（1）施用农药对农作物的直接污染　包括表面黏附污染和内吸性污染。其污染程度主要取决于：①农药性质。②剂型及施用方法。③施药浓度和时间及次数。④气象条件。

（2）农作物从污染的环境中吸收农药　由于农药和工业三废的施用和排放，大量农药进入空气、水和土壤，成为环境污染物。农作物便会长期从污染的环境中吸收农药，尤其是从土壤和灌溉水中吸收农药。

（3）通过食物链污染食品　如饲料被农药污染而导致肉、奶、蛋的污染；含农药的工业废水污染江河湖海进而污染水产品等。

（4）其他来源的污染

① 粮食使用熏蒸剂等对粮食造成的污染。

② 禽畜饲养场所及禽畜身上施用农药对动物性食品的污染。

③ 粮食储存、加工、运输、销售过程中的污染，如混装、混放、容器及车船污染等。

④ 事故性污染，如将拌过农药的种子误当粮食吃，误将农药加入或掺入食品中，施用时用错品种或剂量而致农药高残留等。

3. 食品储藏和加工过程对农药残留量的影响

（1）储藏　谷物在仓储过程中农药残留量缓慢降低，但部分农药可逐渐渗入内部而致谷粒内部残留量增高。

（2）加工　常用的食品加工过程一般可不同程度降低农药残留量，但特殊情况下亦可使农药浓缩、重新分布或生成毒性更大的物质。

4. 控制食品中农药残留量的措施

（1）加强对农药生产和经营的管理。

（2）安全合理使用农药。

（3）制定和严格执行食品中农药残留限量标准。

（4）制定适合我国的农药政策。

（二）有害金属污染及其预防

环境中有 80 余种金属元素可以通过食物和饮水摄入、呼吸道吸入和皮肤接触等途径进入人体，其中一些金属元素在较低摄入量的情况下对人体即可产生明显的毒性作用，如铅、镉、汞等，常称之为有毒金属；另外许多金属元素，甚至包括某些必需元素，如铬、锰、锌、铜等，如摄入过量也可对人体产生较大的毒性作用或潜在危害。

1. 有害金属污染食品的途径

食品中的有害金属主要来源于：①某些地区特殊自然环境中的高本底含量。②由于人为的环境污染而造成有毒有害金属元素对食品的污染。③食品加工、储存、运输和销售过程中使用和接触的机械、管道、容器以及添加剂中含有的有毒有害金属元素导致食品的污染。

2. 食品中有害金属污染的毒作用特点

摄入被有害元素污染的食品对人体可产生多方面的危害，其危害通常有以下共同特点：①强蓄积性。进入人体后排出缓慢，生物半衰期多较长。②可通过食物链的生物富集作用而在生物体及人体内达到很高的浓度，如鱼虾等水产品中汞和镉等金属毒物的含量可能高达环境浓度的数百倍甚至数千倍。③有毒有害金属污染食品对人体造成的危害常以慢性中毒和远期效应为主。

3. 影响金属毒物毒作用强度的因素

主要有以下几个方面：①金属元素的存在形式。②机体的健康和营养状况以及食物中某些营养素的含量和平衡情况。③金属元素间或金属与非金属元素间的相互作用。④某些有些金属元素间也可产生协同作用。

4. 预防金属毒物污染食品及对人体产生危害的一般措施

（1）消除污染源。

（2）制定各类食品中有毒有害金属的最高允许限量标准，并加强监督检测工作。

（3）妥善保管有毒有害金属及其化合物，防止误食误用以及防止人为污染食品。

（4）对已污染的食品应根据污染物种类、来源、毒性大小、污染方式、程度和范围、受污染食品的种类和数量等不同情况作不同处理。处理原则是在确保使用安全性的基础上尽可能减少损失。

（三）N-亚硝基化合物污染及其预防

N-亚硝基化合物是对动物具有较强致癌作用的一类化学物质，已研究的有 300 多种亚硝基化合物，其中 90% 具有致癌性。

1. N-亚硝基化合物的分类、结构特点及理化性质

根据分子结构不同 N-亚硝基化合物可分为 N-亚硝胺和 N-亚硝酰胺。

（1）N-亚硝胺　亚硝胺是研究最多的一类 N-亚硝基化合物。低分子量的亚硝胺（如二甲基亚硝胺）在常温下为黄色油状液体，高分子量的亚硝胺多为固体。可溶于有机溶剂，特别是三氯甲烷。N-亚硝胺在中性和碱性环境中较稳定，在酸性环境中易破坏，盐酸有较强的去亚硝基作用。加热到 70～110℃，N—N 之间可发生断裂，此键最弱。亚硝基上的 O 原子和与烷基相连的 N 原子能和甲酸、乙酸、三氯乙酸形成氢键和发生加成反应。

（2）N-亚硝酰胺　N-亚硝酰胺的化学性质活泼，在酸性和碱性条件中均不稳定。在酸性条件下，分解为相应的酰胺和亚硝酸；在弱酸性条件下主要经重氮甲酸酯重排，放出 N_2 和羟酯酸；在弱碱性条件下 N-亚硝酰胺分解为重氮烷。

2. N-亚硝基化合物的前体物

（1）硝酸盐和亚硝酸盐

① 硝酸盐和亚硝酸盐广泛存在于人类环境中，是自然界中最普遍的含氮化合物。一般蔬菜中的硝酸盐含量较高，而亚硝酸盐含量较低。但腌制不充分的蔬菜、不新鲜的蔬菜、泡菜中含有较多的亚硝酸盐（其中的硝酸盐在细菌作用下，转变成亚硝酸盐）。

② 作为食品添加剂加入量过多。

（2）胺类物质　含氮的有机胺类化合物，是 N-亚硝基化合物的前体物，也广泛存在于环境中，尤其是食物中，因为蛋白质、氨基酸、磷脂等胺类的前体物，是各种天然食品的成分。另外，胺类也是药物、化学农药和一些化工产品的原材料，如大量的二级胺用于药物和工业原料。

3. 天然食品中的 N-亚硝基化合物在体内的合成

在自然界中 N-亚硝基化合物含量比较高的食物有以下几种：海产品、肉制品、啤酒及不新鲜的蔬菜等。N-亚硝基化合物可在机体内合成。胃 pH 值为 1～4，适合其合成，因此胃可能是合成亚硝胺的主要场所；口腔和感染的膀胱也可以合成一定的亚硝胺。

4. N-亚硝基化合物的致癌性

（1）N-亚硝基化合物致癌可通过呼吸道吸入、消化道摄入、皮下肌内注射、皮肤接触等途径，且具有剂量效应关系。

（2）不管是一次冲击量还是少量多次的给予动物，均可诱发癌肿。

（3）可使多种动物罹患癌肿，到目前为止，还没有发现有一种动物对 N-亚硝基化合物的致癌作用具有抵抗力。

（4）各种不同的亚硝胺对不同的器官有作用，如二甲基亚硝胺主要是导致消化道肿瘤，可引起胃癌、食管癌、肝癌、肠癌、膀胱癌等。

（5）妊娠期的动物摄入一定量的 N-亚硝基化合物可通过胎盘使子代动物致癌，甚至影响到第三代和第四代。有的实验显示 N-亚硝基化合物还可以通过乳汁使子代发生肿瘤。

5. 与人类肿瘤的关系

目前缺少 N-亚硝基化合物对人类直接致癌的资料。但许多的流行病学资料显示其摄入量与人类的某些肿瘤的发生呈正相关。

食物中的挥发性亚硝胺是人类暴露于亚硝胺的一个重要方面，许多食物中都能检测出亚硝胺；此外，人类接触 N-亚硝基化合物的途径还有化妆品、香烟烟雾、农药、化学药物以及餐具清洗液和表面清洁剂等。

人类许多的肿瘤可能与 N-亚硝基化合物有关，如胃癌、食管癌、结直肠癌、膀胱癌，以及肝癌。引起肝癌的环境因素，除黄曲霉毒素外，亚硝胺也是重要的环境因素。肝癌高发区的副食以腌菜为主，对肝癌高发区的腌菜中的亚硝胺测定显示，其检出率为 60%。

亚硝胺和亚硝酰胺的致癌机制并不完全相同。亚硝胺较稳定，对组织和器官的细胞没有直接的致突变作用。但是，与氨氮相连的 α-碳原子上的氢受到肝微粒体 P_{450} 的作用，被氧化形成羟基，此化合物不稳定，可进一步分解和异构化，生成烷基偶氮羟基化合物，此化合物是具有高度活性的致癌剂。因此，一些重要的亚硝胺，如二甲基亚硝胺和吡咯烷亚硝胺等，用于动物注射作致癌实验时，并不在注射部位引起肿瘤，而是经体内代谢活化引起肝脏等器官肿瘤。

N-亚硝基化合物，除致癌性外，还具有致畸作用和致突变作用。其中，亚硝酰胺对动物具有致畸作用，并存在剂量效应关系；而亚硝胺的致畸作用很弱。亚硝酰胺是一类直接致突变物；亚硝胺需经哺乳动物的混合功能氧化酶系统代谢活化后才具有致突变性。亚硝胺类活化物的致突变性和致癌性无相关性。

6. 预防措施

（1）减少其前体物的摄入量　如限制食品加工过程中的硝酸盐和亚硝酸盐的添加量；尽量食用新鲜蔬菜等。

（2）减少 N-亚硝基化合物的摄入量　人体接触的 N-亚硝基化合物有 70%～90% 是在体内自己合成的，因此可多食用能阻断 N-亚硝基化合物合成的成分和富含食品，如维生素 C、维生素 E 及一些多酚类的物质；制定食品中的最高限量标准。

（四）多环芳族化合物污染及其预防

多环芳族化合物目前已鉴定出数百种，其中苯并（a）芘研究的最早，资料最多。

1. 苯并（a）芘 [$\mathbf{B}(a)\mathbf{P}$]

（1）结构及理化性质　$B(a)P$ 是由 5 个苯环构成的多环芳烃。分子式为 $C_{20}H_{12}$，分子量为 252。常温下为针状结晶，浅黄色，性质稳定。沸点为 310～312℃，熔点为 178℃。溶于苯、甲苯、二甲苯及环己烷中，稍溶于甲醇和乙醇中。在水中溶解度仅为 0.5～6μg/L。阳光和荧光均可使之发生光氧化作用，臭氧也可使之氧化。与 NO 或 NO_2 作用可发生硝基化。在苯溶液中呈蓝色或紫色荧光。

（2）致癌性和致突变性　$B(a)P$ 对动物的致癌性是肯定的，能对大鼠、小鼠、地鼠、豚鼠、蝾螈、兔、鸭及猴等动物成功诱发肿瘤，并可在小鼠经胎盘使子代发生肿瘤，也可使大鼠胚胎死亡、仔鼠免疫功能下降。$B(a)P$ 是短期致突变实验的阳性物，在一系列的致突变实验中皆呈阳性反应。有许多的流行病学研究资料显示了人类摄入多环芳族化合物与胃癌发生率的相关关系。

（3）代谢　通过水和食物进入人体的 B(a)P 很快通过肠道吸收，吸收后很快分布于全身。多数脏器在摄入几分钟和几小时后就可检测出 B(a)P 和其代谢物。乳腺和脂肪组织中可蓄积。经口摄入的 B(a)p 可通过胎盘进入胎仔体，呈现毒性和致癌性。无论何种途径摄入，主要的排泄途径是经肝胆通过粪便排出。绝大部分为其代谢产物，只有 1％ 的为原型。动物实验表明，进入体内的 B(a)P 在微粒体混合功能氧化酶系的芳烃羟化酶作用下，代谢活化为多环芳烃环氧化物，与 DNA、RNA 和蛋白质大分子结合而呈现致癌作用，成为终致癌物。有的可经进一步代谢，形成带有羟基的化合物，最后可与葡萄糖醛酸、硫酸或谷胱甘肽结合从尿中排出。

（4）对食品的污染　多环芳烃主要由各种有机物如煤、柴油、汽油、原油及香烟的燃烧不完全而来。食品中的多环芳烃主要有以下几个来源：

① 食品在烘烤或熏制时直接受到污染。

② 食品成分在烹调加工时经高温裂解或热聚形成，是食品中多环芳烃的主要来源；

③ 植物性食物可吸收土壤、水中污染的多环芳烃，并可受大气飘尘直接污染；

④ 食品加工过程中，受机油污染，或食品包装材料的污染，以及在柏油马路上晾晒粮食可使粮食受到污染；

⑤ 污染的水体可使水产品受到污染。

⑥ 植物和微生物体内可合成微量的多环芳烃。

（5）防止 B(a)P 危害的预防措施　包括防止污染、去毒和制定食品中最高允许限量标准。

2. 杂环胺类化合物

杂环胺类化合物包括氨基咪唑氮杂芳烃（AIAs）和氨基咔啉两类。AIAs 包括喹啉类（IQ）、喹噁啉类（IQx）和吡啶类。AIAs 咪唑环的 α-氨基在体内可转化为 N-羟基化合物而具有致癌和致突变活性。氨基咔啉类包括 α-咔啉、γ-咔啉和 δ-咔啉，其吡啶环上的氨基易被亚硝酸钠脱去而失去活性。这些物质是在高温下由肌酸、肌酐、某些氨基酸和糖形成的。

（1）杂环胺类化合物的致癌性　IQ 化合物主要可诱发小鼠肝脏肿瘤，也可诱发肺、胃和造血系统的肿瘤，大鼠可发生肝、肠道、乳腺等器官的肿瘤；PhIP 主要诱发雄性大鼠肠道肿瘤、雌性乳腺肿瘤、小鼠的淋巴腺肿瘤。而其他氨基酸的热解产物主要诱发小鼠的肝脏和血管肿瘤，大鼠、小鼠的肝脏和小肠肿瘤。

（2）防止杂环胺类化合物危害的措施

① 改进烹调方法，尽量不要采用油煎和油炸的烹调方法，避免过高温度，不要烧焦食物。

② 增加蔬菜水果的摄入量。膳食纤维可以吸附杂环胺类化合物。而蔬菜和水果中的一些活性成分又可抑制杂环胺类化合物的致突变作用。

③ 建立完善的杂环胺类化合物的检测方法，开展食物杂环胺类化合物含量检测，研究其生成条件和抑制条件、在体内的代谢情况，以及毒害作用的阈剂量等方面，尽早制定食品中的允许含量标准。

第三节　食物中毒及其预防

一、食物中毒的概述

食物中毒属于食源性疾病，食源性疾病是指通过设施进入人体内的各种致病因子引起的、通常具有感染性质或中毒性质的一类疾病。食源性疾病的病原物可概括为生物性、化学性和物理性三大类。食源性疾病包括最常见的食物中毒、食源性肠道传染病、食源性寄生虫病、食源性变态反应性疾病、暴饮暴食引起的急性胃肠炎、酒精中毒，以及由有毒食物、有害污染物引起的中毒性疾病。

食物中毒是指摄入含有有毒有害物质的食品，或把有毒有害物质当作食品摄入后所出现的非传染性急性、亚急性疾病。

食物中毒的发病特点包括：①食物中毒的发生与摄取某种食物有关。②发病潜伏期短，来势急剧，呈暴发性。③中毒病人的临床表现基本相似。④一般无人与人之间的直接传染。

二、细菌性食物中毒

1. 沙门菌食物中毒

（1）病原学　引起沙门菌食物中毒的常见沙门菌为 B 组中的鼠伤寒沙门菌、C 组中的猪霍乱沙门菌、D 组中的肠炎沙门菌。

（2）流行病学特点　①引起中毒的食品主要为动物性食品。②食物中沙门菌来源于家畜、家禽的生前感染和屠宰后的污染。③多发于夏、秋季节，即 5～10 月。

（3）发病机制　活菌感染型中毒，或肠毒素型中毒。

（4）临床表现　前驱症状有寒战、头晕、头痛、食欲不振。主要症状为恶心、呕吐、腹痛、腹泻及高热。

（5）诊断和治疗　依据流行病学调查资料、患者临床表现、实验室细菌学检验和血清学鉴定，可对中毒作出诊断。治疗以对症处理为主。

（6）预防措施　①防止食品被沙门菌污染。②低温储存食品，控制沙门菌繁殖。③在食用前彻底加热以杀灭病原菌。

2. 葡萄球菌食物中毒

（1）病原学　主要是由金黄色葡萄球菌产生的肠毒素污染食品而引起中毒。

（2）流行病学特点　①多见于夏秋季节。②引起中毒的食品种类很多，以奶及其制品最为常见。

（3）发病机制　肠毒素到达中枢神经系统，刺激呕吐中枢引起呕吐。

（4）临床表现　主要症状为恶心、剧烈而频繁地呕吐，同时伴有上腹部剧烈的疼痛。腹泻为水样便。体温一般正常。

（5）诊断和治疗　依据流行病学特点、临床表现和实验室毒素鉴定可作出诊断。治疗以急救处理为原则，一般不用抗生素。

（6）预防措施　①防止食品被金黄色葡萄球菌污染。②在低温、通风良好条件下贮藏食品，防止细菌繁殖及产生毒素。

3. 副溶血性弧菌食物中毒

（1）病原学　副溶血性弧菌是一种嗜盐性细菌，可产生耐热性溶血毒素。

（2）流行病学特点　引起中毒的食品主要是海产食品和盐渍食品，中毒多发生于 7～9 月，以沿海地区多见。

（3）发病机制　活菌感染型中毒和细菌毒素型中毒。

（4）临床表现　主要症状为上腹部阵发性绞痛，继而腹泻，可出现洗肉水样血水便。多数患者在腹泻后出现恶心、呕吐。

（5）诊断和治疗　依据流行病学特点、临床表现和细菌学检验可确定诊断。以对症治疗为主。

（6）预防措施　防止细菌污染、控制细菌繁殖、加热杀灭病原体。

4. 变形杆菌食物中毒

（1）病原学　引起变形杆菌食物中毒的变形杆菌主要是普通变形杆菌和奇异变形杆菌。变形杆菌不耐热，可产生具有抗原性的肠毒素。

（2）流行病学特点　引起中毒的食品主要是动物性食品，尤其是熟肉和内脏的熟制品，此外，剩饭、凉拌菜、水产品也可引起变形杆菌食物中毒。变形杆菌属于腐败菌，一般不致病，常与其他腐败菌共同污染生食品，使之发生感官上的改变。不过需要注意的是，被变形杆菌污染的熟制品通常无感官性状的变化，极易被忽视而引起中毒。变形杆菌食物中毒最常发生于7～9月。

（3）发病机制　系大量活菌侵入肠道引起的感染型食物中毒。

（4）临床表现　在临床上主要表现为恶心、呕吐、发热、头痛、乏力、脐周边阵发性剧烈腹痛、腹泻水样便，常伴有黏液、恶臭。多在24h内恢复，一般预后良好。

（5）诊断和治疗　根据流行病学特点、临床表现和细菌学检验可作出诊断。变形杆菌食物中毒呈自愈性，治疗以对症处理为主。

（6）预防措施　防止细菌污染、控制细菌繁殖、加热杀灭病原体。

5. 肉毒梭菌食物中毒

（1）病原学　肉毒梭菌是带芽孢的厌氧菌，对热抵抗力很强。食物中毒系由其产生的肉毒毒素引起，该毒素是一种强烈的神经毒素，毒性比氰化钾强一万倍。根据毒素抗原性不同，将其分为8型，我国报道的肉毒中毒多为A型引起，其次为B、E型。肉毒毒素不耐热。

（2）流行病学特点　引起中毒的食品绝大多数为家庭自制的低盐并经厌氧发酵的食品，以及在厌氧条件下保存的肉制品。肉毒中毒一年四季均可发生，但大部分发生在4～5月。

（3）发病机制　随食物进入肠道的肉毒毒素被吸收入血后，作用于神经-肌肉接头处、自主神经末梢及脑神经核，阻止胆碱能神经末梢释放乙酰胆碱，使神经冲动的传导受阻，从而导致肌肉麻痹和瘫痪。

（4）临床表现　临床上以对称性颅脑神经受损的症状为特征，表现为眼功能降低、咽部肌肉和呼吸肌麻痹的症状，并常因呼吸衰竭而死亡。病死率高达30%～70%。国内广泛采用抗肉毒毒素血清治疗本病，病死率已降至10%以下。患者经治疗可于10天内恢复，一般无后遗症。

（5）诊断和治疗　根据流行病学特点、临床表现、肉毒毒素检验以及用小白鼠为对象的肉毒毒素确证试验，可作出诊断。治疗要求尽早肌内注射多价抗肉毒毒素血清，注射前应做过敏试验，试验阳性者需进行脱敏法注射。如毒素型别已确定，可只用单价抗毒素血清注射，同时给予支持疗法和有效的护理。

（6）预防措施

① 对加工食品的原料要进行彻底的清洁处理。

② 对罐头食品要彻底灭菌，不能食用胖听罐头。家庭自制罐头食品时要对原料进行蒸煮，一般加热温度为100℃，10～20min可使各型毒素破坏。

③ 对食用前不再加热的食品，应迅速冷却并在低温下贮存。

④ 对可疑食品要彻底加热以破坏毒素。

⑤ 对婴儿辅助食品如水果、蔬菜、蜂蜜等应严格控制肉毒梭菌的污染。

6. 蜡样芽孢杆菌食物中毒

（1）病原学　蜡样芽孢杆菌的繁殖体不耐热，该菌可产生引起人类中毒的肠毒素：不耐热的腹泻毒素可见于多种食品中；耐热的低分子呕吐毒素常在米饭类食品中形成。

（2）流行病学特点　引起中毒的食品种类繁多，在我国以米饭、米粉最为常见。引起中毒的食品多数感官性状正常，无腐败变质现象。中毒的发生有明显的季节性，多见于6～10月。

（3）发病机制和临床表现

① 呕吐型中毒：呕吐的发生机制与葡萄球菌肠毒素致呕吐的机制相同。中毒者以呕吐、恶心、腹痛为主要症状。

② 腹泻型中毒：腹泻毒素可通过激活肠黏膜细胞膜上的腺苷酸环化酶，使黏膜细胞分泌功能改变而引起腹泻。患者以腹痛、腹泻为主要症状，可有轻度恶心，但极少有呕吐。

（4）诊断和治疗　根据流行病学特点、临床表现和细菌学检验可作出诊断。治疗以对症处理为主，对重症者可给予抗生素治疗。

（5）预防措施　土壤、尘埃、空气是蜡样芽孢杆菌的污染源，昆虫、苍蝇、鼠类、不洁的容器及烹调用具可传播该菌，故应采取相应的措施以防止食品污染。此外，要低温保藏食品，并在使用前加热。

三、动植物性食物中毒

1. 河鲀毒素中毒

（1）有毒成分　河鲀的有毒成分叫河鲀毒素，存在于鱼体的多个部位，以卵巢最毒，肝脏次之，新鲜洗净的鱼肉一般不含毒素。但有个别品种的河鲀鱼肉也具毒性。每年春季2～5月是河鲀的生殖产卵期，此时含毒素最多，所以在春季易发生中毒。

（2）中毒机制　河鲀毒素主要作用于神经系统，阻断神经肌肉间的冲动传导，使神经末梢和中枢神经发生麻痹，同时引起外周血管扩张，使血压急剧下降，最后出现呼吸中枢和血管运动中枢麻痹，以致死亡。

（3）临床表现与急救治疗　中毒特点为发病急速而剧烈，一般食后10min至5h即发病。表现为全身不适；胃肠道症状；口唇、舌尖、手指末端刺痛发麻，感觉消失、麻痹；四肢肌肉麻痹，运动障碍，身体失去平衡，全身呈瘫痪状态。另外可有语言不清、瞳孔散大、血压和体温下降。通常在4～6h内死于呼吸麻痹和循环衰竭。病死率达40%～60%。治疗以催吐、洗胃和泻下为主，配合对症治疗，目前无特效解毒药。

（4）预防措施　河鲀毒素耐热，一般家庭烹调方法难以将毒素去除。应教育群众学会识别河鲀，上缴集中处理，不要出售，更不要"拼死吃河鲀"。

2. 毒蕈中毒

在目前我国已鉴定的蕈类中，可食用蕈类近300种，有毒蕈类约100种，其毒素成分复杂。

（1）临床表现　一般根据毒素种类和中毒表现，大致将毒蕈中毒分为胃肠毒型、神经精神型、溶血型、脏器毒害型和光过敏性皮炎型。其临床表现差异较大。

（2）急救治疗原则　及时采用催吐、洗胃、导泻、灌肠等措施。凡食蕈后10h内均应用

1∶4000 高锰酸钾溶液大量、反复地洗胃。一般常用二巯基丙磺酸钠进行治疗，因患者肝脏受损，不宜采用二巯丙醇。

（3）预防措施 切勿采摘自己不认识的蘑菇食用。

四、化学性食物中毒

1. 亚硝酸盐食物中毒

（1）流行病学特点 全年均有发生。多数原因是误将亚硝酸盐当作食盐食用；其次为食用含有大量硝酸盐和亚硝酸盐的不新鲜蔬菜。

（2）中毒机制和临床表现 亚硝酸盐为强氧化剂，经肠道入血后，短期内可使血中血红蛋白氧化成高铁血红蛋白，从而失去输送氧的功能，致使组织缺氧而中毒。亚硝酸盐中毒发病急速，除有一般症状外，可见口唇、耳郭、指（趾），甚至结膜、面部及全身皮肤发绀，心率加快，嗜睡或烦躁不安，呼吸困难。可因呼吸衰竭而死亡。

（3）急救治疗 对重症患者应迅速予以洗胃、灌肠。特效治疗可采用 1% 亚甲蓝小剂量口服或以 25%～50% 葡萄糖液 20mL 稀释后缓慢静脉注射。可同时大量给予维生素 C。

（4）预防措施 不要将亚硝酸盐和食盐、食糖、碱面混放，避免误食。不要食用存放过久的蔬菜。不要大量食用腌制不久的咸菜。

2. 砷中毒

（1）流行病学特点 多发生在农村，夏秋季多见。引起中毒的原因主要是误食，即把砒霜当成碱面、食盐或淀粉使用，或误食拌有含砷农药的种粮。水果、蔬菜中含砷农药残留量过高，食品原料及食品添加剂中含砷较高等也可引起中毒。

（2）砷的毒性及中毒机制 砒霜中的三价砷为细胞原浆毒。其毒性主要在于亚砷酸根离子与细胞中含巯基的呼吸酶如丙酮酸氧化酶相结合，使其失去活性，从而导致细胞氧化代谢障碍。砷还可麻痹血管运动中枢并直接作用于毛细血管，造成全身性出血、组织缺血、血压下降。砷也可对消化道呈现直接的腐蚀作用。

（3）中毒表现及治疗 初始表现为口干、流涎、口中金属味、咽喉部及上腹部烧灼感。随后出现恶心、呕吐，腹泻米泔样便，虚脱，意识消失。肝肾损伤者可出现黄疸、尿少、蛋白尿。重症患者出现头痛、狂躁、抽搐、昏迷等。抢救不及时可因呼吸中枢麻痹于发病 1～2 天内死亡。特效解毒剂有二巯基丙磺酸钠和二巯丙醇。

（4）预防措施 严格管理农药和拌过农药的粮种，防止误食。按照有关规定使用农药，以防水果、蔬菜中含砷农药残留量过高。使用含砷量符合国家标准的酸、碱、食品添加剂。

【讨论与思考】

1. 预防 N-亚硝基化合物的措施有哪些？
2. 什么是食物中毒？分为哪几种类型？
3. 沙门菌食物中毒的预防措施有哪些？

【章节小测验】

1. 由食品污染引起的食物中毒是（ ）
A. 河鲀中毒 B. 木薯中毒 C. 毒草中毒
D. 肉毒中毒 E. 发芽马铃薯中毒

2. 我国规定哪种食品中不得检出黄曲霉毒素 B₁（　　）

A. 玉米　　　　　B. 大米　　　　　C. 花生

D. 婴儿代乳食品　　　　　E. 豆类

3. 何种食物黄曲霉毒素污染最为严重（　　）

A. 大米和麦子　　B. 玉米和花生

C. 动物食品　　　D. 果蔬类　　　　E. 调味品

4. 肉类食品、罐头食品中常见的细菌菌属是（　　）

A. 假单胞菌属　　　　　　B. 微球菌属和葡萄球菌属

C. 芽孢杆菌属和梭状芽孢杆菌属

D. 肠杆菌属　　　　　　　E. 乳杆菌属

5. 乳品中常见的细菌菌属是（　　）

A. 假单胞菌属　　　　　　B. 微球菌属和葡萄球菌属

C. 芽孢杆菌属和梭状芽孢杆菌属

D. 肠杆菌属　　　　　　　E. 乳杆菌属

6. 下列哪项指标可用来显示鱼类的早期腐败（　　）

A. 挥发性盐基总氮　　　　B. 黏度

C. 二甲胺和三甲胺　　　　D. K 值　　　　E. D 值

7. 烹调时温度达到 250℃ 以上，蛋白质劣变会出现的致突变物质是（　　）

A. 杂环胺　　　　B. 多聚体　　　　C. N-亚硝胺

D. 三聚体　　　　E. 亚硝酰胺

8. 下列哪种食品中 N-亚硝基类化合物污染最严重（　　）

A. 奶类　　　　　B. 蔬菜、水果　　C. 酒类

D. 腌制肉制品　　E. 烧烤食品

9. 何种细菌可引起"神奈川"现象（　　）

A. 沙门菌属　　　B. 变形杆菌　　　C. 葡萄球菌

D. 副溶血性弧菌　　　　　E. 蜡样芽孢杆菌

10. 下列属于食物中毒的疾病是（　　）

A. 痢疾　　　　　B. 消化不良　　　C. 长期摄入低剂量化学物质引起的中毒

D. 有毒蜂蜜中毒　　　　　E. 急性酒精中毒

附 录

附录 A 常见食品营养成分表

1. 谷类及谷类制品

表 A1 谷类及谷类制品食物成分表

食物名称	食部/g	能量/kJ	能量/kcal	水分/g	蛋白质/g	脂肪/g	膳食纤维/g	碳水化合物/g	视黄醇当量/μg	维生素 B₁/mg	维生素 B₂/mg	维生素 C/mg	钙/mg	铁/mg	锌/mg
粳米（标一）	100	1435	384	13.7	7.7	0.6	0.6	76.8	—	0.16	0.08	—	11	1.1	1.45
粳米（特级）	100	1397	334	16.2	7.3	0.4	0.4	75.3	—	0.08	0.04	—	24	0.9	1.07
米饭（蒸）	100	477	114	71.1	2.5	0.2	0.4	25.6	—	0.02	0.03	—	6	0.2	0.47
米饭（蒸）	100	490	117	70.6	2.6	0.3	0.2	26.0	—	…	0.03	—	7	2.2	1.36
米粉（干，细）	100	1448	346	12.3	8.0	0.1	0.1	78.2	—	0.03	—	—	—	1.4	2.27
米粥	100	370	88.6	1.1	0.3	0.1	9.8	—	…	0.03	—	7	0.1	0.20	
晚籼（特）	100	1431	342	14.0	8.1	0.3	0.2	76.7	—	0.09	0.10	—	6	0.7	1.50
籼米（标准）	100	1452	347	12.6	7.9	0.6	0.8	77.5	—	0.09	0.04	—	12	1.6	1.47
苦荞麦粉	100	1272	304	19.3	9.7	2.7	5.8	60.2	—	0.32	0.21	—	39	4.4	2.02

食物名称	食部/g	能量/kJ	能量/kcal	水分/g	蛋白质/g	脂肪/g	膳食纤维/g	碳水化合物/g	视黄醇当量/μg	维生素B$_1$/mg	维生素B$_2$/mg	维生素C/mg	钙/mg	铁/mg	锌/mg
糯米(粳)	100	1435	343	13.8	7.9	0.8	0.7	76.0	—	0.20	0.05	—	21	1.9	1.77
糯米(紫红)	100	1435	343	13.8	8.3	1.7	1.4	73.7	—	0.31	0.12	—	13	3.9	2.16
荞麦	100	1356	324	13.0	9.3	2.3	6.5	66.5	3	0.28	0.16	—	47	6.2	3.62
青稞	100	1417	338	12.4	8.1	1.5	1.8	73.2	0	0.34	0.11	0	113	40.7	2.38
糌粑	100	1075	257	49.3	4.1	13.1	1.8	30.7	—	0.05	0.15	—	71	13.9	9.55
方便面	100	1975	472	3.6	9.5	21.1	0.7	60.9	—	0.12	0.06	—	25	4.1	1.06
麸皮	100	920	220	14.5	15.8	4.0	31.3	30.1	20	0.30	0.30	—	206	9.9	5.98
富强粉	100	1488	355	11.6	10.3	1.2	0.3	75.9	0	0.39	0.08	0	5	2.8	1.58
小麦粉(标准粉)	100	1439	344	12.7	11.2	1.5	2.1	71.5	—	0.28	0.08	—	31	3.5	1.64
挂面(标准粉)	100	1439	334	12.4	10.1	0.7	1.6	74.4	—	0.19	0.04	—	14	3.5	1.22
挂面(精白粉)	100	1452	347	12.7	9.6	0.6	0.3	75.7	—	0.20	0.04	—	21	3.2	0.74
烙饼(标准粉)	100	1067	225	36.4	7.5	2.3	1.9	51.0	—	0.02	0.04	—	20	2.4	0.94
馒头(蒸,标准粉)	100	975	233	40.5	7.8	1.0	1.5	48.3	—	0.05	0.07	—	18	1.9	1.01
馒头(蒸,富强粉)	100	870	208	47.3	6.2	1.2	1.0	43.2	—	0.02	0.02	—	58	1.7	0.40
油条	100	1615	386	21.8	6.9	17.6	0.9	50.1	—	0.01	0.07	—	6	1.0	0.75
小米	100	1498	358	11.6	9.0	3.1	1.6	73.5	17	0.33	0.10	—	41	5.1	1.87
小米粥	100	192	46	89.3	1.4	0.7	…	8.4	—	0.02	0.07	—	10	1.0	0.41
燕麦片	100	1536	367	9.2	15.0	6.7	5.3	61.6	—	0.30	0.13	—	186	7.0	2.59
莜麦面	100	1354	324	11.0	12.2	7.2	15.3	52.5	3	0.39	0.04	—	27	13.6	2.21
玉米(黄)	100	1402	335	13.2	8.7	3.8	6.4	66.6	17	0.21	0.13	—	14	2.4	1.70
玉米(鲜)	46	444	106	71.3	4.0	1.2	2.9	19.9	—	0.16	0.11	16	—	1.1	0.90
玉米罐头	100	26	6	93.0	1.1	0.2	4.9	0.8	7	—	—	—	6	0.1	0.33
玉米糁(黄)	100	1452	347	12.8	7.9	3.0	3.6	72.0	—	0.10	0.08	—	49	2.4	1.16

注：营养成分以每100g食部计。

2. 干豆类及豆制品

表 A2 干豆类及豆制品食物成分表

食物名称	食部/g	能量/kJ	能量/kcal	水分/g	蛋白质/g	脂肪/g	膳食纤维/g	碳水化合物/g	视黄醇当量/µg	维生素 B_1/mg	维生素 B_2/mg	维生素 C/mg	钙/mg	铁/mg	锌/mg
蚕豆（去皮）	100	1431	342	11.3	25.4	1.6	2.5	56.4	50	0.20	0.20	—	54	2.5	3.32
赤小豆	100	1293	309	12.6	20.2	0.6	7.7	55.7	13	0.16	0.11	—	74	7.4	2.20
豆腐	100	339	81	82.8	8.1	3.7	0.4	3.8	—	0.04	0.03	—	164	1.9	1.11
豆腐（南）	100	238	57	87.9	6.2	2.5	0.2	2.4	—	0.02	0.04	—	116	1.5	0.59
腐竹	100	1929	459	7.9	44.6	21.7	1.0	21.3	—	0.13	0.07	—	77	16.5	3.69
腐乳（白）	100	556	133	68.3	10.9	8.2	0.9	3.9	22	0.03	0.04	—	61	3.8	0.69
腐乳（红）	100	632	151	61.2	12.0	8.1	0.6	7.6	15	0.02	0.21	—	87	11.5	1.67
千张	100	1088	260	52.0	245.5	16.0	1.0	4.5	5	0.04	0.05	—	313	6.4	2.52
香干	100	615	147	69.2	15.8	7.8	0.8	3.3	7	0.04	0.03	—	299	5.7	1.59
豆浆	100	54	13	96.4	1.8	0.7	1.1	0.0	15	0.02	0.02	—	10	0.5	0.24
豆浆粉	100	1766	422	1.5	19.7	9.4	2.2	64.6	—	0.07	0.05	—	101	3.7	1.77
豆粕	100	1297	310	11.5	42.6	2.1	7.6	30.2	—	0.49	0.20	—	154	14.9	0.50
黄豆	100	1502	359	10.2	35.1	16.0	15.5	18.6	37	0.41	0.20	—	191	8.2	3.34
黄豆粉	100	1749	418	6.7	32.8	18.3	7.0	30.5	63	0.31	0.22	—	207	8.1	3.89
绿豆	100	1322	316	12.3	21.6	0.8	6.4	55.6	22	0.25	0.11	—	81	6.5	2.18
豌豆	100	1310	313	10.4	20.3	1.1	10.4	55.4	42	0.49	0.14	—	97	4.9	2.35
芸豆（杂）	100	1280	306	9.8	22.4	0.6	10.5	52.8	—	—	—	—	349	8.7	2.22

注：营养成分以每100g食部计。

3. 鲜豆类

表 A3 鲜豆类食物成分表

食物名称	食部/g	能量/kJ	能量/kcal	水分/g	蛋白质/g	脂肪/g	膳食纤维/g	碳水化合物/g	视黄醇当量/µg	维生素 B_1/mg	维生素 B_2/mg	维生素 C/mg	钙/mg	铁/mg	锌/mg
扁豆	91	155	37	88.3	2.7	0.2	2.1	6.1	25	0.04	0.07	13	38	1.9	0.72
蚕豆	31	435	104	70.2	8.8	0.4	3.1	16.4	52	0.37	0.10	16	16	3.5	1.37

食物名称	食部/g	能量/kJ	能量/kcal	水分/g	蛋白质/g	脂肪/g	膳食纤维/g	碳水化合物/g	视黄醇当量/μg	维生素B₁/mg	维生素B₂/mg	维生素C/mg	钙/mg	铁/mg	锌/mg
黄豆芽	100	184	44	88.8	4.5	1.6	1.5	3.0	5	0.04	0.07	8	21	0.9	0.54
毛豆	53	515	123	69.6	13.1	5.0	4.0	6.5	22	0.15	0.07	27	135	3.5	1.73
豇豆	97	121	29	90.3	2.9	0.3	2.3	3.6	42	0.07	0.09	19	27	0.5	0.54
绿豆芽	100	75	18	94.6	2.1	0.1	0.8	2.1	3	0.05	0.06	6	9	0.6	0.35
豆角	96	126	30	90.0	2.5	0.2	2.1	4.6	33	0.05	0.07	18	29	1.5	0.54
豌豆（带荚）	42	439	105	70.2	7.4	0.3	3.0	18.2	37	0.43	0.09	14	21	1.7	1.29
豌豆苗	86	141	34	89.6	4.0	0.8	1.9	2.6	344	0.05	0.11	67	40	4.2	0.77

注：营养成分以每100g食部计。

4. 根茎类

表A4 根茎类食物成分表

食物名称	食部/g	能量/kJ	能量/kcal	水分/g	蛋白质/g	脂肪/g	膳食纤维/g	碳水化合物/g	视黄醇当量/μg	维生素B₁/mg	维生素B₂/mg	维生素C/mg	钙/mg	铁/mg	锌/mg
百合（干）	100	1431	342	10.3	6.7	0.5	1.7	77.8	—	0.05	0.09	—	32	5.9	1.31
荸荠	78	247	59	83.6	1.2	0.2	1.1	13.1	3	0.02	0.02	7	4	0.6	0.34
芥蓝	78	126	30	90.8	1.3	0.2	1.3	5.7	3	0.04	0.02	41	25	0.3	0.17
甘薯（白心）	86	435	104	72.6	1.4	0.2	1.0	24.2	37	0.07	0.04	24	24	0.8	0.22
甘薯（红心）	90	414	99	73.4	1.1	0.2	1.6	23.1	125	0.04	0.04	26	23	0.5	0.15
胡萝卜（橙）	96	155	37	89.2	1.0	0.2	1.1	7.7	688	0.04	0.03	13	32	1.0	0.23
姜芽	77	106	25	91.1	1.7	0.2	2.0	4.2	—	0.05	004	12	2	0.5	0.29
芥菜头	83	138	33	89.6	1.9	0.2	1.4	6.0	—	0.06	0.02	34	65	0.8	0.39
凉薯	91	230	55	85.2	0.9	0.1	0.8	12.6	3	0.03	0.03	13	21	0.6	0.23
白萝卜	95	84	20	93.4	0.9	0.1	1.0	4.0	3	0.02	0.03	21	36	0.5	0.30
青萝卜	95	130	31	91.0	1.3	0.2	0.8	6.0	10	0.04	0.06	14	40	0.8	0.34
马铃薯	94	318	76	79.8	2.0	0.2	0.7	16.5	5	0.08	0.04	27	8	0.8	0.37

食物名称	食部/g	能量/kJ	能量/kcal	水分/g	蛋白质/g	脂肪/g	膳食纤维/g	碳水化合物/g	视黄醇当量/μg	维生素B_1/mg	维生素B_2/mg	维生素C/mg	钙/mg	铁/mg	锌/mg
魔芋精粉	100	155	37	12.2	4.6	0.1	74.4	4.4	—	微量	0.10	—	45	1.6	2.05
藕	88	293	70	80.5	1.9	0.2	1.2	15.2	3	0.09	0.03	44	39	1.4	0.23
山药	83	234	56	84.8	1.9	0.2	0.8	11.6	7	0.05	0.02	5	16	0.3	0.27
芋头	84	331	79	78.6	2.2	0.2	1.0	17.1	27	0.06	0.05	6	36	1.0	0.49
春笋	66	84	20	91.4	2.4	0.1	2.8	2.3	5	0.05	0.04	5	8	2.4	0.43

注：营养成分以每100g食部计。

5. 茎、叶、苔、花类蔬菜

表A5 茎、叶、苔、花类蔬菜食物成分表

食物名称	食部/g	能量/kJ	能量/kcal	水分/g	蛋白质/g	脂肪/g	膳食纤维/g	碳水化合物/g	视黄醇当量/μg	维生素B_1/mg	维生素B_2/mg	维生素C/mg	钙/mg	铁/mg	锌/mg
菠菜（赤根菜）	89	100	24	91.2	2.6	0.3	1.7	2.8	487	0.20	0.18	82	411	25.9	3.91
菜花	82	100	24	92.4	2.1	0.2	1.2	3.4	5	0.03	0.08	61	23	1.1	0.38
大白菜（青白口）	83	63	15	95.1	1.4	0.1	0.9	2.1	13	0.03	0.04	28	35	0.6	0.61
大白菜（酸）	100	59	14	95.2	1.1	0.2	0.5	1.9	5	0.02	0.02	2	48	1.6	0.36
小白菜	81	63	15	94.5	1.5	0.3	1.1	1.6	280	0.02	0.09	28	90	1.9	0.51
大葱	82	126	30	91.0	1.7	0.3	1.3	5.2	10	0.01	0.12	8	24	…	0.13
大蒜	85	527	126	66.6	4.5	0.2	1.1	26.5	5	0.04	0.06	7	39	1.2	0.88
青蒜	84	126	30	90.4	2.4	0.3	1.7	4.5	98	0.06	0.04	16	24	0.8	0.23
蒜苗	82	155	37	88.9	2.1	0.4	1.8	6.2	47	0.11	0.08	35	29	1.4	0.46
茴香菜	86	100	24	91.2	2.5	0.4	1.6	2.6	402	0.06	0.09	26	154	1.2	0.73
茭白	74	96	23	92.2	1.2	0.2	1.9	4.0	5						
金针菜	98	833	199	40.3	19.4	1.4	7.7	27.2	307	0.05	0.21	10	301	8.1	3.99
韭菜	90	109	26	91.8	2.4	0.4	1.4	3.2	235	0.02	24	42	1.6	0.43	0.41
芦笋	90	75	18	93.0	1.4	0.1	1.9	3.0	17	0.04	0.05	45	10	1.4	—
萝卜缨（小红）	93	84	20	92.8	1.6	0.3	1.4	2.7	118	0.02	—	77	—	—	—

食物名称	食部/g	能量/kJ	能量/kcal	水分/g	蛋白质/g	脂肪/g	膳食纤维/g	碳水化合物/g	视黄醇当量/μg	维生素B₁/mg	维生素B₂/mg	维生素C/mg	钙/mg	铁/mg	锌/mg
芹菜茎	67	84	20	93.1	1.2	0.2	1.2	3.3	57	0.02	0.06	8	80	1.2	0.24
花叶生菜	94	54	13	95.8	1.3	0.3	0.7	1.3	298	0.03	0.06	13	34	0.9	0.27
茼蒿	82	88	21	93.0	1.9	0.3	1.2	2.7	252	0.04	0.09	18	73	2.5	0.35
蕹菜	76	84	20	92.9	2.2	0.3	1.4	2.2	253						
莴苣笋	62	59	14	95.5	1.0	0.1	0.6	2.2	25	0.02	0.02	4	23	0.9	0.33
西蓝花	83	138	33	90.3	4.1	0.6	1.6	2.7	1202	0.09	0.13	51	67	1.0	0.78
苋菜（青）	74	105	25	90.2	2.8	0.3	2.2	2.8	352	0.03	0.12	47	187	5.4	0.80
香椿	76	197	47	85.2	1.7	0.4	1.8	9.1	117	—	—	—	—	—	—
小葱	73	100	24	92.7	1.6	0.4	1.4	3.5	140	—	—	—	—	—	—
雪里红（叶用芥菜）	94	100	24	91.5	2.0	0.4	1.6	3.1	52	—	—	—	—	—	—
葱头	90	163	39	89.2	1.1	0.2	0.9	8.1	3	0.20	0.14	5	351	6.2	1.13
芥菜（蔺菜）	88	113	27	90.6	2.9	0.4	1.7	3.0	432	—	—	—	—	—	—
油菜	87	96	23	92.9	1.8	0.5	1.1	2.7	103	0.08	0.07	65	156	2.8	0.72
圆白菜	86	92	22	93.2	1.5	0.2	1.0	3.6	12	0.03	0.03	40	49	0.6	0.25
荠菜	81	130	31	90.5	1.8	0.4	1.2	5.0	193	0.04	0.14	48	101	2.9	0.45

注：营养成分以每100g食部计。

6. 瓜菜类

表A6　瓜菜类食物成分表

食物名称	食部/g	能量/kJ	能量/kcal	水分/g	蛋白质/g	脂肪/g	膳食纤维/g	碳水化合物/g	视黄醇当量/μg	维生素B₁/mg	维生素B₂/mg	维生素C/mg	钙/mg	铁/mg	锌/mg
菜瓜	88	75	18	95.0	0.6	0.2	0.4	3.5	3	0.02	0.01	12	20	0.5	0.10
冬瓜	80	46	11	96.6	0.4	0.2	0.7	1.9	13	0.01	0.01	18	19	0.2	0.07
哈密瓜	71	142	34	91.0	0.5	0.1	0.2	7.7	153	…	0.01	12	4	…	0.13

食物名称	食部/g	能量/kJ	能量/kcal	水分/g	蛋白质/g	脂肪/g	膳食纤维/g	碳水化合物/g	视黄醇当量/μg	维生素 B₁/mg	维生素 B₂/mg	维生素 C/mg	钙/mg	铁/mg	锌/mg
黄瓜	92	63	15	95.8	0.8	0.2	0.5	2.4	15	0.02	0.03	9	24	0.5	0.18
苦瓜	81	79	19	93.4	1.0	0.1	1.4	3.5	17	0.03	0.03	56	14	0.7	0.36
木瓜	86	113	27	92.2	0.4	0.1	0.8	6.2	145	0.01	0.02	43	17	0.2	0.25
南瓜	85	92	22	93.5	0.7	0.1	0.8	4.5	148	0.03	0.04	8	16	0.4	0.14
丝瓜	83	84	20	94.3	1.0	0.2	0.6	3.6	15	0.02	0.04	5	14	0.4	0.21
节瓜（生瓜）	91	50	12	96.1	0.5	—	0.7	2.4	17	0.04	0.02	5	14	0.6	0.09
白兰瓜	55	88	21	93.2	0.6	0.1	0.8	4.5	7	0.02	0.03	14	—	—	—
西瓜	56	105	25	93.3	0.6	0.1	0.3	5.5	75	0.02	0.03	6	8	0.3	0.10
西葫芦	73	75	18	94.9	0.8	0.2	0.6	3.2	5	0.01	0.03	6	15	0.3	0.12
葫子（茄科）	85	113	27	92.2	0.7	0.1	0.9	5.9	163	0.01	0.06	29	49	…	0.56
辣椒（尖·青）	84	96	23	91.9	1.4	0.3	2.1	3.7	57	0.03	0.04	62	15	0.7	0.22
茄子	93	88	21	93.4	1.1	0.2	1.3	3.6	8	0.02	0.04	5	24	0.5	0.23
灯笼椒	82	92	22	93.0	1.0	0.2	1.4	4.0	57	0.03	0.03	72	14	0.8	0.19
番茄	97	79	19	94.4	0.9	0.2	0.5	3.5	92	0.03	0.03	19	10	0.4	0.13

注：营养成分以每100g食部计。

7. 菌藻类

表 A7　菌藻类食物成分表

食物名称	食部/g	能量/kJ	能量/kcal	水分/g	蛋白质/g	脂肪/g	膳食纤维/g	碳水化合物/g	视黄醇当量/μg	维生素 B₁/mg	维生素 B₂/mg	维生素 C/mg	钙/mg	铁/mg	锌/mg
海带	100	50	12	94.4	1.2	0.1	0.5	1.6	—	0.02	0.15	…	46	0.9	0.16
金针菇	100	109	26	90.2	2.4	0.4	2.7	3.3	5	0.15	0.19	2	—	1.4	0.39
口蘑	100	1013	242	9.2	38.7	3.3	17.2	14.4	—	0.07	0.08	…	169	19.4	9.04
木耳	100	858	205	15.5	12.1	1.5	29.2	35.7	17	0.17	0.44	—	247	97.4	3.18

食物名称	食部/g	能量/kJ	能量/kcal	水分/g	蛋白质/g	脂肪/g	膳食纤维/g	碳水化合物/g	视黄醇当量/μg	维生素B$_1$/mg	维生素B$_2$/mg	维生素C/mg	钙/mg	铁/mg	锌/mg
平菇	93	84	20	92.5	1.9	0.3	2.3	2.3	2	0.06	0.16	4	5	1.0	0.61
香菇（干）	95	883	211	12.3	20.0	1.2	31.6	30.1	3	0.19	1.26	5	83	10.5	8.57
银耳	96	837	200	14.6	10.0	1.4	30.4	36.9	8	0.05	0.25	—	36	4.1	3.03
紫菜	100	866	207	12.7	26.7	1.1	21.6	22.5	228	0.27	1.02	2	264	54.9	2.47

注：营养成分以每100g食部计。

8. 水果类

表 A8 水果类食物成分表

食物名称	食部/g	能量/kJ	能量/kcal	水分/g	蛋白质/g	脂肪/g	膳食纤维/g	碳水化合物/g	视黄醇当量/μg	维生素B$_1$/mg	维生素B$_2$/mg	维生素C/mg	钙/mg	铁/mg	锌/mg
菠萝	68	172	41	88.4	0.5	0.1	1.3	9.5	33	0.04	0.02	18	12	0.6	0.14
草莓	97	126	30	91.3	1.0	0.2	1.1	6.0	5	0.02	0.03	47	18	1.8	0.14
橙	74	197	47	87.4	0.8	0.2	0.6	10.5	27	0.05	0.04	33	20	0.4	0.14
柑橘	77	213	51	86.9	0.7	0.2	0.4	11.5	148	0.08	0.04	28	35	0.2	0.08
甘蔗汁	100	268	64	83.1	0.4	0.1	0.6	15.4	2	0.01	0.02	2	14	0.4	1.00
海棠果	86	305	73	79.9	0.3	0.2	1.8	17.4	118	0.05	0.03	20	15	0.4	0.04
金橘	89	230	55	84.7	1.0	0.2	1.4	12.3	62	0.04	0.03	35	56	1.0	0.21
梨	75	134	32	90.0	0.4	0.1	2.0	7.3	—	0.01	0.04	1	11	—	…
玉皇李	91	151	36	90.0	0.7	0.2	0.9	7.8	25	0.03	0.02	5	8	0.6	0.14
荔枝	73	293	70	81.9	0.9	0.2	0.5	16.1	2	0.10	0.04	41	2	0.4	0.17
桂圆	50	293	70	81.4	1.2	0.1	0.4	16.2	3	0.01	0.14	43	6	0.2	0.40
芒果	60	134	32	90.6	0.6	0.2	1.3	7.0	1342	0.01	0.04	23	微量	0.2	0.09
中华猕猴桃	83	234	56	83.4	0.8	0.6	2.6	11.9	22	0.05	0.02	62	27	1.2	0.57
蜜橘	76	176	42	88.2	0.8	0.4	1.4	8.9	277	0.05	0.04	19	19	0.2	0.10

食物名称	食部/g	能量/kJ	能量/kcal	水分/g	蛋白质/g	脂肪/g	膳食纤维/g	碳水化合物/g	视黄醇当量/μg	维生素B₁/mg	维生素B₂/mg	维生素C/mg	钙/mg	铁/mg	锌/mg
柠檬汁	100	109	26	93.1	0.9	0.2	0.3	5.2	—	0.01	0.02	11	24	0.1	0.09
苹果	76	218	52	85.9	0.2	0.2	1.2	12.3	3	0.06	0.02	4	4	0.6	0.19
葡萄	86	180	43	88.7	0.5	0.2	0.4	9.9	8	0.04	0.02	25	5	0.4	0.18
山楂	76	397	95	73.0	0.5	0.6	3.1	22.0	17	0.02	0.02	53	52	0.9	0.28
柿子	87	297	71	80.6	0.4	0.1	1.4	17.1	20	0.02	0.02	30	9	0.2	0.08
酸枣	52	1163	278	18.3	3.5	1.5	10.6	62.7	—	0.01	0.02	900	435	6.6	0.68
桃	86	201	48	86.4	0.9	0.1	1.3	10.9	3	0.01	0.03	7	6	0.8	0.34
无花果	100	247	59	81.3	1.5	0.1	3.0	13.0	5	0.03	0.02	2	67	0.1	1.42
香蕉	59	381	91	75.8	1.4	0.2	1.2	20.8	10	0.02	0.04	8	7	0.4	0.18
杏	91	151	36	89.4	0.9	0.1	1.3	7.8	75	0.02	0.03	4	14	0.6	0.20
杏脯	100	1377	329	15.3	0.8	0.6	1.8	80.2	157	0.02	0.09	6	68	4.8	0.56
鸭梨	82	180	43	88.3	0.2	0.2	1.1	10.0	2	0.03	0.03	4	4	0.9	0.10
椰子	33	967	231	51.8	4.0	12.1	4.7	26.6	—	0.01	0.01	6	2	1.8	0.92
樱桃	80	192	46	88.0	1.1	0.2	0.3	9.9	35	0.02	0.02	10	11	0.4	0.23
柚	69	172	41	89.0	0.8	0.2	0.4	9.1	2	—	0.03	23	4	0.3	0.40
枣	87	510	122	67.2	1.1	0.3	1.9	28.6	40	0.06	0.09	243	22	1.2	1.52
枣（干）	80	1105	264	26.9	3.2	0.5	6.2	61.6	2	0.04	0.16	14	64	2.3	0.65

注：营养成分以每100g食部计。

9. 坚果类

表A9　坚果类食物成分表

食物名称	食部/g	能量/kJ	能量/kcal	水分/g	蛋白质/g	脂肪/g	膳食纤维/g	碳水化合物/g	视黄醇当量/μg	维生素B₁/mg	维生素B₂/mg	维生素C/mg	钙/mg	铁/mg	锌/mg
核桃	43	1368	327	49.8	12.8	29.9	4.3	1.8	—	0.07	0.14	10	—	—	—

食物名称	食部/g	能量/kJ	能量/kcal	水分/g	蛋白质/g	脂肪/g	膳食纤维/g	碳水化合物/g	视黄醇当量/µg	维生素 B₁/mg	维生素 B₂/mg	维生素 C/mg	钙/mg	铁/mg	锌/mg
花生（炒）	71	2464	589	4.1	21.9	48.0	6.3	17.3	10	0.13	0.12	…	47	1.5	2.03
栗子	80	774	185	52.0	4.2	0.7	1.7	40.5	32	0.14	0.17	24	17	1.1	0.57
莲子（干）	100	1439	344	9.5	17.2	2.0	3.0	64.2	—	0.16	0.08	5	97	3.6	2.78
南瓜子（炒）	68	2402	574	4.1	36.0	46.1	4.1	3.8	—	0.08	0.16	—	37	6.5	7.12
松子仁	100	2920	698	0.8	13.4	70.6	10.0	2.2	2	0.19	0.25	—	78	4.3	4.61
西瓜子（炒）	43	2397	573	4.3	32.7	44.8	4.5	9.7	—	0.04	0.08	…	28	8.2	6.76
葵花子（炒）	52	2577	616	2.0	22.6	52.8	4.8	12.5	5	0.43	0.26	…	72	6.1	5.91
杏仁	100	2149	514	5.6	24.7	44.8	19.2	2.9	—	0.08	1.25	26	71	1.3	3.64
榛子（干）	27	2268	542	7.4	20.0	44.8	9.6	14.7	8	0.62	0.14	—	104	6.4	5.83

注：营养成分以每100g食部计。

10. 畜肉及其肉制品

表 A10 畜肉及其肉制品食物成分表

食物名称	食部/g	能量/kJ	能量/kcal	水分/g	蛋白质/g	脂肪/g	膳食纤维/g	碳水化合物/g	视黄醇当量/µg	维生素 B₁/mg	维生素 B₂/mg	维生素 C/mg	钙/mg	铁/mg	锌/mg
狗肉	80	485	116	76.0	16.8	4.6	—	1.8	157	0.34	0.20	—	52	2.9	3.18
驴肉（瘦）	100	485	116	73.8	21.5	3.2	—	0.4	72	0.03	0.16	—	2	4.3	4.26
马肉	100	510	122	74.1	20.1	4.6	—	0.1	28	0.06	0.25	—	5	5.1	12.26
羊肚	100	364	87	81.7	12.2	3.4	—	1.8	23	0.03	0.17	—	38	1.4	2.61
羊肝	100	561	134	69.7	17.9	3.6	—	7.4	20972	0.21	1.75	—	8	7.5	3.45
羊肉（肥瘦）	90	848	203	65.7	19.0	14.1	—	0.0	22	0.05	0.14	—	6	2.3	3.22
羊肉（瘦）	90	494	118	74.2	20.5	3.9	—	0.2	11	0.15	0.16	—	9	3.9	6.06
羊肉串（烤）	100	863	206	58.7	26.0	10.3	—	2.4	52	0.04	0.15	—	4	8.5	2.28

食物名称	食部/g	能量/kJ	能量/kcal	水分/g	蛋白质/g	脂肪/g	膳食纤维/g	碳水化合物/g	视黄醇当量/μg	维生素B$_1$/mg	维生素B$_2$/mg	维生素C/mg	钙/mg	铁/mg	锌/mg
羊肉串（炸）	100	908	217	57.4	18.3	11.5	—	10.0	40	0.04	0.41	—	38	4.2	3.84
羊肾	90	429	102	77.2	17.2	3.3	—	1.0	99	0.44	1.26	—	2	7.2	1.86
羊心	100	473	113	77.7	13.8	5.5	—	2.0	16	0.28	0.40	—	10	4.0	2.09
咖喱牛肉干	100	1364	325	13.3	45.9	2.7	…	29.5	86	0.01	0.27	0	65	18.3	7.60
牛肚	100	301	72	83.4	14.5	1.6	—	0.0	2	0.03	0.13	—	40	1.8	2.31
牛肝	100	582	139	68.7	19.8	3.9	—	6.2	20220	0.16	130	9	4	6.6	5.01
牛肉（肥瘦）	100	807	193	67.4	18.1	13.4	—	0.0	9	0.03	0.11	—	8	3.2	3.67
牛肉（瘦）	100	444	106	75.2	20.2	2.3	—	1.2	6	0.07	0.13	—	9	2.8	3.71
兔肉	100	427	102	76.2	19.7	2.2	—	0.9	212	0.11	0.10	—	12	2.0	1.30
叉烧肉	100	1167	279	49.2	23.8	16.9	—	7.9	16	0.66	0.23	—	8	2.6	2.42
腊肉（培根）	100	757	181	63.1	22.3	9.0	—	2.6	…	0.90	0.11	—	2	2.4	2.26
香肠	100	2125	508	19.2	24.1	40.7	—	11.2	…	0.48	0.11	—	14	5.8	7.61
猪大肠	100	819	196	73.6	6.9	18.7	—	0.0	7	0.06	0.11	—	10	1.0	0.98
猪肚	96	460	110	78.2	15.2	5.1	—	0.7	3	0.07	0.16	20	11	2.4	1.92
猪肝	99	540	129	70.7	19.3	3.5	—	5.0	4972	0.21	2.08	—	6	22.6	5.78
猪肉（肥瘦）	100	1654	395	46.8	13.2	37.0	—	6.8	114	0.22	0.16	—	6	1.6	2.06
猪肉（瘦）	100	598	143	71.0	20.3	6.2	—	1.5	44	0.54	0.10	—	6	3.0	2.99
猪肉松	100	1657	396	9.4	23.4	11.5	—	49.7	44	0.04	0.13	—	41	6.4	4.28
猪舌	94	975	233	63.7	15.7	18.1	—	1.7	15	0.13	0.30	13	13	2.8	2.12
猪肾	93	402	96	78.8	15.4	3.2	—	1.4	41	0.31	1.14	—	12	6.1	2.56
猪蹄	60	1087	260	58.2	22.6	18.8	—	0.0	3	0.05	0.10	—	33	1.1	1.14
猪小排	72	1163	278	58.1	16.7	23.1	—	0.7	5	0.30	0.16	—	14	1.4	3.36
猪血	100	230	55	85.8	12.2	0.3	—	0.9	—	0.03	0.04	—	4	8.7	0.28
猪心	97	498	119	76.0	16.6	5.3	—	1.1	13	0.19	0.48	4	12	4.3	1.90

注：营养成分以每100g食部计。

11. 禽肉及其肉制品

表 A11 禽肉及其肉制品食物成分表

食物名称	食部 /g	能量 /kJ	能量 /kcal	水分 /g	蛋白质 /g	脂肪 /g	膳食纤维 /g	碳水化合物 /g	视黄醇当量 /µg	维生素 B₁ /mg	维生素 B₂ /mg	维生素 C /mg	钙 /mg	铁 /mg	锌 /mg
鹌鹑	58	460	110	75.1	20.2	3.1	—	0.2	40	0.04	0.32	—	48	2.3	1.19
鹅	63	1049	251	61.4	17.9	19.9	—	0.0	42	0.07	0.23	—	4	3.8	1.36
鸽	42	841	201	66.6	16.5	14.2	—	1.7	53	0.06	0.20	—	30	3.8	0.82
火鸡胸脯肉	100	431	103	73.6	22.4	0.2	—	2.8	…	0.04	0.03	—	39	1.1	0.52
鸡肝	100	506	121	74.4	16.6	4.8	—	2.8	10414	0.33	1.10	—	7	12.0	2.40
鸡腿	69	757	181	70.2	16.0	13.0	—	0.0	44	0.02	0.14	—	6	1.5	1.12
鸡血	100	205	49	87.0	7.8	0.2	—	4.1	56	0.05	0.04	—	10	25.0	0.45
鸡胸脯肉	100	556	133	72.0	19.4	5.0	—	2.5	16	0.07	0.13	—	3	0.6	0.51
鸡肫	100	494	118	73.1	19.2	2.8	—	4.0	36	0.04	0.09	—	7	4.4	2.76
肯德基（炸鸡）	70	1167	279	49.4	20.3	17.3	—	10.5	23	0.03	0.17	—	109	2.2	1.66
肉鸡（肥）	74	1628	389	46.1	16.7	35.4	—	0.9	226	0.07	0.07	—	37	1.7	1.10
土鸡	58	519	124	73.5	20.8	4.5	—	0.0	64	0.09	0.08	—	9	2.1	1.06
乌骨鸡	48	464	111	73.9	22.3	2.3	—	0.3	微量	0.02	0.29	—	17	2.3	1.60
鸭肝	100	536	128	76.3	14.5	7.5	—	0.5	1040	0.26	1.05	18	18	23.1	3.08
盐水鸭（熟）	81	1305	312	51.7	16.6	26.1	—	2.8	35	0.07	0.21	—	10	0.7	2.04
鸭肉（胸脯）	100	377	90	78.6	15.0	1.5	—	4.0	—	0.01	0.07	—	6	4.1	1.17
鸭掌	59	628	150	64.7	13.4	1.9	—	19.7	11	微量	0.17	—	24	1.3	0.54
鸭肫	93	385	92	77.8	17.9	1.3	—	2.1	6	0.04	0.15	—	12	4.3	2.77
北京烤鸭	80	1824	436	38.2	16.6	38.4	—	6.0	36	0.04	0.32	—	35	2.4	1.25
北京填鸭	75	1774	424	45.0	9.3	41.3	—	3.9	30	…	—	—	15	1.6	1.31

注：营养成分以每100g食部计。

12. 乳及乳制品

表 A12　乳及乳制品食物成分表

食物名称	食部 /g	能量 /kJ	能量 /kcal	水分 /g	蛋白质 /g	脂肪 /g	膳食纤维 /g	碳水化合物 /g	视黄醇当量 /μg	维生素 B_1 /mg	维生素 B_2 /mg	维生素 C /mg	钙 /mg	铁 /mg	锌 /mg
黄油	100	3712	888	0.5	1.4	98.0	—	0.0	—	—	0.02	—	35	0.8	0.11
牦牛乳	100	469	112	75.3	2.7	3.3	—	17.9	—	0.03	—	—	—	—	—
奶酪	100	1372	328	43.5	25.7	23.5	—	3.5	152	0.06	0.91	—	799	2.4	6.97
奶油	100	3012	720	18.0	2.5	78.6	—	0.7	1042	…	0.05	—	1	0.7	0.12
全脂牛乳粉	100	2000	478	2.3	20.1	21.2	—	51.7	141	0.11	0.73	4	676	1.2	3.14
甜炼乳	100	1389	332	26.2	8.0	8.7	—	55.4	41	0.03	0.16	2	242	0.4	1.53
牛乳	100	226	54	89.8	3.0	3.2	—	3.4	24	0.03	0.14	1	104	0.3	0.42
酸奶	100	301	72	84.7	2.5	2.7	—	9.3	26	0.03	0.15	1	118	0.4	0.53
全脂羊乳粉	100	2084	498	1.4	18.8	25.2	—	49.0	—	0.06	1.60	—	—	—	—

注：营养成分以以每 100g 食部计。

13. 禽蛋类

表 A13　禽蛋类食物成分表

食物名称	食部 /g	能量 /kJ	能量 /kcal	水分 /g	蛋白质 /g	脂肪 /g	膳食纤维 /g	碳水化合物 /g	视黄醇当量 /μg	维生素 B_1 /mg	维生素 B_2 /mg	维生素 C /mg	钙 /mg	铁 /mg	锌 /mg
鹅蛋	87	820	196	69.3	11.1	15.6	—	2.8	192	0.08	0.30	—	34	4.1	1.43
白皮鸡蛋	87	577	138	75.8	12.7	9.0	—	1.5	310	0.09	0.31	—	48	2.0	1.00
红皮鸡蛋	88	653	156	73.8	12.8	11.1	—	1.3	194	0.13	0.32	—	444	2.3	1.01
鸡蛋白	100	251	60	84.4	11.6	0.1	—	3.1	微量	0.04	0.31	—	9	1.6	0.02
鸡蛋黄	100	1372	328	51.5	15.2	28.2	—	3.4	438	0.33	0.29	—	112	6.5	3.79
松花蛋（鸭蛋）	90	715	171	68.4	14.2	10.7	—	4.5	215	0.06	0.18	—	63	3.3	1.48
鸭蛋	87	753	180	70.3	12.6	13.0	—	3.1	261	0.17	0.35	—	62	2.9	1.67

食物名称	食部/g	能量/kJ	能量/kcal	水分/g	蛋白质/g	脂肪/g	膳食纤维/g	碳水化合物/g	视黄醇当量/μg	维生素B₁/mg	维生素B₂/mg	维生素C/mg	钙/mg	铁/mg	锌/mg
鸭蛋（咸）	88	795	190	61.3	12.7	12.7	—	6.3	134	0.16	0.33	—	118	3.6	1.74
鸭蛋白	100	197	47	87.7	9.9	微量	—	1.8	23	0.01	0.07	—	18	0.1	—
鸭蛋黄	100	1582	378	44.9	14.5	33.8	—	4.0	1980	0.28	0.62	—	123	4.9	3.09
鹌鹑蛋	86	669	160	73.0	12.8	11.1	—	2.1	337	0.11	0.49	—	47	3.2	1.61

注：营养成分以每100g食部计。

14. 鱼类

表A14 鱼类食物成分表

食物名称	食部/g	能量/kJ	能量/kcal	水分/g	蛋白质/g	脂肪/g	膳食纤维/g	碳水化合物/g	视黄醇当量/μg	维生素B₁/mg	维生素B₂/mg	维生素C/mg	钙/mg	铁/mg	锌/mg
鲅鱼	80	509	122	72.5	21.2	3.1	—	2.2	9	0.03	0.04	—	35	0.8	1.39
鳊鱼	59	565	135	73.1	18.3	6.3	—	1.2	28	0.02	0.07	—	89	0.7	0.89
草鱼	58	472	113	77.3	16.6	5.2	—	0.0	11	0.04	0.11	—	38	0.8	0.87
大黄鱼	66	402	96	77.7	17.7	2.5	—	0.8	10	0.03	0.10	—	53	0.7	0.58
带鱼	76	531	127	73.3	17.7	4.9	—	3.1	29	0.02	0.06	—	28	1.2	0.70
鲑鱼（大麻哈鱼）	72	581	149	74.1	17.2	7.8	—	0.0	45	0.07	0.18	—	13	0.3	1.11
鳜鱼	61	490	117	74.5	19.9	4.2	—	0.0	12	0.02	0.07	—	63	1.0	1.07
鲫鱼	54	452	108	75.4	17.1	2.7	—	3.8	17	0.04	0.09	—	79	1.3	1.94
鲢鱼	61	433	104	77.4	17.8	3.6	—	0.0	20	0.03	0.07	—	53	1.4	1.17
鲮鱼	57	397	95	77.7	18.4	2.1	—	0.7	125	0.01	0.04	—	31	0.9	0.83
鳝鱼	54	456	109	76.6	17.6	4.1	—	0.5	25	0.03	0.09	—	50	1.0	2.08
绿鳍马面豚（橡皮鱼）	52	347	83	78.9	18.1	0.6	—	1.2	15	0.02	0.05	—	54	0.9	1.44
鲈鱼	58	439	105	76.5	18.6	3.4	—	0.0	19	0.03	0.17	—	138	2.0	2.83
鳕鱼	84	757	181	67.1	18.6	10.8	—	2.3	—	0.02	0.02	—	42	1.5	1.15

食物名称	食部/g	能量/kJ	能量/kcal	水分/g	蛋白质/g	脂肪/g	膳食纤维/g	碳水化合物/g	视黄醇当量/μg	维生素 B$_1$/mg	维生素 B$_2$/mg	维生素 C/mg	钙/mg	铁/mg	锌/mg
鲇鱼	65	427	102	78.0	17.3	3.7	—	0.0	—	0.03	0.10	—	42	2.1	0.53
泥鳅	60	402	96	76.6	17.9	2.0	—	1.7	14	0.10	0.33	—	299	2.9	2.76
鲜鱼	68	439	113	75.9	20.8	3.2	—	0.0	…	0.11	微量	—	55	1.0	0.53
青鱼	63	485	120	73.9	20.1	4.2	—	0.2	42	0.03	0.07	—	31	0.9	0.96
沙丁鱼(蛇鰛)	67	376	99	78.0	19.8	1.1	—	0.0	—	0.01	0.03	—	184	1.4	0.16
黄鳝	67	372	89	78.0	18.0	1.4	—	1.2	50	0.06	0.98	—	42	2.5	1.97
鲨鱼	56	492	118	73.3	22.2	3.2	—	0.0	21	0.01	0.05	—	41	0.9	0.73
鲐鱼	66	649	155	69.1	19.9	7.4	—	2.2	38	0.08	0.12	—	50	1.5	1.02
勺鳢	57	356	85	78.7	18.5	1.2	—	0.0	26	0.02	0.14	—	152	0.7	0.80
小凤尾鱼(鲚鱼)	90	519	124	72.7	15.5	5.1	—	4.0	14	0.06	0.06	—	78	1.6	1.30
小黄鱼	63	414	99	77.9	17.9	3.0	—	0.1	…	0.04	0.04	—	78	0.9	0.94
银鱼	100	497	119	76.2	17.2	4.0	—	0.0	—	0.03	0.05	—	46	0.9	0.16
鳙鱼	61	418	100	76.5	15.3	2.2	—	4.7	34	0.04	0.11	—	82	0.8	0.76
鱼子酱(大麻哈鱼)	100	1054	252	49.4	10.9	16.8	—	14.4	111	0.33	0.19	—	23	2.8	2.69
鳟鱼	57	414	99	77.0	18.6	2.6	—	0.2	206	0.08	—	—	34	—	4.30

注：营养成分以每100g食部计。

15. 虾、蟹及软体动物类

表 A15 虾、蟹及软体动物类食物成分表

食物名称	食部/g	能量/kJ	能量/kcal	水分/g	蛋白质/g	脂肪/g	膳食纤维/g	碳水化合物/g	视黄醇当量/μg	维生素 B$_1$/mg	维生素 B$_2$/mg	维生素 C/mg	钙/mg	铁/mg	锌/mg
鲍鱼	65	351	84	77.5	12.6	0.8	—	6.6	24	0.01	0.16	—	266	22.6	1.75
蛏子	57	167	40	88.4	7.3	0.3	—	2.1	59	0.02	0.12	—	134	33.6	2.01

食物名称	食部/g	能量/kJ	能量/kcal	水分/g	蛋白质/g	脂肪/g	膳食纤维/g	碳水化合物/g	视黄醇当量/μg	维生素 B$_1$/mg	维生素 B$_2$/mg	维生素 C/mg	钙/mg	铁/mg	锌/mg
赤贝（泥蚶）	30	297	71	81.8	10.0	0.8	—	6.0	6	0.01	0.07	—	59	11.4	0.33
毛蛤蜊	25	406	97	75.6	15.0	1.0	—	7.1	微量	0.01	0.14	—	137	15.3	2.29
海参	93	1096	262	18.9	50.2	4.8	—	4.5	39	0.04	0.10	—	—	9.0	2.24
香海螺	59	682	163	61.6	22.7	3.5	—	10.1	微量	—	0.24	—	91	3.2	2.89
海蜇皮	100	137	33	76.5	3.7	0.3	—	3.8	—	0.03	0.05	—	150	4.8	0.55
螺蛳	37	248	59	83.3	7.5	0.6	—	6.0	—	微量	0.28	—	156	1.4	10.27
牡蛎	100	305	73	82.0	5.3	2.1	—	8.2	27	0.01	0.13	—	131	7.1	9.39
鲜贝	100	322	77	80.3	15.7	0.5	—	2.5	—	微量	0.21	—	28	0.7	2.08
勺蛏（鲜）	97	351	84	80.4	17.4	1.6	—	0.0	35	0.02	0.06	—	44	0.9	2.38
淡菜（干）	100	1485	355	15.6	47.8	9.3	—	20.1	6	0.04	0.32	—	157	12.5	6.71
贻贝（鲜）	49	335	80	79.9	11.4	1.7	—	4.7	73	0.12	0.22	—	63	6.7	2.47
鱿鱼（水浸）	98	314	81	75.0	17.0	0.0	—	0.0	16	…	0.03	—	43	0.5	1.36
章鱼（八爪鱼）	78	565	135	65.4	18.9	0.4	—	14.0	…	0.04	0.06	—	21	0.6	0.68
基围虾	60	423	101	75.2	18.2	1.4	—	3.9	微量	0.03	0.06	—	36	2.9	1.55
梭子蟹	49	397	95	77.5	15.9	3.1	—	0.9	121	0.03	0.30	—	280	2.5	5.50
河虾	86	368	88	78.1	16.4	2.4	—	0.0	48	0.04	0.03	—	325	4.0	2.24
河蟹	42	431	103	75.8	17.5	2.6	—	2.3	389	0.06	0.28	—	126	2.9	3.68
龙虾	46	377	90	77.6	18.9	1.1	—	1.0	—	微量	0.03	—	21	1.3	2.79
虾皮	100	640	153	42.4	30.7	2.2	—	2.5	19	0.02	0.14	—	991	6.7	1.93
鳌虾（虾虎）	32	339	81	80.6	11.6	1.7	—	4.8	微量	0.04	0.04	—	22	1.7	3.31

注：营养成分以每100g食部计。

附录 B 中国 18～49 岁成年居民膳食营养素参考摄入量表（DRIs）

能量或营养素	RNI 男	RNI 女	AMDR	营养素	RNI 男	RNI 女	PI	UL	营养素	RNI 男	RNI 女	PI	UL
能量①/(MJ/d)				钙/(mg/d)	800			2000	维生素 A /(μg RAE/d)④	800	700		3000
PAL(Ⅰ)	9.41①	7.53①	—②	磷/(mg/d)	720			3500	维生素 D /(μg/d)	10			50
PAL(Ⅱ)	10.88①	8.79①	—	钾/(mg/d)	2000		3600		维生素 E /(mg α-TE/d)⑤	14			700
PAL(Ⅲ)	12.55①	10.04①	—	钠/(mg/d)	1500		2000		维生素 K /(μg/d)	80			
蛋白质 /(g/d)	65	55	—	镁/(mg/d)	330				维生素 B_1 /(mg/d)	1.4	1.2		
总碳水化合物 /(%E)③	—		50～65	氯/(mg/d)	2300				维生素 B_2 /(mg/d)	1.4	1.2		
一添加糖/(%E)	—		<10	铁/(mg/d)	12	20		42	维生素 B_6 /(mg/d)	1.4			60
总脂肪/(%E)	—		20～30	碘/(μg/d)	120			600	维生素 B_{12} /(mg/d)	2.4			
一饱和脂肪酸 /(%E)	—		<10	锌/(mg/d)	12.5	7.5		40	泛酸	5.0			
—n-6 多不饱和脂肪酸/(%E)	—		2.5～9.0	硒/(μg/d)	60			400	叶酸 /(μg DFE/d)⑥	400			1000⑦
一亚油酸/(%E)	4.0		—	铜/(mg/d)	0.8			8	烟酸 /(mg NE/d)⑧	15	12		35/310⑨
—n-3 多不饱和脂肪酸/(%E)	—		0.5～2.0	氟/(mg/d)	1.5			3.5	胆碱	500	400		3000
—α-亚麻酸/(%E)	0.60(AI)			铬/(μg/d)	30				生物素 /(μg/d)	40			
—DHA+EPA /(g/d)	—		0.25～2.0	锰/(mg/d)	4.5			11	维生素 C /(mg/d)	100		200	2000
				钼/(μg/d)	100			900					

① 能量需要量，EER＝Estimated Energy Requirement；1000kcal＝4.184MJ，1MJ＝239kcal。
② 未制定参考值者用"—"表示。
③ %E 为占能量的百分比。
④ 维生素 A 的单位为视黄醇活性当量（RAE），1μg RAE＝膳食或补充剂来源全反式视黄醇（μg）＋1/2 补充剂纯品全反式 β-胡萝卜素（μg）＋1/12 膳食全反式 β-胡萝卜素（μg）＋1/24 其他膳食维生素 A 类胡萝卜素（μg）；维生素 A 的 UL 不包括维生素 A 原类胡萝卜素 RAE。
⑤ α-生育酚当量（α-TE），膳食中总 α-TE 当量（mg）＝1×α-生育酚（mg）＋0.5×β-生育酚（mg）＋0.1×γ-生育酚（mg）＋0.02×δ-生育酚（mg）＋0.3×α-三烯生育酚（mg）。
⑥ 膳食叶酸当量（DFE，μg）＝天然食物来源叶酸（μg）＋1.7×合成叶酸（μg）。
⑦ 指合成叶酸摄入量上限，不包括天然食物来源叶酸，单位为 μg/d。
⑧ 烟酸当量（NE，mg）＝烟酸(mg)＋1/60 色氨酸(mg)。
⑨ 烟酰胺，单位为 mg/d。
注：RNI＝Recommended Nutrients Intakes，参考摄入量；AI＝Adequate Intake，适宜摄入量；UL＝Tolerable Upper Intake Level，可耐受最高摄入量，有些营养素未制定 UL，主要是因为研究资料不充分，并不表示过量摄入没有健康风险；AMDR＝Acceptable Macronutrient Distribution Range，宏量营养素可接受范围；PI＝Proposed Intakes for Preventing Non-communicable Chronic Disease，预防非传染性慢性病的建议摄入量；PAL＝Physical Activity Level，身体活动水平，Ⅰ＝1.5（轻），Ⅱ＝1.75（中），Ⅲ＝2.0（重）。

附录 C 不同类型活动/运动的能量消耗

活动项目	每公斤体重每活动1分钟的能量消耗		体重65公斤男子活动30分钟的能量消耗	体重55公斤女子活动30分钟的能量消耗	不同能量消耗运动时的心率
	千卡/千克/分	千焦耳/千克/分	千卡	千卡	次/分
静态					
睡眠、静卧	0.018	0.075	35	30	＜80
卧位看电视、看书、写字、坐位谈话、玩牌、吃饭、学习、编织、修鞋	0.025	0.105	49	41	＜80
立位绘画、电动打字、组装收音机	0.034	0.142	66	56	＜80
家务活动					
盥洗、穿衣、办公室工作	0.045	0.188	88	74	80～100
烹饪、扫地	0.048	0.201	94	79	80～100
铺床、清扫房间	0.056	0.234	109	92	80～100
购物、擦地、擦玻璃、熨衣服	0.062	0.259	121	102	80～100
跟孩子玩					
坐位	0.040	0.167	78	66	80～100
立位	0.060	0.251	119	99	80～100
走、跑	0.088	0.368	172	145	80～100
休闲活动					
庭园活动					
盖土、播种、编篱笆	0.054～0.071	0.112～0.129	105～150	90～127	80～100
剪枝、挖沟、割草	0.226～0.322	0.469～0.540	219～252	186～213	120～140
乘车	0.027	0.113	53	45	＜80
步行					
缓慢	0.048	0.201	94	79	80～100
50～55 米/分	0.052	0.218	101	86	80～100
110～120 米/分	0.076	0.318	148	125	80～100
120 米/分	0.097	0.406	189	160	100～120
上下楼	0.057	0.239	111	94	80～100
跳舞					
中等强度	0.061	0.225	119	101	80～100
剧烈	0.083	0.347	162	137	100～120
有氧舞蹈(低碰撞)	0.088	0.368	172	145	100～120
有氧舞蹈(高碰撞)	0.115	0.481	224	190	100～120
跳绳	0.130	0.544	254	215	120～140
钓鱼	0.062	0.259	121	102	80～100
玩乐器					
拉手风琴	0.030	0.126	59	50	＜80

活动项目	每公斤体重每活动1分钟的能量消耗		体重65公斤男子活动30分钟的能量消耗	体重55公斤女子活动30分钟的能量消耗	不同能量消耗运动时的心率
	千卡/千克/分	千焦耳/千克/分	千卡	千卡	次/分
吉他、笛子、大提琴	0.032	0.134	62	53	<80
弹钢琴	0.040	0.167	78	66	80~100
吹喇叭	0.060	0.251	117	99	80~100
打鼓	0.067	0.280	131	111	80~100
运动					
体操	0.053~0.066	0.222~0.276	103~129	88~109	80~100
太极拳	0.078~0.130	0.326~0.544	152~254	129~215	80~120
太极剑	0.086	0.360	168	142	100~120
少林拳	0.121	0.506	236	200	120~140
跑走结合、时间<10分钟	0.098	0.411	192	162	100~120
慢跑	0.115	0.481	224	190	100~120
越野(200米/分)	0.150	0.628	293	248	120~140
爬山	0.121	0.506	236	200	120~140
划船	0.060	0.251	117	99	80~100
高尔夫球	0.058	0.243	113	96	80~100
羽毛球	0.075~0.091	0.314~0.381	146~178	124~150	80~100
台球	0.042	0.176	82	69	80~100
乒乓球	0.068	0.285	133	112	80~80
棒球	0.069~0.083	0.289~0.347	135~162	114~137	80~110
排球	0.052~0.076	0.218~0.318	101~148	86~125	80~110
篮球	0.098~0.138	0.410~0.577	191~269	162~228	120~140
网球	0.109	0.456	213	180	100~120
足球	0.132	0.552	260	218	120~140
滑冰	0.084~0.115	0.352~0.481	164~224	139~190	100~120
滑旱冰	0.115	0.481	224	190	110~120
滑雪	0.158	0.661	308	261	140~160
骑自行车					
慢骑	0.058~0.101	0.243~0.423	113~197	96~167	80~110
快骑	0.101~0.142	0.423~0.594	197~277	162~234	120~140
游泳					
10米/分	0.050	0.209	98	83	80~100
20米/分	0.070	0.293	137	116	80~100
30米/分	0.170	0.711	332	278	140~160
体力劳动					
驾拖拉机	0.037	0.155	72	61	<80

活动项目	每公斤体重每活动1分钟的能量消耗		体重65公斤男子活动30分钟的能量消耗	体重55公斤女子活动30分钟的能量消耗	不同能量消耗运动时的心率
	千卡/千克/分	千焦耳/千克/分	千卡	千卡	次/分
挤奶					
手工	0.054	0.226	105	89	80～100
机械化	0.023	0.096	45	38	＜80
用电锯	0.075	0.314	146	124	80～100
铲谷粒	0.085	0.356	166	140	80～100
铲雪	0.115	0.481	224	190	100～130
刨树坑	0.091	0.381	178	150	100～120
炼钢	0.092～0.178	0.385～0.745	179～347	152～294	110～150
挖煤	0.108	0.452	211	178	100～120
耕地	0.145	0.607	283	239	120～140
伐木	0.297	1.243	579	490	180

资料来源：《中国成年人超重肥胖防治指南》（试行）。

参 考 文 献

[1]   顾景范，杜寿玢 . 现代临床营养学 . 2 版 . 北京：科学出版社，2019.

[2]   焦广宇，蒋卓勤 . 临床营养学 . 3 版 . 北京：人民卫生出版社，2010.

[3]   何志谦 . 人类营养学 . 3 版 . 北京：人民卫生出版社，2009.

[4]   蔡东联 . 实用营养师手册 . 上海：第二军医大学出版社，2009.

[5]   席焕久，陈昭 . 人体测量方法 . 北京：科学出版社，2010.

[6]   中国营养学会 . 中国居民膳食营养素参考摄入量（2013 版）. 北京：科学出版社，2014.

[7]   孙长颢 . 营养与食品卫生学 . 8 版 . 北京：人民卫生出版社，2017.

[8]   ZIEGLER E E，FILER，JR L J. 现代营养学 . 闻芝梅，陈君石，译 . 7 版 . 北京：人民卫生出版社，2000.

[9]   孙长颢、刘金峰 . 现代食品卫生学 . 北京：人民卫生出版社，2018.

[10]   中国营养学会 . 食物与健康——科学证据共识 . 北京：人民卫生出版社，2016.

[11]   中国营养学会 . 中国居民膳食指南（2016）. 北京：人民卫生出版社，2016.

[12]   杨月欣 . 中国食物成分表 . 北京：北京大学医学出版社，2019.